调理肝脾

理论基础及临床实践

周常昆
钱崇发 编著

TIAOLI GANPI
LILUNJICHU JI LINCHUANGSHIJIAN

云南出版集团

云南科技出版社
·昆明·

图书在版编目（CIP）数据

调理肝脾理论基础及临床实践 / 周常昆, 钱崇发编
著. -- 昆明 : 云南科技出版社, 2019.8
ISBN 978-7-5587-2359-9

Ⅰ.①调… Ⅱ.①周… ②钱… Ⅲ.①肝病(中医)—
临床医学—经验—中国—现代②脾(中医)—临床医学—经
验—中国—现代 Ⅳ.①R256.4②R256.3

中国版本图书馆CIP数据核字(2019)第188249号

调理肝脾理论基础及临床实践

周常昆　钱崇发　编著

责任编辑：赵伟力　屈雨婷
特邀编辑：罗哲文　梁丽涛
封面设计：长策文化传播有限公司
责任校对：张舒园
责任印制：蒋丽芬

书　　号：ISBN 978-7-5587-2359-9
印　　刷：云南灵彩印务包装有限公司
开　　本：787mm×1092mm　1/16
印　　张：13.25
字　　数：253千字
版　　次：2019年9月第1版　　2019年9月第1次印刷
印　　数：1~2000册
定　　价：58.00元

出版发行：云南出版集团公司　云南科技出版社
地　　址：昆明市环城西路609号
网　　址：http://www.ynkjph.com/
电　　话：0871-64190889

周常昆　钱崇发　**编著**

钱　锐　王　清　袁建平　杨　梅
杨丽萍　钱冬梅　唐乔柱　李建萍
李松梅　明　溪　王海月　王　鹏
协助整理

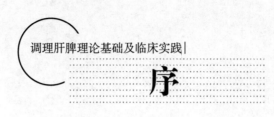

序

　　中医药学术是中华民族世代传承的宝贵财富，博大精深，源远流长，兴于汉唐，盛于当今。历代医家秉岐黄尊仲景，循大医精诚，泽被苍生，著书立说建树良多。现在国家决策对传承发展中医药事业做出重要部署，中医药发展进入了百花齐放的大好时期！大凡丰富临床经验的中医药专家从多年临床实践出发，探索辨证论治规律，总结经验旨在传承，无疑是中医药发展中的重要一环。

　　周常昆、钱崇发两位教授在50年的临床工作中，苦心研读经典，善于思考，勤于总结，发挥家学，结合自身丰富的中医临证实践经验，从肝脾之间相互协调立论，参考多部中医古代文献和有关疾病的现代研究进展，酝酿多年之点滴心得始汇成册。本书从肝脾的生理病理出发，从内涵和外延的角度探讨了肝脾协调相关的理论，提出调理肝脾的相关治法，介绍了常用的中药和方剂，并以较大篇幅列举临床验案，对中医临床有较好的启发指引和实用价值。

　　周常昆、钱崇发教授对八十年代中药新药"威麦宁"开发研究有所贡献并与我结缘，时光荏苒，一晃已30余年，两位教授现已是云南省荣誉名中医，在滇东北享有盛誉。但仍然孜孜汲汲，言传身教，为中医临床殚精竭虑，为中医学术彰显特色，余心甚感欣慰，故乐之为序。

国医大师 张 震

丁酉岁末于昆明，云南省中医中药研究院

前　言

　　藏象学说作为中医学理论体系中的重要组成部分，是中医整体观、恒动观在人体的具体体现，是阴阳五行学说指导下人体独特的生理病理学理论体系。五脏相关，五脏一体，生克制化，孕育无穷。《黄帝内经》多个章节明确指出了脾胃和肝胆之间相互的生理关系，而《金匮要略》"见肝之病，知肝传脾，当先实脾"又从病理及治法方面强调了肝脾相关。后世历代医家如李杲、王旭高等对肝脾不同角度的论述进一步丰富了肝脾相关的理论及临床实践。

　　春为发陈，万物资始，一片生机，故肝木是升降沉浮之始；土居中位，是为中轴，后天之本，故脾土是生克制化之初。结合多年临床实践我们认识到，五脏相关，以肝脾相关最为突出；升降出入，以肝脾协调最为关键。随着我国国民经济的快速发展，人民生活水平的迅速提高。人们一是饮食结构改变，肥甘厚味，五味杂陈，致使脾胃受损。二是社会变革，竞争激烈，劳逸失度，情志抑郁，导致肝失条达。饮食情志两伤，导致肝脾失调，脏腑功能紊乱，产生各种疾病，严重影响其身心健康。所以重视从肝脾入手，通过调理肝脾，能纠正改善阻断很多疾病的发生发展，特别对于疾病的预防、对保健治未病，更具现实意义。

　　本书分上、中、下三篇。上篇简单概述了肝脾的生理病理及其内涵外延，着重论述肝脾相关理论；中篇介绍调理肝脾常用中药和方剂；下篇为作者多年来临床中调理肝脾治验体会。多年的临床实

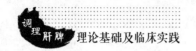

践验证了调理肝脾的应用范围和卓越疗效，值得系统总结。但同时需要强调的是，调理肝脾虽然是中医临床中应用较广的治疗原则，但临证时我们遵循"有是证则用是方、用是药"的原则，四诊合参，辨病与辨证相结合，做到理法方药的一致，使变化万千的中医临床病证得到合理有效的辨证治疗。

衷心感谢国医大师张震老师对本书的肯定并赐序！同时，本书在编著过程中儿子钱锐教授以及他的团队给予了通力协助；徒弟学生朋友等多位从事中医、热爱中医和学习中医的中青年才俊从各个方面给予了我们极大的帮助，这里一并致谢。

本文仅为抛砖引玉之举，因水平所限，不足或错误之处在所难免，诚望读者批评指正。

周常昆　钱崇发

2018年1月于云南曲靖惠滇山庄

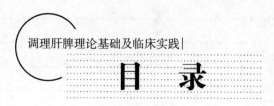

目　录

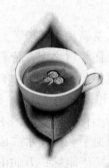

上篇
百病起于肝脾概述

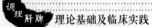

调理肝脾 理论基础及临床实践

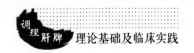

一、引 言

天地之大，地已而天，天已而地，周而复始，全赖气机，气循反复，则有白天黑夜，四季寒暑，春生夏长秋收冬藏。地气上升为云，天气下降为雨。人活一口气，气在人体上下左右，循行不休，人得以生长壮老。气机运转赖以中轴，中轴之气，又为各脏腑功能运转之机，土得水润而生万木，木气伸展则五脏得滋，故土健木达，此为人身之大要也。

土者脾也，木者肝也。祖辈论治曰："今时之人，贫者为生活所苦，饥劳忧思，富人为权势所累，应酬攻奸，或贱或贵，皆有败伤脾胃之因，皆有肝气怫郁之患。故治病多必求肝脾，肝脾者，本也。"《素问·调经论》中有"血气不和，百病乃变化而生"之论。朱丹溪有"气血冲和，万病不生，一有怫郁，则诸病生焉"之说。故诸病所生，责之木气曲郁而不得伸也，土因木曲而壅，木因土壅而曲，肝木伸达不畅，气不顺则血不利，血不利则病水或成瘀。饮食起居失其常度，脾胃败伤，食不化津，积而成痰，痰瘀阻脉，万病由生。此调肝脾可治百病之理。

"天地之大用，莫先于水火，人身之至宝，不外乎气血。"化生气血者，脾也，疏调气血者，肝也。肝以血为体，以气为用。血属阴，充肝体；气属阳，为肝用。体用结合，《素问·五常政大论》云："土疏泄，苍气达，阳和布化，阴气乃随，生气淳化，万物以荣。"而《素问·宝命全形论》曰："土得木而达"。《金匮要略》云："见肝之病，知肝传脾"，此为治百病调理肝脾之要。

社会的发展，科技的进步，心理因素，社会因素，人们自身生活方式的改变在人类疾病的发生和转归中凸显出其重要的作用，我们可以看到，由于医疗水平的提高，人们保健意识的增强，现代疾病谱中，困扰人类健康的不再主要是急性病。而社会因素，心理因素及生活方式改变导致的身心疾病则成为发病率高，影响面大，治疗起来也非易事的一大类疾病，如结核病、溃疡病、糖尿病、高血压、冠心病、肿瘤等。不少学者认为很多疾病与社会心理有关，其一般通过中枢神经，内分泌和免疫三个系统致病。超负荷的心理活动，持续不良的情绪可使机体功能调节失常而产生一系列相应的生理病理变化，临床可见情绪过激而导致血压升高、面色潮红或苍白、呼吸急促、汗出肢冷等一系列症状，此种情绪过激日久则会引起机体相应病变，尔后进一步影响免疫系统，以致机体对病毒、细菌、过敏原的抵抗力降低而发生一系列病变。

以上一系列病变之病理，在中医则可归于肝脾。肝脾相关理论源于内经，发展于历代医家的医疗实践和理论的完善，而调理肝脾的治疗原则也应运而生。调理肝脾属中医汗、吐、下、和、温、清、消、补八个主要治法中之和法。肝脾相关，脾胃为气血生化之源，肝气条达乃气机升降出入及气血津液代谢之关键，肝脾失调、肝胃不和存在多种疾病的病变过程之中，影响着疾病的发生发展及转归。随着社会的发展，调理肝脾也就成为中医临床的一个重要治则，在中医临床中运用越来越广泛。其对临床为数众多疾病的预防治疗都有极其重要的意义，正所谓"调理肝脾者，医中之王道也，戒郁节食者，却病之良方也。"

二、肝的生理病理

肝属木，位居右胁，升发于左，藏血于内，魂之所居，性喜条达，有疏泄作用，主一身之筋而司肢体运动，其华在爪，开窍于目，在液为泪，在志为怒，其经足厥阴。

（一）疏泄作用

1. 疏调气血津液

人体脏腑组织功能活动，全赖气的升降出入运动，其中肝的主升主动，保证了全身气机的疏通畅达，促进了全身气血津液的运行输布。肝胆表里，经络连属。李东垣说："胆者，少阳春升之气，春气升则万化安，故胆气春升，则余脏从之"，正如《素问·六节脏象论》所言："凡十一脏取决于胆也。"肝升胆降，疏泄条达，气血津液得以营运周身，五脏六腑气机才可调畅通达。所以肝主疏泄不仅关系到脏腑功能活动的协调统一，也关系到各脏腑赖以维持其生理活动的气血津液在体内的运营代谢。如肝之气机疏泄条达，就能开启肺金、疏达脾土、决渎膀胱、通利三焦，水随气行。肝之疏泄血运正常，则津血出入脉道、且可互生互化。肝既可调节血量，也可调济津液，其对津液的多少、分布、代谢也起到至关重要的作用。总之，肝之气机的条达通畅是推动血

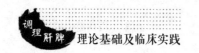

和津液运行的基本条件，"气行则血行，气滞则血瘀"，"气行则津行、气滞则津停"。肝的疏泄功能正常，机体内气血津液各行其道，经络通利无滞，方可保持人体之阴平阳秘。

2. 协调脏腑气机

气机是对人体脏腑功能活动总的概括。《素问·举痛论》强调说："百病皆生于气"。张景岳在《景岳全书》如是说："病之生也，不离乎气，而医之治病亦不离乎气也。"故五脏之气机升降，枢机开合，水湿痰瘀之清化，无不赖于肝气之疏泄条达，也可以说肝之疏泄正常，是人身之气机运行不息，升降有度，出入有序的根本保证，若肝气怫郁，可致各脏腑功能失调，升降失度，出入无序，百病由生。

（1）协调肺肾：《灵枢·本输》云："少阳属肾，肾上连肺，故将两脏"。肝胆表里，经络连属，少阳胆经上连于肺，下连于肾，少阳胆气枢机正常则在下之肾气得升，在上之肺气得降。

（2）协调心肝：心肝母子，母旺则子实，母衰则子亏。肝气疏则心气通，肝气郁则心气结。肝火亢则心火旺，肝气衰则心气衰。正如徐用诚所说："肝气通则心气和，肝气滞则心气乏，此心病先求之于肝，清其源也。"

（3）协调三焦：三焦与胆同属少阳，少阳胆经与厥阴肝经经络连属，表里关系，三焦为水谷之道路，故肝气调和则水谷之道路通达，津液得以敷布。

（4）协调脾胃："食气入胃，全赖肝木之气以疏泄之"。脾胃之气机运行全赖肝的疏泄条达，在肝的疏调下，脾升胃降，则纳化如常。

3. 疏泄脾胃

肝主疏泄脾胃，一是肝之疏泄调畅脾胃气机，协调脾胃升降，促进脾胃运化，而脾胃之水谷运化，升清降浊，生血统血等又无不依赖于肝的疏泄。肝的疏泄功能失常会导致脾升清、胃降浊的功能失常，脾不升清临床可见头昏目眩、腹泻、腹部坠胀；胃不降浊则可见嗳气呃逆、脘腹胀满、大便秘结等。正如《血证论》所言："木之性主于疏泄，食气入胃，全赖肝木之气以疏泄之，而水谷乃化。设肝之清阳不升，则不能疏泄水谷，渗泄中满之证在所难免。"二是由于胆汁参与了饮食之消化过程，肝胆表里，胆汁来源于肝，即所谓"肝之余气，泄于胆，聚而成精。"而胆汁的排泄又依赖于肝的疏泄作用。若肝失疏泄影响了胆汁的正常分泌排泄，则脾胃运化功能受其制而又可见口苦、黄疸、食欲不振、纳呆、腹胀等症。

4. 疏调情志

情志活动虽为心主，但系于肝的调节。《素问·灵兰秘典论》云："肝者，将军之官，谋虑出焉"。《素问·六节脏象论》云："肝者……魂之居也"。人的情志活动，主要依赖于气血的正常运行，而气血的正常运行必赖于肝的疏泄功能正常。故肝失疏泄即可导致情志失常，若肝气郁结，则情志抑郁，多忧善虑；肝气横逆，肝火上炎，则见情绪兴奋、激动或急躁易怒。《灵枢·邪气藏府病形》中说："有所大怒，气上而不下，积于胁下则伤肝"。《灵枢·本神》亦说："悲哀动中则伤魂，魂伤则狂妄不精"。均说明外界因素导致的精神刺激，暴怒或情绪过度抑郁，均能导致肝的疏泄功能失常，出现肝气郁结或肝气横逆的病理现象，如临证中所见之头痛、眩晕、郁证、癫证、狂证。

5.疏调女子月经

足厥阴肝经与冲任二脉相通，"冲为血海""任主胞胎"。妇女之月经，排卵、受孕均与肝的疏泄功能相关。朱丹溪说："主闭藏者肾也，司疏泄者肝也"，叶天士说："妇人善多郁，肝经一病，则月事不调。"女子以肝为先天，若肝失疏泄，则气不行血，血行不畅而见胸胁两乳和少腹等部位的胀满疼痛，或见经行腹痛，月经衍期，月经过少，经闭或甚则积块成癥等症。妇女不孕多责之于肾，但由肝郁引起者并不少见，《傅青主女科》就有解郁种玉汤治疗妇人不孕的记载。故调肝助孕之治疗方法也为今人所习用。

6.疏调男子泄精

男性之精，藏于肾，而疏泄于肝，二者存在着相反相成的关系。肝木条达，疏泄有度，可使肾精藏泄适时，肝气疏泄正常可使肾之精室开合有度，而肾气之闭藏又可防肝气疏泄太过。若肝失疏泄则影响肾之精室开合，男子可见阳痿、遗精、滑精或阳强不泄等。故治疗时，其重点不在肾而在于肝，法当疏肝调肝，使顺其条达之性，则令肾之开合不失其常度。

（二）藏血功能

《素问·调经论》说："肝藏血。"即指肝具有调节和贮藏血量的功能。人体各部的血流量，常随着不同的生理需要而相应的增减。人在休息和睡眠时，人体各部血液的需要量减少，余血则藏于肝。《素问·五脏生成》说："故人卧血归于肝。"王冰对此注释说："肝藏血，心行之，人动则血运于诸经，人静则血归于肝藏，何者？肝主血海故也。"

1.调节血量

肝藏血的最主要功能就是指肝具有调节血量的作用，人静卧时血归于肝，在劳动或活动时则分布到全身各处，以供机体各种功能的需要，说明肝藏血之功能对人体各种功能活动起着极为重要的作用。人体各器官组织需要血的濡养

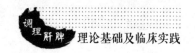

才能产生正常的生理功能。如《素问·五脏生成》说："肝受血而能视，足受血而能步，掌受血而能握，指受血而能摄。"若肝血虚，肝血不足，不能满足各组织器官的需求，血不养目则见眼目昏花、干涩或见夜盲。毛发失血所养则头发细软或脱落。血不养筋则筋肉挛急，屈伸不利，肢体麻木。血虚心营不足，则见心悸怔忡。血虚不能载气，清阳不升则头昏耳鸣。血虚不能充盈冲任，则女子出现月经量少甚或经闭等。

2.调节制约肝之疏泄

肝藏血的功能对自身的疏泄功能可以起到调节制约的作用，肝内的血液既能使肝体柔和，也可以制约肝的阳气升腾，勿致过亢。肝之疏泄功能是以藏血功能为前提的，只有充分的血量贮备，才能维护肝的冲和条达之疏泄功能。这就是肝体阴而用阳的体现。若肝血不足，肝体失柔，可导致肝气的疏泄太过，出现肝火扰心，心悸失眠甚或肝阳风动等病变。

3.防止出血

肝藏血即肝对血液有敛藏的作用，肝体柔和，藏血有序则可使血不妄行。若有肝郁、肝火、肝气偏亢等均可影响到肝藏血的功能，临床中则见各种出血症候如肌衄、鼻衄、咯血、呕血、崩漏等证。故肝藏血的功能健全是防止出血的关键。

（三）主筋与运动

筋即筋膜，包括肌腱韧带等，主要功能是联络骨节，主司运动。《素问·五脏生成》说："肝之合筋也"，《素问·痿论》也说："肝主身之筋膜""宗筋主束骨而利关节也"。肝主藏血，淫气于筋，肢体筋膜赖以肝血濡养。肝血旺盛，则筋健力劲，关节运动灵活自如，能耐受疲劳。若肝血不足，血不养筋，轻则人体易于疲劳，动作迟缓，重则筋脉拘挛，肢体麻木，屈伸不利。如热邪耗伤肝血，血不养筋，则见手足震颤抽搐，甚则角弓反张等。

（四）其华在爪

爪甲为筋膜延伸出体表的一部分，故称"爪为筋之余"，"肝者，其华在爪"。肝之虚损强弱可以通过爪甲的色泽、形态、枯荣等来辨别。一般来说：肝血足则爪甲坚韧、红润、光泽。肝血虚则爪甲不荣，或变薄，或变形脆裂。肝血瘀滞则见爪甲青紫等。

（五）开窍于目

《灵枢·大惑论》说："五脏六腑之精气皆上注于目而为之精。"虽然眼睛能视赖以五脏六腑之精气上注，但肝经之络上贯于目，所以眼睛与肝的关系最为直接和密切。《素问·金匮真言论》言："开窍于目，藏精于肝"。《素问·五脏生成》也说："肝受血而能视"。这些论述都说明双目能视必须要有肝经气血濡养。肝经气血充足，目得其所濡养则炯炯有神，视物清晰。若肝血不足，目失所养则见视力减退，视物模糊，双目干涩，甚至夜盲等。肝火上炎则目赤肿痛，生翳羞明。肝阳上亢则见头昏目眩，肝经湿热则见目黄胁痛等。肝风内动则见两目上视、眼球颤动或瞳仁大小不一。

（六）泪为肝液

泪为肝液，《素问·宣明五气》有"五脏化液，肝为泪"，《银海精微》提出："泪为肝之液"，《诸病源候论·目涩候》说："目，肝之外候……上液之道……其液竭者则目涩。"泪液有润泽目珠的作用，肝阴亏虚，肝血不足，气不化津则泪少，泪少目无所润则眼目干涩。如肝阴血至虚者，则见欲哭无泪。

（七）肝经循行部位相关病变

厥阴肝经循环分布上至巅顶，下至足底，在这些循环部位上出现的病证。可以通过治肝而获效。现分述之：

（1）与督脉会于巅，主要病证为巅顶头痛。厥阴肝经头痛以巅顶头痛为主，若伴有干呕或口吐涎沫，多因肝经寒气挟痰浊上扰所至。

（2）连目系，主要病证为各种目疾。这些病证分虚实，如雀盲，视物不清等，系肝血不足，目失所养之虚证。如属肝经风热，肝经实火上炎于眼目之实证，则见目痒、目赤肿痛等。

（3）循喉咙之后，主要病变为梅核气。其表现为咽中有异物感，如梅核大，吐之不出，咽之不下，多因肝气挟痰上逆，痰气郁结于咽喉所致。

（4）布胁肋，主要病证为胁肋痛或乳房胀痛。胁痛是肝病的常见症状，常见为气滞之胀痛，血瘀之刺痛。乳房属胃经，乳头属肝经，乳房胀痛多见于妇女行经前，由情绪波动，肝气郁结肝脾失调所导致。若肝气夹痰瘀滞于乳络则乳房可见增生结块。

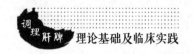

（5）抵少腹，主要症状为少腹痛。疼痛性质分胀痛刺痛，胀痛为气滞，刺痛为血瘀，多见妇女经行腹痛、附件炎、子宫肌瘤及卵巢病变等。

（6）绕阴器，其主要表现外生殖器病症。病机为肝经湿热下注或寒滞肝脉所致，临床常见睾丸炎、副睾炎，疝气，阴痒等。

三、脾的生理病理

脾属土，位居中焦，主运化水谷精微，统摄血液，主升清，为气血化生之源，主肌肉而充养四肢百骸。为后天之本。其华在唇，开窍于口，在液为涎，在志为思，其经足太阴。

（一）主运化

脾主运化，包括运化水谷和水湿两个方面，运化水谷精微，即指脾对饮食中精微物质的消化、吸收和输布。运化水湿，则是指对体内津液的转输和疏布。

1. 运化水谷精微

《素问·经脉别论》说："食气入胃，散精于肝，淫气于筋。食气入胃，浊气归心，淫精于脉。脉气流经，经气归于肺，脉朝百脉，输精于皮毛。"《素问·太阴阳明论》说："脾为胃行其津液"。张景岳也说："五味入胃，由脾布散，故亦五味出焉"。这些论述说明脾胃之功能为共同完成消饮化食及吸收其精微送达全身，以濡养五脏六腑，四肢百骸。

2. 运化水湿

运化水湿是脾主运化功能的又一内容。人体的水液代谢是通过脾的转输，肺的肃降而下达于肾，通过肾分清泌浊后，清者为津输于周身，浊者为尿由膀胱排出体外。由此，人体内各个器官组织都得到津液的濡养，并维持体内水液的动态平衡，正如《素问·经脉别论》所言："饮入于胃，游溢精气，上输于脾，脾气散精，上归于肺，通调水道，下输膀胱。水津四布，五经并行……"。脾运正常，则消化吸收传输功能旺盛，体内营养充沛，水液代谢正常。病理情况下"诸湿肿满，皆属于脾"，"脾为生痰之源"。若脾失健运，一则食欲不振或消化不良，二则水液代谢失常，湿停饮积，酿湿生痰，又可见浮肿、咳嗽咯痰、泄泻等病变。

（二）化生气血

人体气血由饮食水谷所化生，其化生需由中焦脾胃完成。《灵枢·邪客篇》说："五谷入于胃也，其糟粕，津液，宗气分为三隧。故宗气积于胸中，出于喉咙，以贯心脉，而行呼吸焉。营气者，泌其津液，注之于脉，化以为血，以荣四末，内注五脏六腑……卫气者出其悍气之剽疾，而先行于四末分肉皮肤之间而不休者也。"说明宗气、营气、卫气之功能都是由胃内谷气经脾之转输化生而来，故脾胃为后天之本。

（三）主统血

脾统血是指脾脏有统摄血液，使血流行于脉道而不溢出脉外的作用。脾脏之所以能统摄血液，是由于脾为"元气之本"，"气为血帅，血随气行"。脾统血，若脾气虚弱，统摄失权，则可见各种出血的病症如肌衄、呕血、便血等。脾气主升，脾气虚固摄不力，则又多见下部出血的病症如尿血、痔疮出血、崩漏等。

（四）主升清

升降是五脏六腑功能的一种表现。升降有序是维持生命活动的协调和统一、产生正常生理机能的基础。脾主升清，《内经》云："脾主五脏之气，肾主五脏之精，皆上奉于天，两者主生化以奉升浮……"又云"脾气散精，上归于肺，通调水道，下输膀胱。……"《医论》说："脾胃居中为上下升降之枢纽。"说明体内津气精微的吸收输布，主要赖于脾之升清、脾之健运，并以此维系脏腑之间功能的协调。脾气升发，元气充沛，则生机活跃。若脾气升发失度影响脏腑功能，中上焦各种疾病可由此而生。脾与胃，一脏一腑，互为表里。脾能为胃行其津液。胃主受纳，脾主运化，脾主升清，胃主降浊，太阴湿土，得阳始运，阳明燥土，得阴自安。如内伤脾胃致气虚则见运化无力诸症如纳呆、饮食积滞难消、食后腹胀、腹泻或便溏，甚则完谷不化。若脾失升清，水谷精微不能上输心肺，脏腑组织失养，可致多种心肺疾病的发生。若脾气下陷，除脾气虚的症状外，更有脘腹重坠、久泻、脱肛、便意频频等症。若脾虚不能为胃行其津液，以致水停为饮，酿湿生痰而见中满，喘咳，水肿及某些怪病等。脾之化谷升清又有赖于气机的调畅通达。若气不得伸、肝病及脾，脾之

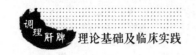

运化失司则食积于胃，变生痰湿，阻滞气机以致湿气困脾，阻遏脾阳，又可见不思食及进食脘腹满闷等。以上种种即可总结为"内伤脾胃，百病由生"。

（五）主肌肉、四肢

脾主肌肉，主四肢是因为脾具有运化水谷精微的功能，脾气健旺，化源充足，气血充盛，布散营养周身，则肌肉丰满，四肢轻劲，灵活有力。相反，若脾虚失运，气血生成不足，肌肉四末不得濡养，则可见肌肉瘦削，四肢倦怠无力，甚则发生痿弱不用诸证。李东垣说："脾胃俱旺，则能食而肥，脾胃俱虚，则不能食而瘦，或少食而肥，虽肥而四肢不举。"《内经·太阴阳明论》提出"……今脾病不能为胃行其津液，四肢不得禀水谷气，气日以衰，脉道不利，筋骨肌肉，皆无气以生，故不用焉"。并提出"治痿独取阳明。"阳明即足阳明胃是也，这说明痿证病因与脾胃功能直接相关。临床体会，治疗四肢关节及肌肉诸症，健脾益气不可缺少。

（六）开窍于口

口为脾之外窍，《素问·五常政大论》说："脾开窍于口"《灵枢·脉度篇》进一步指出："脾气通于口，脾和则口能知五谷矣。"说明饮食口味等与脾的运化功能相关，脾气健旺，则食欲旺盛，口味正常。临床所见，脾经有热则口中泛甜，脾有湿邪则口中黏腻不清，脾虚健运不力则口淡无味。故查口味对脾病的辨治有一定的临床意义。

（七）其华在唇

唇为脾之外候。《素问·五脏生成》说："脾……其荣唇也。"《素问·六节脏象论》说：脾"其华在唇四白"。若唇色红润光泽，必为脾气健旺，营养充足。若唇色苍白或萎黄不泽，则多见脾虚化源不足，气血不荣。若唇见紫黯，则示脾运失常，痰瘀阻络等。

（八）脾经循行部位相关病变

太阴脾经起于大趾端、从下肢内前侧缘向上入腹络胃、行咽旁至舌下。脾经病症为脘腹疼痛，大便溏泻，下肢内侧痛，慢性咽痛及妇女月经不调等。

四、肝脾相关之基本病机

肝既藏有形之血，又疏无形之气，体阴而用阳。肝藏魂，脾藏意。思虑伤脾，谋虑伤肝。内伤之因，以七情为主。"七情之病，必从肝起"，"情志之疾，以思虑悲哀郁怒为多"。悲哀虽伤肺，但悲哀动中则伤魄，魂动则肝伤是也。至于郁怒，更无论矣。以劳倦伤脾，又知肝为罢极之本，故罢病亦不离肝。他如气、血、痰、食，虽关乎五脏，但又无不与肝脾息息相关。肝郁则气滞，气滞则血瘀；木郁则化火，火旺则生痰。木乘中土，土运失健，生痰生湿。痰湿上扰则咳喘、则悸、则眩晕；下行则腹满、则泻利、则下肢肿痛；壅中则饮食难消或呕吐、痞满。故人身各部之疾均与肝脾相关。

肝与脾、胆与胃，土木相克。在正常情况下，肝主升而胆主降，脾的升清作用赖肝的升发之气协同和制约，而胃的通降作用也赖胆腑下降之气的协同和制约，如此才能升降相因，气机调和。反之，脾气上升而肝失升发，胃气不降胆火上炎，或肝脾之气不升，胆胃之气不降，均可导致多种疾病。此为肝脾相关之基本病机变化。

（一）肝脾失调

肝主疏泄而藏血，脾主运化而生血。肝的疏泄功能正常，则脾胃升降有序，化源足，气血生，肝以此为养，更好地发挥疏泄条达作用。若肝的疏泄太过或不及，均可影响脾胃的纳化功能：肝的疏泄太过，横逆犯脾，或肝的疏泄不及，木不疏土，均能导致肝脾不调。脾胃虚弱，纳化无权，化源不足，则肝血亏虚，肝失润养，也导致肝脾不调。若脾胃升清降浊功能失常，气机壅滞，影响肝的疏泄，同样导致肝脾不调、肝胃不和。以上这些都说明了肝脾在生理病理上的相互为用、相互影响。我们认为肝性条达是通过疏泄来实现其功能的，脾胃为气血生化之源，主要是通过脾胃的升降纳化作用来完成的。肝脾之间的关系正如《血证论》所说的："木之性主于疏泄，食气入胃，全赖肝木之气以疏泄之而水谷乃化"。肝木疏土，助其运化，脾升胃降，水谷精微代谢平衡。反之，肝也需要脾胃供给血液濡养以及升降有序，才能保持疏泄条达之性。总之，肝脾在生理病理方面，肝主疏泄与脾主运化之功能存在着辩证的统

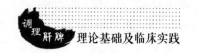

一性，调理肝脾总的目的是要使机体达到肝气条达，脾气健运，即阴平阳秘的正常生理状态。

在临证中，肝脾不调导致的疾病病情复杂，症候表现多样。此为肝脾之病理生理特点所致，故调理肝脾应先分清肝脾为病之主次轻重，再察肝气之疏泄过及（亢）还是不及（郁），脾气虚弱还是壅滞。一般而言，以肝为主者有肝旺乘脾（疏泄过及），肝郁脾滞（疏泄不及），以脾为主者有脾虚肝贼（脾气虚弱），脾壅肝郁（脾气壅滞）等。现分述如下：

肝旺乘脾（肝木克脾土）：主因为肝气亢奋，疏泄太过，横逆犯脾。常表现为急躁易怒，胸胁胀痛，脘腹胀满，或腹痛腹泻等。治宜抑肝健脾，方选柴胡疏肝散加健脾散风药。

肝郁脾滞（木不疏土）：主因肝气抑郁，疏泄不及，木不疏土。常表现为情绪低落，郁闷不欢，胸胁苦满，不思饮食，嗳气，善太息。治宜疏肝健脾，开郁行滞。方选逍遥散加解郁行气药。

脾虚肝贼（土虚木贼）：主因脾胃虚乏，纳化无权，致肝血不充，肝体失养。常表现为纳呆，倦怠乏力，大便稀溏，胸胁胀闷。治宜扶土抑木，健脾调肝。方选柴芍六君汤加消食运中药。

脾壅肝郁（土壅木郁）：主因脾土壅滞，致肝气郁结，疏泄不力。常表现为脘腹胀满，大便溏滞，胸胁不舒，或见舌苔腻、黄疸等。治宜运脾除湿，佐以疏肝，方选柴平汤加运脾利湿药。

（二）肝胃不和

肝主疏泄，喜条达舒畅，若情志不快，恼怒伤肝，或其他因素影响而致肝气不舒，肝气郁结，郁而化火，均可导致胃失和降。又有肝胃阴虚，肝寒犯胃等亦可导致胃失和降出现临床中一系列肝胃不和之症如胃脘疼痛、呕吐酸水、嘈杂、口苦、纳呆腹胀、大便溏稀或腹泻等。现分述如下：

肝气犯胃、肝胃不和：主因精神受到刺激，肝气疏泄太过，横逆犯胃致胃失和降。临症常见急躁易怒，胸胁胀满疼痛或乳房胀痛，纳呆，嗳气，恶心呕吐，泛酸等。治宜疏肝和胃，方选柴胡疏肝散加降气和胃药。

肝气郁结、肝胃不和：主因精神抑郁，意志消沉，肝气疏泄不及，不能促使脾升胃降，脾胃纳化失常。症见郁闷不乐，胸胁闷胀，叹息频作，食欲不振，脘腹胀满等。治宜舒肝和胃，方选柴芍六君汤加健胃平肝药。

肝郁化火、横逆犯胃：主因肝气郁结，郁久化火，此乃"气有余便是火"之谓，木乘土位，损伤脾胃，或胃气不降而致胆火上炎。常表现为胁痛，胃脘痞满疼痛，脘腹烧灼感，嗳气吞酸，嘈杂呕吐，口苦咽干，心烦失眠等。治宜平肝和胃，方选芩连温胆汤加疏肝和胃药。

肝胃阴虚，胃失和降：肝气郁久化热伤及肝阴，或过用香燥，耗伤肝阴，或肾阴虚，水不涵木导致肝阴亏虚，或脾胃虚弱，化源不继，木失土荣。肝阴不足，疏泄不及，以致胃失和降。常表现为上腹灼痛，脘部痞闷，嗳气或呃逆，纳减，大便不爽。舌红少苔，脉弦细数。治宜柔肝和胃，方选一贯煎加理气柔肝药。

肝寒犯胃，胃失和降：主因肝阳不足，阳虚阴盛，或寒邪直中肝经。肝寒犯胃，导致胃失和降，常表现为胃气上逆之呕吐涎沫、呃逆，胸胁胀满，脘腹疼痛，喜温喜按或见腹泻等。苔白滑，脉弦而沉。治宜暖肝和胃，降逆止呕，主方吴茱萸汤，随症加减。

（三）胆胃同病

胆附于肝，内藏精汁（胆汁），其色黄味苦，来源于肝，并受肝之疏泄，下注十二指肠，助胃消化。胆气通降以维持腑气的通降，胆内寄相火，参与腐熟水谷。正如赵献可《医贯》中说："饮食入胃，犹水在釜中，非火不熟，脾能化食，全赖少阳相火之无形者"。胆逆则口苦，胁痛，善太息，不能疏泄脾胃肠则呕吐、腹胀、纳呆、二便异常。如《灵枢·四时气》曰："邪在胆，逆在胃，胆液泄则口苦，胃气逆则呕苦。"《灵枢·邪气脏腑病形》有："胆病者，善太息、口苦、呕宿汁"之谓。胃为水谷之海、主受纳腐熟水谷，需胆之疏泄，胃胆通降下行为顺。若因情志不遂，寒温不调，饮食不节，过食油腻肥甘，均能影响胆胃通降之功能。临床时，根据具体情况可选大、小柴胡汤、蒿芩清胆汤、茵陈蒿汤等。

五、肝脾之外延联系

《血证论》有"木之性主于疏泄，食气入胃，全赖肝木之性以疏泄之，而水谷乃化"。《名医方论》说："肝为木气，全赖土以滋培"。李东垣指出："善治斯疾者，惟在调和脾胃"。张景岳认为"脾为土脏，灌溉四旁，是以五脏中皆有脾气，而脾胃中亦有五脏之气"。故曰："善治脾者，能调五脏，即

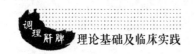

所以治脾胃也，能治脾胃，使食进胃强，即所以安五脏也"。有医家指出："在杂病之中，肝病十居六七"，"肝之治有数种，水衰而木无以生，地黄丸乙癸同源是也，土衰而木无以植，参苓白术散缓肝培土是也，本经血虚有火，用逍遥散清火，血虚无火，用归脾汤养营。至于补火之法，亦下同乎肾，而泻火之治，则上类乎心，总而言之，肝之体阴而用阳，是故养肝之体，必借酸甘，泻肝之用，苦辛为要"。

人是一个整体，体内各脏腑气血阴阳存在着相互影响，相互促进作用。气血津液、营卫之阴阳失调、痰瘀之形成是脏腑功能失其常度的病理现象。我们认为肝脾与其他脏腑的关系又有侧重，肝脾与心主要表现在血的方面，肝脾与肺主要表现在气的方面，肝脾与肾主要表现在阴阳平秘方面。而营卫气血、心肺肾三脏、六腑及经脉、上下内外、周身四肢百骸等均为肝脾之外延联系。现分述如下：

（一）肝脾与气血津液

《寿世保元》曰："所以得全性命者，气与血也，血气者，乃人身之根本乎！"人体的生命活动，主要是脏腑经络功能活动。气血又是构成和维持脏腑经络功能活动的基本物质。《难经·二十二难》曰："气主煦之，血主濡之"，脏腑经络通过气血的温煦濡养才能发挥正常的生理功能，而这些功能的发挥中又使气血受到消耗，消耗的气血又要依赖脏腑经络功能活动不断地补充和滋生，故脏腑功能活动和气血是相互依存和相互作用的。如肝脾与气血之关系是脾胃为气血生化之源，肝为调畅气血之枢。肝脾相邻，木能疏土，土能荣木，脾胃纳化健运使气血生化有源，血行有统，肝藏血而调节血量，疏泄而调畅气机，故肝脾共同维持气血运行，保障人体正常生命活动以及防止疾病发生。一般而言，气血虚损多始于脾胃，而气滞血瘀多责之于肝。脾胃居于中焦，胃主受纳腐熟，脾主转输运化，纳化正常则气血生化有源，经言："中焦受气取汁，变化而赤，是谓血。""上焦开发，宣五谷味，熏肤、充身、泽毛，若雾露之溉，是谓气。"气血之源全赖水谷饮食精微之化生，脾胃健则气血充沛，脾胃失健则饮食受纳减少，转输运化失常，水谷精微不足，气血失其化源而致气血虚损，由此说明气血虚损多始于脾胃；肝藏血而主疏泄，肝郁失疏则气滞，气滞则血行不利而致血瘀，故言气滞血瘀多责之于肝也。若肝脾失调，则可产生气滞、气逆、气虚、气陷，也可以产生痰浊、瘀血或出血诸症。气血互依互用，阴阳互根，气不离血，血不离气，气虚则血涩，气滞则血瘀，正如《素问·调经论》所说："血气不和，百病乃变化而生。"故调畅气血，首先必须调理肝脾，使肝舒脾健，既可化生气血，又可和畅气血。气血运行不畅又致痰瘀生成，而痰瘀者，万病之源也。故气血失和诸病与肝脾相关。

津液是体内一切正常水液的总称，清而稀者为津，浊而稠者为液，津与液同为一体，可相互转化，其来源于饮食，由脾胃纳化，并通过肺的宣发布散，充养全身。在外能濡润皮毛肌肤，在内能滋养脏腑，其渗入血管内而充实血液，输注孔窍濡润之，又能对关节滑利之。

人体内外、脏腑经络需适当的津液濡养，其余的则通过气化功能，或成为汗或成为尿，经体表或膀胱排出体外，以保持体液平衡，此由脾胃与肺肾来进行调节，即"饮入于胃，游溢津气，上输于脾，脾气散精，上归于肺，通调水道，下输膀胱。"若脾胃与肺肾功能失调，津液运行障碍，水液留滞于内则成痰成饮，泛于肌肤则为水肿。津液不足则出现口干舌燥，无涕无泪，皮肤干燥，大便秘结，月经量少，甚则四肢挛急、瘛瘲等。

脾胃表里，胃为水谷之海，津液化生之源，又为诸邪之所归。一是邪热入气分，胃即应之，邪正交争，热势炽盛，发热汗出使胃津大量损耗。津液为汗之源，"腠理开泄，汗出溱溱谓之津"，热迫汗出，则津液随之耗损。故外感温热病伤阴，主要是伤及肺胃之津液。二是过食辛辣燥火之物，或失治误治，过汗过吐，损伤津液。三是素体阴虚，忧思过度，肝气郁久化火灼及胃阴，火旺津枯，炼津成痰，痰壅而食不化等。故养阴保津以肺胃之津液为主。重视顾护肺胃之津液，为历代医家所倡导。如张仲景在《伤寒杂病论》中体现了预防伤阴，祛邪保阴，滋养脏腑之阴的治疗法则。叶天士在《温热论》中也强调"救阴不在血，而在津与汗"说明温病伤阴指的主要是肺胃津液的病理变化，强调救阴即是保存津液。而清肝泻火又是保存肺胃之阴的关键，故津液诸病与肝脾相关。

（二）肝脾与营卫

卫气是人体正气之一，也是人体阳气的一部分，其主要具有温分肉、充皮肤、肥腠理、司开阖之功能。"正气存内，邪不可干"，"邪之所凑，其气必虚"。就说明卫气强弱是人身病否的决定因素。《素问·痹论》又说："荣者，水谷之精气也，和调于五脏，洒陈于六腑，乃能入于脉也，故循脉上下，贯五脏，络六腑也。卫者，水谷之悍气也，其气剽悍滑利，不能入于脉也，故循皮肤之中，分肉之间，熏于膏膜，散于胸腹，逆其气则病，从其气则愈。"又说明卫气有温煦透达脏腑的重要作用。《灵枢·营卫生会》曰："营行脉中，卫行脉外，营周不息，五十而复大会，阴阳相贯，如环无端。"说明人体上下内外均有营卫之气，非独体表皮肤腠理也。不论各种内外之因致血气分

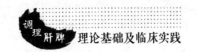

离，阴阳失衡，经络脉道闭塞不畅，卫气失于正常敷布，经脉空虚，气血循行紊乱均可致病。《灵枢·本藏》曰："卫气和则分肉解利，皮肤调柔，腠理致密矣。"卫气是抗御外邪的第一道屏障，卫气既可抗御外邪入侵，又可以驱邪外出。肺主皮毛，风寒暑湿燥火六淫外邪侵袭人体皮毛，肺卫之阳与外邪交争于肌表。肺卫之气强盛则驱邪外出，肺卫之气不足则致病变入里或变生他证。

卫气出入表里，通达上下，是全身气机升降出入的重要组成部分，而气机失调、气机阻滞又会影响升降出入。《灵枢·胀论》云："卫气之在身也，常然并脉循分肉，行有逆顺，阴阳相随，乃得天和，五脏更始，四时循序，五谷乃化。"说明卫气和则内外协调平衡，确保五脏气化、六腑通降。《素问·胀论》曰："厥气在下，营卫留止，寒气逆上，真邪相交，两气相搏，乃合为胀也。"又卫气阻滞，可致津停血瘀，搏结日久，癥积乃成，如《灵枢·水胀》曰："寒气客于肠外，与卫气相搏，气不得荣，因有所系，癖而内著，恶气乃起，瘜肉乃生也。"以上经文集中说明了卫气与体内气机升降、气血调和、痰瘀形成有关，究其脏腑始于肝脾。

营卫之气，运行不息，"逆其气则病，从其气则愈"（《素问·痹论》）。外感与内伤均可导致气血阴阳失衡，经络脉道闭塞不通，卫气不能正常敷布而致病。如白昼卫行其表，夜入营则人可入眠，反之则不寐，此种不寐之病理，即营卫失和，此为卫气失却营气的充养导致，治当引卫入营即引阳入阴调和营卫。若体内营卫不和，正气先虚，风寒湿邪气外侵，则致气血失畅、经络闭阻，而见筋骨关节酸痛麻木、屈伸不利等症。中风半身不遂，其病机也为营卫虚衰，外邪乘虚而入，内邪随之滋生，致脉络瘀阻、循行不畅，肢体失养，发为偏枯。

《灵枢·五癃津液别》谓："肝为之将，脾为之卫"。营卫的强弱与肝脾相关，肝主疏泄脾胃，助脾胃之纳化，充养营卫；又主疏泄情志，使荣卫通利。《素问·举痛论》曰："怒则气逆，甚则呕血及飧泄，故气上矣。喜则气和志达，荣卫通利，故气缓矣。悲则心系急，肺布叶举，而上焦不通，荣卫不散，热气在中，故气消矣。恐则精却，却则上焦闭，闭则气还，还则下焦胀，故气不行矣。寒则腠理闭，气不行，故气收矣。炅则腠理开，荣卫通，汗大泄，故气泄。惊则心无所倚，神无所归，虑无所定，故气乱矣。劳则喘息汗出，外内皆越，故气耗矣。思则心有所存，神有所归，正气留而不行，故气结矣。"此段经文表述了七情外邪劳倦致病是因为其影响了营卫功能，而这些致病因素恰恰就是导致肝脾失调的元凶。肝脾调和才能保证营卫的正常运行，而营卫的正常运行又是肝脾和调的基础，反之则可导致气血失和、阴阳失调、痰瘀作祟等诸多疾病。故营卫之病与肝脾相关也。

（三）肝脾与痰瘀

古人有"百病多由痰作祟"和"怪病责之于痰"之论。"痰本津液所化"，与五脏六腑相关联，其中又与肝脾为重。

脾主运化，化生水谷精微以"洒陈于六腑而气至，和调于五脏而血生"。若平素脾胃虚弱，或饮食无节，损伤脾胃，脾失健运，不能为胃行其津液，致水谷津液不行，停聚而为痰饮。正如李中梓所言："脾土虚弱，清者难升，浊者难降，留中滞膈，瘀而成痰。"肝气郁而化火，肝火过旺，肝阴受损或怒而伤肝，五志过极引动相火，相火亢旺，肝火炽盛，肝火燔灼，游行于三焦水液之通路，煎津炼液亦可为痰。而三焦气机壅塞，气化失常，脉道闭阻，水液停滞，不能宣行，也可聚饮成痰。情志不遂，郁怒不解，疏泄失常，肝气横逆乘克脾土或肝气抑郁，土失木疏，气机受阻，津液不得敷布也可生痰，正如柯韵伯云："痰属湿，为津液所化，盖行则为津，聚则为痰，流则为津，止则为涎。其所以流行聚止者，皆气为之也。"唐宗海说："盖痰即水也，水即气之所化也，无一病不关乎气，故无一病不关乎痰。"张景岳也说："痰即人身之津液，无非水谷之所化，此痰即所化之物，而非不化之属也。但化得其正，则形体强，营卫充。而痰涎皆本气血，所化失其正，则脏腑病，津液败，而气血即成痰涎。"这些论点都说明痰由水湿津液积聚而形成，又与气血营卫失调有关，此又责之脾失健运、肝失疏达，故肝疏脾运功能失常是痰湿形成之根本病机。

又肝经湿热酿湿成痰，情志不畅，气机失调，正气先虚，外感湿热之邪侵袭肝胆，肝胆失疏，湿热熏蒸，弥漫三焦，酿津蒸液化痰也为临床常见。

《血证论》云："以肝属木，木气冲和条达，不致遏郁，则血脉通畅"，木郁则气滞，气滞则血瘀。又肝主藏血，肝虚藏血不足，则血运行失常而致瘀。气为血帅，气统血运，则血循之常道而行。若脾气虚，推动无力则血运迟缓，滞涩沉积即成瘀。脾主统血，脾气虚弱统摄无权，引起血溢脉外也成瘀，而瘀血又导致血运失畅、气机阻滞，这些就是多种疾病的病理所在。《血证论》又指出："瘀血既久，亦能化为痰水。"说明痰瘀能互化，痰（浊）责之于脾，瘀（血）责之于肝，痰瘀由肝脾而起，故痰瘀致病与肝脾相关。

（四）肝脾与其他脏腑

1. 肝脾与心、小肠

肝脾与心之五行生克为：肝木生心火，心火生脾土，肝木克脾土。

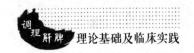

肝脾与心主要表现在血的方面，心所主之血来源于脾胃，其运行又赖于肝的调节和脾的统摄，即"心主血，肝藏血，脾统血"是也。

心主血藏神，而血之生化源于脾胃，脾又为统血之脏，脾胃健则血源足，心血也随之盈盛，心血充盈则神能明焉。正如《素问·六节藏象论》谓："五味入口，藏于肠胃，味有所藏，以养五气，气和而生，津液相成，神乃自生。"相反，若脾胃虚弱，纳化不强而血源不足，或脾不统血而失血，子病累母，心血亏虚，心神失养，则致心悸失眠，记忆力减退等。若心气血不足，无力推动血液，脾失营血的濡养，则脾气虚弱，运化失健致纳呆腹胀。脾气虚甚失于统摄，血液不循脉道离经而见各种出血等。

肝为调气血之枢，神为心所主而调之在肝，肝主疏泄，心主神志，疏泄有度，则心神安藏。若肝疏泄失常，疏泄太过见急躁易怒、心悸失眠，疏泄不及又可见情绪低落郁闷、情志消沉等。唐容川谓："肝主疏泄，疏者条达而上也，泄者顺利而下也。"肝失疏泄，上不达而下不顺，郁久则化热生火，郁火内扰，或扰乱心神，或使肝阳失潜，或伤阴耗血，常见惊悸怔忡，失眠多梦，头胀头痛，眩晕耳鸣，目涩目糊，口苦咽干，心中烦乱等症。又心与小肠相表里，而小肠受盛于胃中水谷，职司分化清浊，心火移热于小肠，小肠分化清浊失司则致腹泻等病。

2. 肝脾与肺、大肠

肝脾与肺之五行生克为：肝木克脾土，脾土生肺金，肺金克肝木。

肝脾与肺主要表现在气的方面，肺所主之气来源于脾胃，其气机宣降又赖于肝肺的升降。

肝应春令，五行属木，木气升发，肝在膈下，属阴中之阳，其性喜升发。肺应秋令，五行属金，金气肃降，肺在膈上，属阳中之阴，其性喜肃降。《素问·刺禁论》所说："肝生于左"，"肺藏于右"，是指肝的升发与肺的肃降之性。叶天士说："肝从左而升，肺从右而降，升降得宜，则气机舒展。"肝肺升降相宜，气机舒畅，从而保证人体气机升降出入运动的正常。

肝肺气血互资，肝藏血主疏泄，调节全身之血，肺主气，司治节，调节全身之气。血养气，气生血，气为血之帅，血为气之母，肝血与肺气相互滋生相互为用。

肝肺经脉相通，"肝足厥阴之脉，……其支者，复从肝别贯膈，上注于肺。"肝肺经脉相通，相互为用，常见如肝经火邪亢盛，可通过经脉传之于肺，木火刑金，肺气不利而致咳嗽。

脾为生气之源，肺为主气之枢。肺经呼吸而吸入之自然界清气与脾胃运化而化生的水谷精气，合而为人体宗气，此宗气"积于胸中，出于喉咙，以贯心脉而行呼吸焉"《灵枢·邪客》。宗气依赖肺气的宣发和肃降敷布全身以维持人体正常的生命活动。如《医碥》谓"饮食入胃，脾为运行其精英之气，虽曰周布诸脏，实先上输于肺，肺先受其益，是为脾土生肺金，肺受脾之益，则气益壮，化水下降，泽及百体。"说明气的生成、敷布与脾肺相关，精微的吸收输布及水液代谢也赖脾肺同调，脾失健运，水湿内停，聚而为痰为饮，母病及子，影响肺气宣肃而致咳见喘。肺气不足，宣肃失职，水液代谢不利，湿停中焦，困于脾阳，则致腹胀便溏，倦怠水肿等症。肺与大肠相表里，大肠职司传导，赖肺气肃降得以通达。若肺气虚或肺失肃降，可出现大便秘结、咳嗽加重。

3. 肝脾与肾、膀胱

肝脾与肾之五行生克为：肝木克脾土，脾土克肾水，肾水生肝木。

肝脾与肾的关系主要表现在阴阳平秘方面，肾阳（命火）能生脾土。《医贯》谓："饮食入胃，犹水谷在釜中，非火不熟，脾能化食，全赖少阳相火之无形者在下焦腐熟，始能运化也。"《张韦青医案》也说："脾胃之腐化，有赖肾中之一点真阳蒸变。"若肾阳不足，命门火衰，不能鼓动脾阳，则脾阳不能升畅，脾失健运，则下利清谷，或五更泄泻。又肾为先天之根主藏精，脾为后天之本主生精，先天生后天，后天养先天。脾胃健旺则水谷精微充盈，源源不断地输精于肾，使肾中精气充足而生生不息。若脾运失职，不能输精于肾，则可导致肾虚而出现腰膝酸软，神倦乏力等。

《医宗必读》谓："脾土主运行，肺金主气化，肾水主五液，凡五气所化之液，悉属于肾；五液所生之气，悉属于肺；转输二脏以制水生金者，悉属于脾。"说明脾肺肾在人体水液代谢中有着至关重要的作用，脾阳健则水液代谢功能正常，脾阳不足则气化失职，于中则湿不化津，水不化气，聚湿溢于肌肤而为水肿。在上则土不生金，肺气亏虚，水之上源宣降失司，亦见水肿。在下则转输无权，土不制水，肾水泛滥则必肿无疑。正如《内经》所谓："诸湿肿满皆属于脾"。"其本在肾，其标在肺，其制在脾"。

"肝肾同源"，足厥阴肝经与足少阴肾经多处交会，生理上相互滋生，病理上相互影响。肝藏血，肾藏精，精血同源，肾精足则肝血旺，肝血旺则肾精足。肾阴亏虚，水不涵木，肝阴亦见不足，肝肾阴虚，阴虚阳亢，肝阳上亢则见头晕耳鸣面赤。若肝阳妄动化热劫阴，可致肾阴不足或肝肾阴虚。朱丹溪说："主封藏者肾也，司疏泄者肝也"，疏泄与封藏协调相济，则肝血得养，肾精能充，倘若失调，则可见女子月经失调，男子遗精滑泄等诸多疾病。

肝为肾之子，主疏泄，肝气上升为顺，下陷为逆。肾阳不足，肝气下陷必病寒，水寒木郁是也；肾阴不足，肝气下陷必病热，水亏不能涵木是也。二者

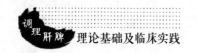

均为厥阴之病，但临床上寒者为多，热者极少。因肾为水脏，水温则木荣，水寒则木郁，木郁不达，欲升不能，气滞寒凝，可致前阴少腹诸病。

肾与膀胱相表里，水液赖肾阳之气化行运周身，同时又通过膀胱气化将水浊以尿的形式排出体外，二者对调节水液代谢均发挥重要作用。若膀胱气化不利，可见排尿失畅甚或癃闭等症，肺为水之上源，膀胱为水腑，膀胱气化失司致肺气肃降不能又致咳喘等证。

总之，肝脾与心肺肾，共为五藏，乃人体气血阴阳协调之总统也，"其为火不生土者，责在命门之元阳，法当益火以生土；其为水不涵木者，责在肾脏之无精，法当滋水以生木；其为土不生金者，责在脾阳之失运，法当培土以生金。""命火之阳有所不足者，必取法乎八味或右归；肾水之阴有所不足者，必取法乎六味或左归；脾胃之阳有所不足者，则宜补中以益气；脾胃之阴有所不足者，则宜养胃以生津。"由此说明在调理肝脾的过程中，兼顾他脏功能则有利于肝之条达，脾之健运。故心肺肾、大小肠膀胱病与肝脾相关。

（五）肝脾与九窍

1. 肝脾与眼目

《素问·金匮真言论》说："东方青色，入通于肝，开窍于目，藏精于肝"。《诸病源候论·目涩候》云："目，肝之外候也……上液之道……其液竭者，则目涩。"《素问·五脏生成》曰："肝受血而能视"。肝藏血，肝血不足目失所养则视物不清。肝主疏调气机，肝气调和畅达于目，脏腑之精、血、津、液才能随气源源不断上注于目。眼目得养而视物明亮。脾为气血生化之源，气血充足，灌溉四旁，联络四脏，通于九窍。使"目得血而能视"。若脾虚不运，清阳不升，头目无气血上注，目不得血养则不能视。脾虚运化失常，水湿无从运化，聚湿生痰或致瘀，痰瘀随肝气上逆阻塞眼络，眼无气血滋养则视力下降，甚或失明。正如《兰室秘藏》说："夫五脏六腑之精气，皆禀受于脾，上贯于目，脾者，诸阴之首也；目者，血脉之宗也，故脾虚则五脏之精气皆失所司，不能归明于目矣。"所以虽说五脏之精皆上注于目，但目病与肝脾关系最为密切。

2. 肝脾与耳

肾开窍于耳，肾气充盛则耳聪，肾气虚败则耳聋，肾气不足则耳鸣，故耳病当责之于肾，而肾之功能正常则需赖气血滋养。脾胃化生水谷生成气血，此功能又需肝之疏泄才能完成，故肝脾协调则耳聪，此为肾窍耳得气血濡养故也，以此才能辨声音，主平衡。若脾胃虚弱，或肝疏泄脾胃异常，脾胃不能化生气血上奉于耳，则耳的功能失常而或鸣或聋也。又肝主疏泄，其气通于耳，若情志不遂，肝气郁结，疏泄失常，上逆客耳，也见听觉不灵。《医贯》曰："今人饮食劳倦，脾胃气虚，不能上升而下流于肾、肝，故阳气者闭塞，地气者冒明，邪害空窍，令人耳目不聪明矣。"《灵枢·口问》中说："耳者，宗脉之所聚也，……上气不足，脑为之不满，耳为之苦鸣。"《素问·通评虚实论》又说："头痛耳鸣，九窍不利，胃肠之所生也"。经云："肝病气逆，则耳目不聪"。。总之，肝疏脾运致气血充足，气血充足则肾窍得养，反之则是临床耳病的病理所在。《灵枢·经脉篇》云："足阳明之脉循挟车、上耳前"，"足少阳之脉……下耳后……其支者，从耳后入耳中，出走耳前"说明由于经络循行，耳病与胆亦相关，肝之清阳不升，胆胃浊阴不降，湿热内阻，可致耳窍不通。故耳病与肝脾相关。

3. 肝脾与鼻

鼻为肺窍，是气体出入之门户，主司嗅觉，助发音。《灵枢·脉度》曰："肺气通于鼻，肺和则鼻能知香臭矣。"但肺主气的功能又与肝脾功能相关，李东垣说："脾胃虚则肺最受病"。肺病则易招外邪，邪气壅积于鼻，清道壅塞，故鼻塞流涕，嗅觉不灵。《医述》又说："若因饥饱劳役，损伤脾胃，生发气既弱，则营运之气不能上升，邪害空窍，故鼻不利而不闻香臭也。宜养胃气，实营气，阳气、宗气上升，鼻窍则通矣。"说明脾气健旺，则肺不受邪，鼻窍得通。唐容川又说："阳热拂郁于足阳明而上，热则血妄行为鼻衄，此阳明之衄也。"故肺之窍鼻的病变与脾胃相关，而脾胃功能的发挥又需赖以肝胆之疏泄功能正常，如肝气郁结，化热生火，循足阳明经上干头面鼻窍，迫血妄行则鼻衄，肝火炼液为痰从鼻窍而出又为鼻渊。因胆之经气上通于脑，脑下通颏，颏下通鼻。"胆移热于脑，令人辛颏鼻渊。"又肝胆相表里，脾胃表里，故鼻病与肝脾相关。

4. 肝脾与咽喉

咽喉司饮食，行呼吸，发声音，上连口腔，下接肺胃，而且又是经脉循行交汇之处所。《灵枢·忧恚无言篇》曰："咽喉者，水谷之道路也；喉咙者，气之所以上下也；会厌者，音声之户也。"《灵枢·经脉》有足阳明胃经"从大迎下人迎，循咽喉，入缺盆"，足太阴脾经"上膈、挟咽、连舌本、散舌下"，足厥阴肝经"循咽喉之后，上入顽颡"等记载。肝主疏泄条达。肝失疏泄，肝气循经上扰则病在咽喉。又或肝郁乘脾，脾运失常，脾气失于输布，咽喉失于津润则病咽干咽痒或见声哑等。又肝疏不力则气滞血瘀，喉间经气不利，则见咽喉不适，或有异物感。脾胃升清降浊，水谷入胃，精微通过脾运升清输布全身，咽喉的濡养亦在其中。若脾胃虚弱，脾不为胃行其津液，津液不

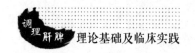

能上承，咽喉脉络失养则咽干、咽部发红、疼痛。或脾虚不运，水湿内停，聚而为痰，痰瘀互化，痰瘀胶结于咽部，可致咽喉如有物阻塞，成为吐之不出咽之不下的梅核气。故咽喉病与肝脾相关。

5. 肝脾与二阴

"肾主二阴，司二便"。"二阴"除与肾相关外与肝脾也密切相关，因足厥阴肝经之脉过阴器，抵少腹。前阴为宗筋之所聚，肝主筋、主疏泄而调畅气机，若肝气不舒，则筋病循经而发，如睾丸炎，副睾炎，女子之外阴疼痛等。脾主气主运化，脾虚则气滞湿停，郁而化热，湿热下注，又见尿频、尿急、尿痛、血尿、妇人带下、阴痒等。虽肾司二阴，功主闭藏，但此功能又需肝之疏泄调节。若肝疏泄失常，则肾闭藏失司，可致遗精、阳痿早泄、尿后白浊、小便淋漓不尽等。脾主升清，统摄血液，若统摄失权，可致崩漏；若脾虚下陷，又可致子宫脱垂。正如李东垣所说："女子漏下恶血，月事不调，或暴崩不止，……脾土受邪也。"以上前阴疾病虽系肾所主，但病变之因涉及肝脾，故治疗自当调理肝脾。后阴诸病与肝脾同样密切相关：脾气下陷可致脱肛；脾虚失于统摄，离经之血溢于肠间，则见大便下血；肝胃热炽，火热炼血成瘀，阻遏魄门则成痔。湿热蕴蒸，下注大肠，灼伤阴络又致肠风下血。肺与大肠经络连属，肝郁气滞，肺失宣肃，升降失调，大肠传导失司，糟粕滞涩肠间则大便秘结等等。故前后二阴之病皆与肝脾相关。

（六）肝脾与四肢经络百骸

1. 肝脾与四肢

脾主四肢肌肉，"食气入胃，散精于肝，淫气于筋"。脾气健旺、化源充足、气血充盛、肌肉健壮、四肢轻健有力。若脾虚失于健运，气血化源不足，四肢肌肉失养，则见肌肉瘦削，四肢倦怠无力。肝主筋，肝血旺盛，筋得血养，则筋健力劲，四肢灵活，屈伸自如，能耐劳作。若肝血不足，血不养筋，轻则不耐劳作，动作迟缓，重则筋脉拘挛，肢体麻木，屈伸不利或筋弛痿软等。故四肢病与肝脾相关。

2. 肝脾与经络

经络是人体结构的重要组成部分，它是气血运行的通路，其功能为沟通内外上下，联系五脏六腑、四肢百骸、五官九窍、皮肉脉络筋骨。故经络病变的特点是体表疾病可以影响到内脏，而内脏的病变，又可在体表寻其端倪。因此人体各部发生病变时的症状及病理变化可以通过经络获得系统的认识。如厥阴肝经与督脉会于巅顶，当头顶痛并伴有呕恶时，则可诊断为肝经寒气挟痰浊上扰。肝之经脉连目系，故各种目疾皆可责之于肝，雀盲、视物不清为肝血不足、目失所养之虚证。目赤肿痛、目痒又属肝经风热或肝经实火上炎眼目之实证。梅核气责之于肝，因肝之经脉循喉咙之后，肝气挟痰上逆，痰气郁结于咽喉所致。胁痛、乳房胀痛责之于肝，因肝之经脉布胁肋，肝气郁结所导致。少腹疼痛责之于肝。因肝之经脉抵少腹。睾丸炎、副睾炎、疝气、阴痒等外生殖器病症责之于肝，因肝之经脉绕阴器，其为肝经湿热下注，或寒滞肝脉所导致。又如太阴脾经起于大趾端，循行下肢内前侧缘向上入腹络胃到咽旁至舌下，故脘腹疼痛、大便溏泻、慢性咽炎、月经不调、下肢内侧痛等，责之于脾。所以《灵枢·卫气篇》谓："能别阴阳十二经者，知病之所生；候虚实之所在者，能得病之高下。"经脉的循行，依赖经气的通达而沟通表里内外，调和气血，故肝脾本身的协调以及肝脾与其他脏腑、内外组织器官的联系、气血的敷布，均离不开经络的沟通与维系。从临床实践看来，肝脾相关疾病的治疗原则、所用药物的归经选择，都可以经络理论为指导。故经脉之病与肝脾相关。

3. 肝脾与精髓

肝藏血，肾藏精，精血互生，肝肾同源。精为髓之源，精能生髓。肾为先天之根主藏精，脾为后天之本主生精，精足则髓充。髓能充脑，充骨。肾虚则精少，精少则髓不足。髓不足则见脑转耳鸣，眩晕耳鸣，健忘失眠，胫酸眩冒，或见腰膝酸软诸证。脾虚可致肾虚，肝郁化火又致肾精受灼。而精髓之病因，为劳逸失宜，或五志化火，或先天禀赋不充，或房事太过，或久病不愈，这些皆导致肝肾阴亏，精血内夺。又有热病后期，津液受损。病因总关肝脾肾。故精髓之病与肝脾相关。

（七）肝脾与情志饮食劳倦

1. 肝脾与情志

人正常的情志活动，赖于机体气机的正常运行，情志异常，可致机体气机失调，不同的情志刺激，机体气机失调之症状也不尽相同，如《素问·举痛论》所说："百病生于气也，怒则气上，喜则气缓，悲则气消，恐则气下，寒则气收，炅则气泄，惊则气乱，劳则气耗，思则气结。"气机不调多先累及于肝，正如王孟英云："七情之病，必从肝起。"肝在胁下，其性刚强，喜条达而恶抑郁。情志过用，怒伤肝，肝郁致气机失调、肝气郁结。肝郁则化火，火动阳失潜藏可见阳亢风动之证。肝火犯肺，血随火升，又可见木火刑金之证。肝火上扰及心，又见心神不宁之证。肝火犯及血脉，血液煎熬成瘀。肝气郁

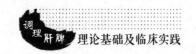

结，气机不畅，血运失常也成瘀，瘀血阻滞，可见诸痛。肝郁结甚则气横逆犯胃，胃气上逆而见呕吐、呃逆。若肝胆疏泄不及，火郁下焦，膀胱气化不利又可见淋证、癃闭。气机郁滞，传导失司，又可致便秘或泄泻等。

古人早就指出："人以气为本，气和则上下不失其度，运行不停其机，病从何生。"若忧郁烦恼纵欲妄想，"使冲和之气升降失常，以致胃郁不思饮食，脾郁不消水谷，气郁胸腹胀满，血郁胸膈刺痛，湿郁痰饮，火郁为呕吐恶心，吞酸吐酸，嘈杂嗳气，百病丛生。"故极端的情志，可使气机失常，伤肝亦伤脾。肝脾土木相克，脾主思，思虑忧伤，气结胸中，脾土反侮肝木，致气机不利。又肝木乘脾皆可致脾虚，脾失健运，脾虚健运不力则诸证由生。

2. 肝脾与饮食

饮食不当，过饥过饱，寒热杂陈，五味偏嗜，过食肥甘等，肝脾必受其害。《素问·生气通天论》中指出："因而饱食，筋脉横解，肠澼为痔。"《灵枢·小针解》也说："寒温不适，饮食不节，而病生于肠胃。"《灵枢·五味》又说："谷不入，半日则气衰，一日则少气矣。"说明饥饱不匀，寒热杂进，均可能损伤脾胃。长期五味偏嗜也会伤及肝脾，如《素问·生气通天论》云："阴之五官，伤在一味。是故味过于酸，肝气以津，脾气乃绝，……味过于苦，脾气不濡，胃气乃厚。"说明人体津精化生的来源，主要是饮食五味，而藏纳精气的五脏，又常常被饮食五味所伤，酸入肝，长期过量食用酸性食物，本由其滋养的肝气就会太过，脾气也就随之而衰。苦入心，长期过量食用苦味的饮食，心气受损，火不生土，脾气受损，则失健运之力，致使水湿凝滞，胃气也就随之虚弱而使得胃脘胀满等。恣食肥甘厚味则更伤肝脾。《素问·生气通天论》说："膏粱之变，足生大丁。"《素问·奇病论》说："肥者令人内热，甘者令人中满。"因饮食不节，伤及脾胃，脾胃失运，内生痰湿，痰湿黏滞，气机受阻，瘀血则生，痰瘀者，百病之根也，究其肝脾也，故饮食不节与肝脾相关。

3. 肝脾与劳逸

华佗云："人体欲得劳动，但不当使极尔。"起居劳逸是人体最基本的活动，劳逸结合，动静协调，则阴平阳秘。《素问·宣明五气》中指出："久视伤血，久卧伤气，久坐伤肉，久立伤骨，久行伤筋。"《明医指掌》也说："尽力谋虑，劳伤乎肝，应于筋急。"肝为罢极之本，脾为气血生化之源，过劳则伤气耗血，过逸则血行不利生痰生瘀，气血痰瘀肝脾所主，故劳逸失度必致肝脾两伤。

（八）肝脾与外邪引扰

四时阴阳、五运六气的更替变化，主宰着自然界的生长化收藏，人与天地日月相应，五运六气也与人体生命活动息息相关。人顺应其变则能保持其机体的阴平阳秘。中医称风、寒、暑、湿、燥、火为"六气"，此为自然界六种正常的气候变化，也是地球上万物生长的基本条件。但当"六气"在时间上、程度上、位置上等方面出现偏差，此时"六气"就称为"六淫"，成了侵犯人体的致病因素。此外临床上还有由于脏腑功能失调所产生的病理反映，并非因为六淫之邪外感而致，但其临床表现与六淫致病的特点和症状相类似，此中医称其为"内生五邪"。如《内经》所言："风胜则动，热胜则肿，燥胜则干，寒胜则浮，湿胜则濡泻"。

我们认为，临床中有"外邪引扰"的情况，因为人存在于天地之间，感受雾露雨雪，经历四时春秋，往往会有外邪干扰但没有实际侵犯人体，人体脏腑功能也无异常，但人体气血的正常运行会受到一定的影响而出现类似外邪侵袭的表现，其中又以风邪引扰最为常见、湿邪次之。久居风地，内外相感，出现咽痒、皮肤瘙痒、经络肌肉挛急等"风象"，此并非风邪侵袭，亦非肝火上扰，实则风邪引扰及肝也。若久居湿地，涉水冒雨，感雾露暑湿，此外湿虽侵袭体表，实则引扰于脾，或见身困乏力、或见腹胀泄泻等。前贤有"湿土之邪，同气相召，故湿热之邪，始虽外受，终归脾胃。"又湿致土壅，木展受困，此邪即害肝脾。风邪善行而数变，风邪来袭，每夹寒、夹热、夹湿、兼燥，同为外邪，都成引扰肝脾之因，虽寒者伤肾、热者伤心、湿者伤脾、燥者伤肺，但五脏相关，肝脾为中轴，五脏伤则肝脾伤也。此种情况下临床特点是症状轻。治疗上应和解疏表，轻剂少煎，以平复气血为治。

六、调理肝脾临床应用选论

（一）调理肝脾治未病

中医认为"天人相应"，人与自然界息息相通。人要养生长命，要防患于

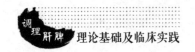

未病，务必注重肝脾的调理。

于脾，经云："肝旺于春，心旺于夏，肺旺于秋，肾旺于冬，脾寄旺于四季"。张仲景说："四季脾旺不受邪"，"脾旺于四时"，"脾胃为气血生化之源"。说明脾旺则后天供养充沛，正气旺盛，抗病能力强，脾气强则"正气内存，邪不可干"。若脾胃虚弱，正气不足，则抗病能力低下，即"邪之所凑，其气必虚"，故治未病，外要顺应四时寒暑之变，内要顾护脾胃之需。过食、过劳、过思、过郁影响脾胃运化的因素均应避免。

于肝，《灵枢·师传》云："肝者，有助卫固表之用，主为将，使之候外"。肝气条达，升发疏泄一身之气机。其疏泄少阳之气由内而达外，输布肌表而充卫气，卫气充实，腠理固密，外邪自不可干。且肝不仅能疏泄脾胃而助化生气血，且可受纳脾胃化生的气血而藏之，藏有形之血，又疏泄无形之气，所藏之血又经其疏泄作用调节布散周身，以濡养脏腑百骸诸窍。又肝者，将军之官，谋虑出焉。肝既是将军，又是谋臣，能文能武，其不仅可以维持机体正常的生理功能，而且还能调整人体的心理功能，故勿损肝气，保持情绪稳定，开朗乐观最为重要。

人身之至宝，无外乎气血。化生气血者，脾也；疏调气血者，肝也。气不离血，血不离气。故凡欲无病先防者，除顺应四时寒暑之变外，又要保证脾土健运之性，勿使壅滞，更当顺应肝木之疏泄条达之性，勿使怫郁。如此则可肝疏脾运，气血调和，阴阳平秘、使身体处于健康状态。从肝与脾的生理特性说明，人体之健康，无不取决于自身肝脾和调，肝疏脾运的正常生理状态即是人体健康的标志。故我们认为：调理肝脾者，医中之王道也；戒郁节食者，却病之良方也。

（二）调理肝脾斡旋气机

气机升降出入是建立在"天人相应"的平衡协调基础上的一种学说，是人体物质代谢和能量转换的基本形式。人体脏腑经络、气血津液、阴阳水火等所有的生命活动都赖以脏腑的气机升降出入而相互联系，"升降出入，无器不有"，"死生之机，升降而已"说明气机升降，是脏腑功能正常运行的表现，也是临床辨治的重要基础。

脏腑气机升降有着各自的规律，如肝主升，肺主降，心主动，肾主静，脾胃居中，为气机上下升降之枢纽，而此气机升降，又与肝升肺降之功能相关。脾胃所化气血精微，上升可养心肺，下达可助肝肾，旁灌可及四肢百骸。李东垣谓"盖胃为水谷之海，饮食入胃，而精气先输脾归肺，上行春夏之令，以滋养周身，乃清气为天者也；升已而下输膀胱，行秋冬之令，为传化糟粕，转味而出，乃浊阴为地者也。"此论把脾胃的清升浊降视为天地之间四季更替，不可须臾或缺。叶天士谓："脾主运化，贵健运而不息，其宜升也明矣；胃主受纳，贵下行而不滞，其宜降也明矣。"又说明了脾胃的纳化、转输以及糟粕的排泄，全赖脾胃气机的升降出入运动。肝藏血而主疏泄，肝阴亏于下则肝阳肝火亢于上，肝血虚于内则肝失疏泄，郁于中土，则脾胃升降失常。正如周学海《读书随笔》谓："肝者握升降之枢者也。世谓脾胃为升降之本，非也。脾者，升降所由之径，肝者，升降发始之根也。"由此说明，肝疏泄功能正常，是脾胃冲和，气机畅达，升降出入有序，水液输布正常，脏腑经络器官生理活动保持协调平衡的基础。而气机升降失常则代表着脏腑功能的失调，若肝失疏泄，引起脾升清降浊功能失衡，则见水液代谢障碍，湿浊停留等肝不升肺不降的病理变化。

在临床辨治中，肝脾升降的调节最为重要，因肝为风木之脏，风者，"善行而数变"，为"百病之长"。肝主疏泄，性喜条达而恶抑郁。"百病皆生于气"。张景岳谓："郁而太过者，宜裁之、抑之；郁而不及者，宜培之、助之。大抵诸病多兼郁，此所以治有不同也。"

肝郁则经气逆，肝郁日久，或见气滞凝津成痰，随气上逆证，或见肝经郁火证，或见郁火耗血伤阴致阳亢、风动证，可分别用疏肝、清肝、柔肝潜阳等药物降气之逆。

胃主降，胃为水谷之海，胃气赖肝木之疏导而畅通和降，从而纳食得以消磨传导。其以通为用，以降为顺，以降为和，不降为滞，反升为逆。治则可用通降之法。脾主升，脾气不升水谷失运，气血生化无源，内脏无以升举，则出现脾虚诸症，又有脾气不升反降见中气下陷诸症。用药参、芪、术、草能益脾升举，更加柴胡、升麻、葛根、桔梗、羌活等能提升清阳。脾升胃降，则纳化如常。若肝脾不调，则肝不升胃不降，胃不降脾不升，故可致肝胆脾胃诸证。《黄帝内经》有"邪在胆，逆在胃"之说。故论治当以肝胆脾胃之气机升降为主轴，调其升降，适其气机。

天人相应，临证中要根据四季气机升降特点用药：春令因阳气易升，故升发之品应少用；夏令暑热易伤气阴，温升之药需慎用而应以清暑益气为要；秋令燥气易伤肺金，应慎用升发而宜清润或温润为妥；冬令寒冷，应顾及人身阳气而少用清降，此为顺天时之升降也。调节气机升降应有度，即在使用升提与降逆药物时，不宜太过与不及。在运用升补时，稍佐和降清凉之品，可防升发太过；运用降逆时，稍佐轻升之品，又可防降逆太过。正如何梦瑶在《医碥》中所说："静藏不至于枯寂，动泄不至于耗散，升而不至于浮越，降而不至于

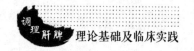

沉陷。"《素问·阴阳应象大论》谓："辛甘发散为阳。"辛甘配合，有助于肝脾之气的升发及全身阳气的生长。《脾胃论》谓："以诸风药升发阳气，以滋肝、胆之用，是令阳气生。"说明"风药"升浮，既能助脾而升发阳气，又能疏达升发肝胆之气，这对于肝脾斡旋气机升降十分有利。总之，气血乃人身之大要，其化生于脾，升发疏泄于肝，故谓肝脾可斡旋气机之升降，而调理肝脾实乃斡旋气机之大法也。

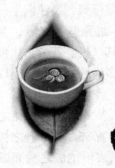

中篇
调理肝脾常用中药及方剂

调理肝脾 理论基础及临床实践

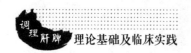

一、调理肝脾用药原则

（一）调理肝脾，首辨其主次

肝脾失调治疗当调理肝脾，但在临证中也有先后主次之分，根据我们的经验，若脾胃先伤或湿困脾胃，升降运化失职，水湿停聚，痰浊内生，气血壅滞，反悔于肝，临证先见纳差呕恶，四肢倦怠，继则胸胁胀满，甚至疼痛，此脾病及肝，则以健脾化湿为主，佐以调肝疏其气机。若情志忧郁在先，继之见胸胁胀痛，脘腹满痛、纳差、倦怠乏力，多为肝病及脾，当以调肝为先，佐以健脾调其升降。

脾胃为气血生化之源，肝气条达乃气机升降出入及气血津液代谢之关键。临床中，察病，必先察肝脾是否条达健运；治病，必先顾护肝脾之协调平衡。若他脏有病而见肝脾不调，则依据标本缓急，或治他脏之病兼顾肝脾，或先调肝脾而后治他脏之病。

（二）调理肝脾，要顺其特性

1.调肝要顺其主疏泄之性。因肝为刚脏，性喜条达，恶抑郁，主疏泄情志、疏畅气机、疏泄脾胃。《素问·脏气法时论》云："肝欲散，急食辛以散之，用辛补之。"辛味药物均有辛散升发之性能，故能疏肝。临床中，我们依据辛以理气通阳，疏调肝气，疏肝常选柴胡、防风、木香、陈皮、香附、青皮、荔枝核、郁金、佛手、川楝子，生麦芽等。

2.调肝不忘肝体属阴之性。肝为藏血之脏，血属阴，故肝体为阴。肝为刚脏，喜柔润，恶刚燥。宜柔不宜伐，故调肝时要顺肝体之性，用育阴养血的药物，养其肝阴而制其肝阳。常选白芍、当归、枸杞、枣仁、乌梅等。

3.调肝应制约肝气横逆。如《本草求真》所说："气之盛者，必赖酸为之收，故白芍号为敛肝之液，收肝之气，而令气不妄行也。"通过敛肝、柔肝、平肝，使肝之疏泄不过。

4.理脾要顺其主运化之能。脾主运化，以运为健，以运为补。《素问·脏气法时论》云："脾欲缓，急食甘以缓之，用甘补之。"依据甘能补脾，我们理脾多选黄芪、党参、白术、茯苓、淮山药、陈皮、枳壳、厚朴等。

5.理脾须重"太阴湿土得阳始运"之性。脾为阴土，喜温而恶寒，阳虚则脾土失于温煦，水谷难以腐熟转输。这提示我们在用药时则应少用或不用苦寒之药，因苦寒伤脾也。

（三）调理肝脾，药性应平和

调理肝脾，意在协调，用药也要顺应肝脾之生理特点，切忌过用辛热、苦寒之品，亦不宜妄用破气动血，滋阴壅补之药。正如《证治汇补》所言"补虚不可纯用甘温，太甘则生湿，清热不可纯用苦寒，太苦伤脾，兜涩不可太早，恐留滞余邪，淡渗不可太多，恐津枯阳陷。"张锡纯说："人之元气根基于肾，而萌发于肝，培养于脾"。临床中不宜过量或长期用平肝伐肝之药，因为"凡物之萌芽者，皆嫩脆易于损伤，肝既为元气萌芽之脏，而开破之，若是独不虑损伤元气萌芽乎？"主张"欲治肝者，原当升脾降胃，培养中宫，俾中宫气化敦厚，以听肝木之自理，即有时少用理肝之药，亦不过为调理脾胃剂中辅佐之品。"

（四）调理肝脾，用药须刚柔相济，散敛兼使

肝藏血，主疏泄，体阴而用阳。脾主运化，以运为健，以运为补。调理肝脾则用药多见刚柔相济，敛散兼使。临证时，在使用柴胡、青皮、荔枝核等疏肝时多加白芍、当归养血柔肝之品，在使用参芪苓术益气健脾时又用一些消食导滞之药，意在疏肝不伤阴，活跃中焦，畅达肠胃。

（五）调理肝脾，用药相辅相成

《素问·阴阳应象大论》谓："辛甘发散为阳。"辛甘配合，有助于肝脾之气的升发及全身阳气的生长。《脾胃论》曰："用辛甘之药滋胃，当升当浮，使生长之气旺。言其汗者，非正发汗也，为助阳也。"又谓："以诸风药升发阳气，以滋肝、胆之用，是令阳气生。"说明"风药"升浮，既能助脾而升发阳气，又能疏达升发肝胆之气，这对于肝脾协调是十分有利的。临床常选用羌活、防风、白芷、柴胡、升麻、葛根、川芎、薄荷等具有疏肝达郁与升阳健脾双重作用的药物。

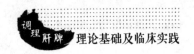

二、调理肝脾常用药物

先祖曰："用药如用兵，兵不精则无以匹敌"。证需方对证，方需药组优。故临证中选药甚为关键，既要熟悉药物性味归经，也要明白其升降浮沉。调理肝脾用药针对清肝、柔肝、疏肝、泄肝、养肝、平肝、护肝；健脾、理中、温中、畅中、开胃、和胃、化痰、消食等。二者合之，选药组方，调理为用，此八法中之和法也。

【柴胡】

柴胡，味苦性平，归肝胆经。有透表退热，疏肝解郁，升举阳气之功效。

柴胡为调理肝脾第一药，云南地区习用滇柴胡。其芳香疏泄，可升可散，为疏肝首选之药，健脾养胃的方剂中，加入柴胡一味，则可增强其效果，临床各科但见肝脾失调者，均可选用。神农本草经将其列为上品。临床不必囿于柴胡劫肝阴之说，因配伍组方，药证相符，自然无劫阴之弊。柴胡与黄芩配伍可用于多种发热症，也用于妇女更年期寒热不适等。

临床常用剂量：6～12g。

注意事项：本品药性升发，不宜大量使用，气逆阳升者慎用。

医籍摘要：

①《滇南本草》："伤寒发汗解表要药，退六经邪热往来，痹痿，除肝家邪热、痨热，行肝经逆结之气，止左胁肝气疼痛，治妇人血热烧经，能调月经。发汗用嫩蕊，治虚热、调经用根。"

②《伤寒来苏集》："柴胡感一阳之气而生，故能直入少阳，引清气上升而行春令，为治寒热往来之第一品药。"

③《本草正义》："约而言之，柴胡主治，止有二层，一为邪实，则为外邪之在半表半里者，引而出之，使达于表而外邪自散；一为正虚则为清气之陷于阳分者，举而升之，返其宅而中气自振。"

【桂枝】

桂枝，味辛甘性温，归心肝肺膀胱经。为通阳第一要药。具有散寒解表，温通经脉，通阳化气，平降冲逆的功效。

本品辛甘发散，甘温助阳。《本经疏正》谓："和营、通阳、利水、下气、行瘀、补中，为桂枝六大功效。"①和营：如桂枝汤治风寒表虚证，麻黄汤治风寒表实证。②通阳：如枳实薤白桂枝汤温通胸阳则治胸阳不振之胸闷心痛；黄芪桂枝五物汤治疗血痹之肌肉麻木；桂枝附子汤治疗风湿在表之表阳虚证。③利水：如五苓散、苓桂术甘汤温阳利水，治疗脾肾阳虚，痰饮内停之心悸水肿等。④下气：如小青龙汤降气平喘治外寒里饮之咳喘。⑤行瘀：如桂枝茯苓丸温经通脉治疗妇科瘀血证。⑥补中：如炙甘草汤、小建中汤、黄芪建中汤等主治虚劳不足，亡血失精等。本品力善宣通，能升大气，通行血脉，临床上我们取其以枝达肢之意，常以桂枝、桑枝作为引经药而治疗四肢痹痛，收效良好。

临床常用剂量：6～15g。大剂可至30g。

注意事项：上焦有热慎用，血热出血者忌用。

医籍摘要：

①《医学衷中参西录》："桂枝善抑肝木之盛使不横恣，又善理肝木之郁使之条达也。为其味甘，故又善和脾胃，能使脾气之陷者上升，胃气之逆者下降，脾胃调和则留饮自除，积食自化。其宣通之力，又能导引三焦下通膀胱以利小便，惟上焦有热及恒患血证者忌用。桂枝非发汗之品，亦非止汗之品，其宣通表散之力，旋转于表里之间，能和营卫、暖肌肉、活血脉，俾风寒自解，麻痹自开，因其味辛而且甘，辛者能散，甘者能补，其功用在于半散半补之间也。"

②《长沙药解》："入肝家而行血分，走经络而达荣郁。善解风邪，最调木气。升清阳之脱陷，降浊阴之冲逆，舒筋脉之急挛，利关节之壅阻。入肝胆而散遏抑，极止痛楚，通经络而开痹涩，甚去湿寒。能止奔豚，更安惊悸。"

③《本草诗解药性注》："质轻上行入心肺，质重下行入肝肾，中空发汗内攻实，枝达四肢皮行皮，为心为干走脏腑，枯燥入卫润入营，上下内外以此分，气血亦以类相从。"

【藿香】

藿香，味辛性微温，归肺脾胃经。为芳香化解湿浊之要药。具有解暑化湿醒脾，辟浊和中止呕之功效。

本品临床常用于暑天外感夹湿等证。能祛湿化浊，醒脾开胃。除此还常用于治疗鼻炎、肠胃炎、脂肪肝等，一般以舌苔垢腻为用药依据。

临床常用剂量：3～10g。

注意事项：芳香之品，煎煮时间宜短。

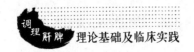

医籍摘要：

①《药品化义》："藿香，其气芳香，善行胃气，以此调中，治呕吐霍乱，以此快气，除秽恶痞闷。且香能和合五脏，若脾胃不和，用之助胃而进饮食，有醒脾开胃之功。辛能通利九窍，若岚瘴时疫用之，不使外邪内侵，有主持正气之力。凡诸气药，独此体轻性温，大能卫气，专养肺胃。但叶属阳，为发生之物，其性锐而香散，不宜多服。"

②《药鉴》："可升可降之剂也。专治脾肺二经，入乌药顺气散中，成功在肺。加黄芪四君子汤，取效在脾，故能开脾胃，进饮食，止霍乱，定呕逆，乃伤寒方之要领，为正气散之圣药也。"

③《本草正义》："藿香，清芬微温，善理中州湿浊痰涎，为醒脾快胃，振动清阳妙品。"

【荆芥】

荆芥，味辛性微温，归肺肝经，为散风清血之药，有发表祛风，炒炭止血之功效。

本品气味清扬，药性和缓，发表散风。外邪犯表、咽痒咳嗽、风疹、惊风等一切风病皆可用之。炒炭止血，多种血证可用之。据祖传经验，以荆芥配白芷、乌梅治疗过敏性疾病有确效。

临床常用剂量：6～12g。

注意事项：不宜久煎，表虚汗出甚者慎用。

医籍摘要：

①《本草纲目》："入足厥阴经气分，其功长于祛风邪，散瘀血，破结气，消疮毒。盖厥阴乃风木也，主血而相火疮病为要药。"

②《本草备要》："功本治风，又兼治血者，以其入风木之脏，即是藏血之地也。李士材曰，风在皮里膜外，荆芥主之，非若防风能入骨肉也。"

③《本草汇言》："轻扬之剂，散风清血之药也。……凡一切风毒之证，已出未出，欲散不散之际，以荆芥之生用，可以清之。……凡一切失血之证，已止未止，欲行不行之势，以荆芥之炒黑，可以止之。大抵辛香可以散风，苦温可以清血，为血中风药也。"

【防风】

防风，味辛甘性微温，归肝脾膀胱经。为治风通用之药。有发表散风，胜湿止痛，解痉定搐之功效。

本品辛温甘缓，气味俱升，可祛外风，息内风，通治诸风，一切风证均可用之。李东垣说："防风，治一身尽痛，随所引而至，乃风药中润剂也"。临床防风配白芷，有止痒止泄止痛之用，常用于瘙痒性皮肤病、肠易激综合征。

临床常用剂量：6～12g。

注意事项：无明显禁忌，阴虚火旺者慎用。

医籍摘要：

①《药类法象》："治风通用。泻肺实，散头目中滞气，除上焦邪。"

②《本草经疏》："防风治风通用，升发而能散，故主大风头眩痛，恶风风邪，周身骨节疼痹，胁痛、胁风头面去来，四肢挛急，下乳，金疮因伤于风内痉。"

③《本草正义》："通治一切风邪。"

【苏叶】

苏叶，是紫苏叶的简称，又名"紫苏"。味辛性温，归肺脾经。行气解表药。具有发表散寒，醒脾宽中之功效。

苏叶解表和中，常用于外感兼湿滞中焦，亦为调理肝脾之要药，有医家认为"紫苏味辛甘，辛则疏肝以利藏血，甘则益脾以助统血，行气活血，肝脾两调，使血有所归，故能治崩漏下血等出血病症。"苏叶配薄荷煎汤，为小儿伤食外感、纳少咳嗽之家传验方。

临床常用剂量：5～10g。

注意事项：苏叶长于解表散寒，消痰止咳；苏梗长于行气宽中，解郁安胎；苏子则滑利直下，降气消痰。

医籍摘要：

①《滇南本草》："发汗，解伤风头痛，消痰，定吼喘。"

②《本草汇言》："紫苏，散寒气，清肺气，宽中气，安胎气，下结气，化痰气，乃治气之神药也。"

③《本草纲目》："苏性舒畅，行气活血，故谓之苏。曰紫苏者，以别白苏也。""其味辛，入气分；其色紫，入血分。"

【桔梗】

桔梗，味苦辛性平，归肺胃经，为开提肺气之要药，有宣肺祛痰，消痈排脓之功效。

本品辛开苦泄，其性上行，宣肺利咽，配枳壳可斡旋肝肺升降气机，通肺利膈下气。凡上焦气逆气结均能用之，治咳良效。外祖父陈洛书依据"桔梗开提肺气，三焦并治"之功能，用桔梗配白芍、鸡内金为主治疗遗尿。临床中需

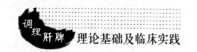

开提肺气者引药上行皆可用之，如久泄脱肛、痔疮下血、产后缺乳、胸闷憋气等。

临床常用剂量：6～12g。

注意事项：平素用量不宜过大，阴虚火旺者慎用。

医籍摘要：

①《本草崇原》："桔梗，治少阳之胁痛，上焦之胸痹，中焦之肠鸣，下焦之腹满。又惊则气上，恐则气下，悸则动中，是桔梗为气分之药，上中下皆可治也。"

②《重庆堂随笔》："桔梗，开肺气之结，宣心气之郁，上焦药也。肺气开则府气通，故亦治腹痛下利，昔人谓其升中有降者是矣。"

③《本草求真》："可为诸药舟楫，载之上浮，能引苦泄峻下之剂，至于至高之分成功，俾清气既得上升，则浊气自克下降。"

【葛根】

葛根，味甘辛性平，归脾胃肺经。为阳明药，有解肌退热，透发斑疹，升阳止泻，生津止渴之功效。

本品轻浮升散，能发散表郁，解肌通脉，退热透疹；亦能升发清阳，鼓舞胃气上行，化气助阳。临床常配伍用于糖尿病、颈椎病、脑动脉硬化、腓肠肌痉挛、泄泻口干、耳鸣耳聋等症。

临床常用剂量：10～30g。

注意事项：表虚汗多胃寒者慎服。

医籍摘要：

①《景岳全书》："葛根，用此者，用其凉散，虽善达诸阳经，而阳明为最，以其气轻，故善解表发汗。凡解散之药多辛热，此独凉而甘，故解温热时行疫疾，凡热而兼渴者，此为最良，当以为君，而佐以柴、防、甘、桔。"

②《本草正义》："正惟表寒过郁于外，胃家阳气不能散布，故以此轻扬升举之药，捷动清阳，捍御外寒，斯表邪解而胃阳舒展。"

③《本草纲目》："本草十剂云，轻可去实，麻黄、葛根之属。盖麻黄乃太阳经药，兼入肺经，肺主皮毛；葛根乃阳明经药，兼入脾经，脾主肌肉。所以二味药皆轻扬发散，而所入迥然不同也。"

【黄芩】

黄芩，味苦性寒，归肺大小肠脾肝胆诸经。有清热燥湿，泻火解毒，止血安胎之功效。

本品苦寒直折火热，配柴胡发散，为清解少阳邪气之药对。伤寒论中，仲景用黄芩配白芍，酸苦相济，调中而存阴；芩、连配伍姜、夏苦降而辛开。临床中如治肝胆病、反流性食管炎、胃黏膜脱垂、外感发热、淋证、带下等，均为不可缺少之药。

临床常用剂量：3~15g。

注意事项：本品苦寒伤胃，脾胃虚寒者慎用。

医籍摘要：

①《滇南本草》："上行泻肺火，下行泻膀胱火，男子五淋，女子暴崩，调经清热，胎有火热不安，清胎热，除六经实火实热。"

②《本草经疏》："黄芩，其性清肃，所以除邪。味苦所以燥湿；阴寒所以胜热，故主诸热。诸热者，邪热与湿热也，黄疸、肠澼、泄痢，皆湿热胜之病也，折其本，则诸病自瘳矣。"

③《本经疏证》："仲景用黄芩有三耦焉，气分热结者，与柴胡为耦（小柴胡汤、大柴胡汤、柴胡桂枝干姜汤、柴胡桂枝汤）；血分热结者，与芍药为耦（桂枝柴胡汤、黄芩汤、大柴胡汤、黄连阿胶汤、鳖甲煎丸、大黄䗪虫丸、奔豚汤、王不留行散、当归散）；湿热阻中者，与黄连为耦（半夏泻心汤、甘草泻心汤、生姜泻心汤、葛根黄芩黄连汤、干姜黄芩黄连人参汤）。以柴胡能开气分之结，不能泄气分之热，芍药能开血分之结，不能清迫血之热，黄连能治湿生之热，不能治热生之湿。譬之解斗，但去其斗者，未平其致斗之怒，斗终未已也。故黄芩协柴胡，能清气分之热，协芍药，能泄迫血之热，协黄连，能解热生之湿也。"

【黄连】

黄连，味苦性寒，归心脾胃肝胆大肠经。泻火清心必用之药。有清热燥湿，泻火解毒之功效。

黄连以川连为佳，有大苦大寒之性，云南名医吴佩衡先生称为"中药十大主帅"之一，能清心退热，泻火除烦，凉心寒肾，苦燥泻火。善解酒毒，善治湿热泻痢，善清肝胃之火，善消耳目肿痛。心烦、嘈杂、肠炎、痢疾、头面疮疡、牙痛、舌炎、口糜等均可用之。

临床常用剂量：3~6g。

注意事项：脾胃虚弱者慎服。阴寒盛，虚火浮，君火不降，上热下寒者慎用。真阳素虚体弱无神者禁用。

医籍摘要：

①《本草新编》："黄连，入心与胞络，最泻火，亦能入肝，大约同引经

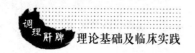

之药，俱能入之，而入心尤专任也。宜少用而不宜多用，可治实热而不可治虚热也。"

②《本草经疏》："黄连为病酒之仙药，滞下之神草，六经所至，各有殊功，其主热气目痛，眦伤泪出，明目、大惊、益胆者，凉心清肝胆也。"

【连翘】

连翘，味苦性微寒，归肺心胆经，为"疮家圣药"，有清热解毒，消肿散结之功效。

本品清心火，平肝气，散风热，消痈散结。其性外散轻清上浮，既清气分之邪热，又透血分之邪毒；善解郁火，能清心安神，且无苦寒之品每致邪气闭塞而伤败脾胃之弊端，十二经之血凝气聚者皆可用之。

临床常用剂量：6～15g，大剂可至30g。

注意事项：脾胃虚弱，气虚发热，痈疽已溃、脓稀色淡者忌服。

医籍摘要：

①《医学衷中参西录》："味淡微苦，性凉。具升浮宣散之力，流通气血，治十二经血凝气聚"，"善理肝气，既能舒肝气之郁，又能平肝气之盛。"

②《滇南本草》："味苦，性寒。除六经实热，泻火，发散诸风热，咽喉疼痛，乳蛾肿红，小儿腮，风火虫牙肿痛，清热明目。"

③《本草纲目》："好古曰：手足少阳之药，治疮疡瘤瘿结核有神，与柴胡同功，但分气血之异尔。"

【密蒙花】

密蒙花，味甘性微寒，归肝经。有清热养肝，明目退翳之功效。

本品甘寒清养，退翳明目。临床常用于肝火上炎之目赤肿痛，也用于肝虚有热之目昏干涩。密蒙花入肝经祛肝风清肝热，外祖父用治肝火犯肺，木火刑金之咳嗽，经临床使用，效果良好。

临床常用剂量：3～10g。

注意事项：无明显禁忌。

医籍摘要：

①《滇南本草》："尖叶以蜜炒，治肝经咳嗽，久咳用之良。"

②《神农本草经疏》："密蒙花，观《本经》所主，无非肝虚有热所致，盖肝开窍于目，目得血而能视，肝血虚，则为青盲肤翳，肝热甚，则为赤肿，眵泪赤脉，及小儿豆疮余毒，疳气攻眼。此药甘能补血，寒于清热，肝血足而诸证无不愈矣。"

【蝉蜕】

蝉蜕，味甘咸性凉，归肺肝经，为辛凉解表搜风止痉良药。有疏散风热，透疹利咽，明目退翳，祛风止痉之功效。

本品为治风要药，善清疏肝肺两经风热，既可清凉疏外风宣肺气，又可熄肝风以解痉，临床如见瘙痒、咽痒、过敏、声嘶等风象均可用之。亦可凉肝定痫，常用于小儿惊风、小儿夜啼。

临床常用剂量：3～6g。

注意事项：孕妇慎用。

医籍摘要：

①《本草纲目》："蝉乃土木余气所化，饮风吸露，其气清虚。故其主疗，皆一切风热之证。"

②《医学衷中参西录》："无气味，性微凉。能发汗，善解外感风热，为温病初得之要药。又善托隐疹外出，有以达皮之力，故又为治隐疹要药。"

③《本草求真》："轻虚入肝散风。"

【土茯苓】

土茯苓，味甘淡性平，入肝脾胃经。有淡渗利湿解毒之功效。

本品淡渗利湿解毒，临床属热毒湿邪致病者皆可用之，如肺热咳嗽痰浓稠、痤疮、妇人阴痒带下、妇科炎性包块、皮肤疮疡脓肿等。今人依据土茯苓能入络搜剔湿热蕴毒之功能，常用其治疗下焦湿热，消除蛋白尿等。

临床常用剂量：15～60g。

注意事项：阴虚者慎服，服时忌茶。

医籍摘要：

①《滇南本草》："治五淋白浊，兼治杨梅疮毒、丹毒。"

②《本草正义》："利湿去热，能入络，搜剔湿热之蕴毒。其解水银、轻粉毒者，彼以升提收毒上行，而此以渗利下导为务，故专治杨梅毒疮，深入百络，关节疼痛，甚至腐烂，又毒火上行，咽喉痛溃，一切恶症。"

③《本草秘录》："败毒祛邪，不伤元气。"

【当归】

当归，味甘辛性温，归心肝脾经。为补血良药，亦为调理肝脾要药。有补血活血，调经止痛，润肠通便之功效。

本品生血活血，又能行气，使气血各有所归，故名当归。其功能升能降，

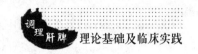

内润脏腑，外达肌表。能润肺金之燥，能缓肝木之急，可治咳。补脾益血，使人肌肤华泽。生新兼能化瘀，故能治一切血证。凡血虚血枯、血少涩滞者、阴分亏损之证，用之皆宜。润大便兼能利小便，临床中配伍杏仁、桔梗，用治老年便秘、产后便秘。

临床常用剂量：6～20g。

注意事项：湿阻中满及大便溏泄者慎服。

医籍摘要：

①《神农本草经》："主咳逆上气……。"

②《日华子本草》："治一切风，一切血，补一切劳。"

③《本草正义》："其味甘而重，故专能补血，其气轻而辛，故又能行血，补中有动，行中有补，诚血中之气药，亦血中之圣药也。大约佐之以补则补，……佐之以攻则通。"

【白芍】

白芍，味苦酸甘性微寒，归肝脾经。为调理肝脾要药，有柔肝平肝、敛阴养血之功效。

本品归肝经则柔肝泄肝平肝，能抑肝阳柔肝气养肝血；入脾经则益脾和脾健脾，能益脾气调营卫解腹痛。陈念祖言芍药为"夏花而禀燥金之气"。其味厚，其性敛。常用治中下焦需敛需沉之症。配甘草治各种痉挛痛证，用量独重。

临床常用剂量：6～15g，大剂可至45g。

注意事项：反藜芦。本品与赤芍来源基本相同，炮制不同。白芍偏于养血益阴，赤芍偏于凉血散瘀。白芍养肝阴，赤芍泻肝火。白芍补而不散，赤芍散而不补。

医籍摘要：

①《本经逢源》："白芍药酸寒，敛津而护营卫血，收阴气而泻热。"

②《本草正义》："补血益肝脾真阴，而收摄脾气之散乱，肝气之恣横。"

③《本草求真》："气之盛者，必赖酸为之收，故白芍号为敛肝之液，收肝之气，而令气不妄行也。"

【山茱萸】

山茱萸，云南惯称"枣皮"，味酸性温，归肝肾二经。补肝固脱要药。有补益肝肾，收敛固脱之功效。

其味酸敛以秘藏精气固摄下元，收敛阴阳欲绝之汗，涩精缩尿，有固经止血之功。又能补益肝肾、滋养精血而助元阳。阴阳离绝之汗出肢冷、脉微欲绝者，参脉饮加附片、枣皮可救急。

临床常用剂量：6～12g。大剂可至60g。

注意事项：本品温补，命门火炽，素有湿热者忌用。

医籍摘要：

①《本草经疏》："此药温能通行，辛能走散，酸能入肝，而敛虚热，风邪消散，则心下肠胃寒热自除，头目亦清利而鼻塞面疱悉愈也。"

②《医学衷中参西录》："味酸性温。大能收敛元气，振作精神，固涩滑脱。因得木气最厚，收涩之中兼具条畅之性，故又通利九窍，流通血脉，治肝虚自汗，肝虚胁疼腰疼，肝虚内风萌动，且敛正气而不敛邪气，与其他酸敛之药不同，……山茱萸得木气最浓，酸收之中，大具开通之力，以木性喜条达故也。《神农本草经》谓主寒湿痹，诸家本草，多谓其能通利九窍，其性不但补肝，而兼能利通气血可知，若但视为收涩之品，则浅之乎视山茱萸矣。……凡人元气之脱，皆脱在肝。故人虚极者，其肝风必先动，肝风动，即元气欲脱之兆也。又肝与胆，脏腑相依，胆为少阳，有病主寒热往来；肝为厥阴，虚极亦为寒热往来，为有寒热多出汗。萸肉既能敛汗，又善补肝，是以肝虚极而元气将脱者，服之最效。"

【吴茱萸】

吴茱萸，味辛苦性大热，归肝脾肾经。为厥阴要药。有散寒止痛，疏肝下气，助阳止泻之功效。

本品善温肝除寒而解郁，多用于治肝寒气滞诸痛，如厥阴头痛，寒凝腹痛、痛经等。将其炒黄研末，加藿香末少许，棉布包之，置小儿肚脐，可治小儿腹痛、腹泻属寒者。

临床常用剂量：2～5g。

注意事项：阴虚火旺者慎用。

医籍摘要：

①《本草纲目》："辛热能散能温，苦热能燥能坚，故所治之证，皆取其散寒温中，燥湿解郁之功而已。"

②《本草便读》："辛苦而温，芳香而燥，本为肝之主药，而兼入脾胃者，以脾喜香燥，胃喜降下也。其性下气最速，极能宣散郁结，故治肝气郁滞，寒浊下踞，以致腹痛疝瘕等疾，或病邪下行极而上，乃为呕吐吞酸胸满诸病，均可治之。"

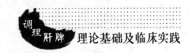

③《药鉴》："可升可降，阳也。主咽喉寒气呃塞而不通，胸中冷气闭塞而不利，脾胃停冷腹痛而不住，心气刺痛苦闷而不仁。开腠理，消疝气，止呕逆，除霍乱。又能顺折肝木之性，治吞吐酸水如神。厥阴头疼，引经必用。"

【石菖蒲】

石菖蒲，味辛苦性温，归心肝脾经。有化痰开窍，健脑益志，宁心安神，聪耳明目之功效。

本品辛开苦泄，疏散开达，药性平和，祛湿和胃，芳香醒脾，化痰开窍。用治痰湿蒙蔽清窍，清阳不升以及痰热内阻而导致的头不清目不明，心神不安，精神迟钝，甚则神志昏迷诸症。

临床常用剂量：3～10g。

注意事项：无明显禁忌。

医籍摘要：

①《本经逢源》："善通心脾痰湿。"

②《重庆堂随笔》："石菖蒲，舒心气、畅心神、怡心情、益心志，妙药也。清解药用之，赖以祛痰秽之浊而卫宫城，滋养药用之，借以宣心思之结而通神明。"

③《本草从新》："辛苦而温，芳香而散，开心孔，利九窍，明耳目，发声音，祛湿除风，逐痰消积。"

【郁金】

郁金，开郁之金也。味辛苦性寒，归肝心肺经。凡郁者必赖其开。有行气化瘀，清心解郁，利胆退黄之功效。

本品辛散苦降，寒以清热，一能治上焦气血不畅，胸胁胀痛。二能舒肝解郁，利胆退黄。多用于治疗肝炎，胆结石等病证。三能凉血清心开窍解郁，临床常用于热病神昏，痰浊阻窍癫狂之证。临床多与柴胡、香附配伍加于辨证方中用于神经官能症、忧郁症的治疗。

临床常用剂量：3～10g。

注意事项：畏丁香，孕妇慎服。

医籍摘要：

①《本草经疏》："此药能降气，气降即是火降，而其性又入血分，故能降下火气，则血不妄行。"

②《本草汇言》："清气化痰，散瘀血之药也。其性轻扬，能散郁滞，顺

逆气，上达高巅，善行下焦，心肺肝胃气血火痰郁遏不行者最验，故治胸胃膈痛，两胁胀满，肚腹攻疼，饮食不思等证。"

③《本草从新》："能开肺金之郁。"

【姜黄】

姜黄，味辛苦性温，归脾肝二经。有破血行气，通经止痛，驱风疗痹之功效。

其辛散苦泄温通，内行气血，治血瘀有寒之心腹诸痛，无论外伤妇疾均可。外散风寒，除痹止痛，常与桑枝联用，治上肢肩臂风痹疼痛尤为适用。

临床常用剂量：3～10g。

注意事项：孕妇慎服。

医籍摘要：

①《本草求真》："性气过于郁金，破血立通，下气最速，凡一切结气积气，癥瘕瘀血，血闭痈疽，并皆有效。"

②《本草纲目》："古方五痹汤，用片子姜黄治风寒湿气手臂痛。"

③《明医指掌》："姜黄味辛，消瘀破血，心腹疗疼，通经最捷。"

【三棱】

三棱，味辛苦性平，归肝脾二经，为攻坚破血之药，有破血行气，消积止痛之功效。

本品既走血分，以破血中之结，善消血瘀气结，癥瘕积聚，坚者削之，多用于各种增生、包块；又走气分，以行气消积而止痛。多用治闭经、癥瘕、宫外孕。三棱少有单用，一般均与莪术同用。禀承家传经验，可用三棱配莪术、益母草治疗产后恶露不绝。

临床常用剂量：5～10g。

注意事项：畏芒硝，月经过多及孕妇忌用，不宜久服。

医籍摘要：

①《药鉴》："破积气，消胀满，通月水，下瘀血。治老癖癥瘕结块，妇人血脉不调，心腹刺痛。白者属气，故其色白者，破血中之气。"

②《本草纲目》："三棱能破气散结，故能治诸病，其功可近于香附而力峻，故难久服。"

【莪术】

莪术，味辛苦性温，归肝脾二经。有行气破血，消食散积止痛之功效。

本品具辛散苦泄温通之性，功用与三棱相近，然行气之力，莪术为优；破血之功，三棱较胜。二药常合用，配补气药，散一切血瘀气结食积。

临床常用剂量：6~9g。

注意事项：月经过多及孕妇忌用，不宜久服。

医籍摘要：

①《药鉴》："主心膈腹痛，饮食不消。除霍乱冷气，止呕吐酸水。又破痃癖，及妇人血气，男子奔豚。黑者属血，故其色黑者，破气中之血。大都苦能泄实，辛能散积。此棱术二剂，气味皆苦辛，用之者，中病即已，不可过服，以损真元。若用于破气药中，必须用补气药为主。用于破血药中，必须用补血药为主。用于消食药中，必须用补脾药为主。此其大法也。"

②《医学衷中参西录》："参芪能补气，得三棱莪术以流通之，则补而不滞，而元气愈旺。元气既旺，愈能鼓舞三棱莪术之力消癥瘕，此其所以效也。"

【延胡索】

延胡索，又称元胡，味辛苦性温，归心包肝脾肺经。为止痛要药。有活血行气之功效。

其辛散温通，既能活血，又能行气，气行血活，通则不痛，应用范围广泛，止痛效果持久，为活血行气止痛良药，临床凡见疼痛者皆可用之。亦可用于散结消癥，与养心安神药配伍还可治失眠。

临床常用剂量：3~15g。可研末吞服，每次1~3g。

注意事项：孕妇忌用。

医籍摘要：

①《日华子本草》："除风，治气，暖腰膝，破癥癖，扑损瘀血，落胎，及暴腰痛。"

②《本草纲目》："能行血中气滞，气中血滞，故专治一身上下诸痛，用之中的，妙不可言。"

③《本草正义》："虽为破滞行血之品，然性情尚属和缓，……而又兼能行气，不专于破瘀见长，故能治内外上下气血不宣之病，通滞散结，主一切肝胃胸腹诸痛，盖攻破通导中之冲和品也。"

【川楝子】

川楝子，味苦性寒，归肝小肠膀胱经。有疏肝泄热、行气止痛之功效。

其苦寒降泄，长于舒肝理气，清肝火，泄肝热。临床中常与茴香、木香等温热药合用而治疗寒痛。常与延胡索合用，如金铃子散治疗胸胁脘腹及疝气作痛之有热者。另经配伍可用于驱除蛔虫。

临床常用剂量：5～10g。本品有小毒，不宜量大常服。

注意事项：脾胃虚寒者忌服。

医籍摘要：

①《本草纲目》："导小肠、膀胱之热，因引心包相火下行，故心腹痛及疝气为要药。"

②《医学衷中参西录》："酸者入肝，苦者善降，能引肝胆之热下行自小便出，故治肝气横恣，胆火炽盛，致胁下掀疼。并治胃脘气郁作疼，木能疏土也。其性虽凉，治疝气者恒以之为向导药，因其下行之力能引诸药至患处也。"

【牡丹皮】

牡丹皮，简称"丹皮"。味辛苦性微寒，归心肝肾肺经，凉血热之要药。具有清热凉血、活血散瘀之效。

本品色红性凉，临床用途较广，主治温热病热入营血，迫血妄行，发斑发疹，吐血衄血以及温病后期，温邪伤阴，阴虚发热，夜热早凉，热退无汗之证。又治月经不调，经闭，癥瘕，痈肿疮疡等。外祖父常用治肝肺热咳，妇科带下色黄有异味等症。

临床常用剂量：6～12g。

注意事项：血虚有寒、孕妇慎服。

医籍摘要：

①《滇南本草》："破血，行（血）消癥瘕之疾，除血分之热。"

②《本草纲目》："牡丹皮，治手足少阴、厥阴四经血分伏火。盖伏火即阴火也，阴火即相火也，古方惟以此治相火，故仲景肾气丸用之。后人乃专以黄蘗治相火，不知丹皮之功更胜也。赤花者利，白花者补，人亦罕悟，宜分别之。"

③《本草汇言》："牡丹皮，清心，养肾，和肝，利包络，并治四经血分伏火，血中气药也。善治女人经脉不通，及产后恶血不止。又治衄血、吐血、崩漏淋血，跌仆瘀血，凡一切血气为病，统能治之。"

【牛膝】

牛膝，味甘苦酸性平。归肝肾经。具有活血祛瘀、补肝肾、强筋骨、利水通淋、引火下行之功效。

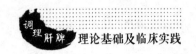

本品甘酸补肝肾又引火下行，可治高血压、虚火牙痛以及头痛，眩晕，吐血，衄血、闭经等。还主治瘀血阻滞所致痛经、产后腹痛，跌打损伤等。风湿痹痛，筋骨痿弱，下肢疼痛酸软无力诸疾亦可用之。

临床常用剂量：5～15g。

注意事项：孕妇忌用。

医籍摘要：

①《本草经疏》："牛膝，走而能补，性善下行，故入肝肾。"

②《滇南本草》："止筋骨疼，强筋舒筋，止腰膝酸麻，破瘀坠胎，散结核，攻瘰疬，退痈疽、疥癞、血风、牛皮癣、脓窠。"

③《医学衷中参西录》："牛膝，原为补益之品，而善引气血下注，是以用药欲其下行者，恒以之为引经。故善治肾虚腰疼腿疼，或膝疼不能屈伸，或腿痿不能任地。兼治女子月闭血枯，催生下胎。又善治淋疼，通利小便，此皆其力善下行之效也。然《名医别录》又谓其除脑中痛，时珍又谓其治口疮齿痛者何也？盖此等证，皆因其气血随火热上升所致，重用牛膝引其气血下行，并能引其浮越之火下行，是以能愈也。"

【磁石】

磁石，味咸性平，归心肝肺肾经。为重坠之药。有镇惊安神，平肝潜阳，聪耳明目，纳气平喘之功效。

本品质重下坠沉降，能定志宁心镇惊安神；味咸入肾收摄，能益肾潜阳通窍定喘。临床配伍除用于耳鸣耳聋外，高血压、失眠心悸、肺肾气虚喘促等疗效亦好。

临床常用剂量：9～30g。

注意事项：胃寒中满者慎用。

医籍摘要：

①《本草纲目》："治肾家诸病，而通耳明目。"

②《本草经疏》："诸药石皆有毒，且不宜久服，独磁石性禀冲和，无猛悍之气，更有补肾益精之功。"

③《药性切用》："引肺金之气入肾而补肾益精，镇坠虚热；为阴虚火炎镇坠之专药。"

【女贞子】

女贞子，味甘苦性凉，归肝肾经。为养阴血补肝肾要药。有补益肝肾，清虚热，乌发明目之功效。

本品甘凉入肝肾，其养阴之中又清虚热，主治腰膝酸软，头昏目眩，遗精。治疗须发早白，目暗不明常与枸杞子、桑葚子、墨旱莲等同用。复发性口腔溃疡常用，配伍磁石可治哮喘。

临床常用剂量：6～15g。

注意事项：痰湿体质慎用。

医籍摘要：

①《本草从新》："养阴益肾，补气舒肝。治腰腿疼，通经和血。"

②《本草求真》："女贞按书有言能补腰膝及治劳伤失血，亦是补水培精之味。但性多阴不燥，用于阴虚则宜，而于阳虚有碍。"

③《本草备要》："益肝肾，安五脏，强腰膝，明耳目，乌须发，补风虚，除百病。"

【刺蒺藜】

刺蒺藜，味辛苦性微温，归肝肺经，为治风明目良药，有平肝明目，活血解郁，祛风止痒之功效。

本品为肝经要药，色白有刺，善治皮肤瘙痒诸疾，又似有调节皮肤色素之用，因可治白癜风，又可治黄褐斑，还可治目赤目痒、多泪之症。疏肝养肝，常与芍药合用，能补肝血之体，疏肝气之用。取其祛风之力，常用于治疗神经性头痛。

临床常用剂量：6～10g，大剂可至30g。

注意事项：孕妇慎用。

医籍摘要：

①《图经本草》："治风明目最良。"

②《本草经解》："禀天春和之木气，入足厥阴肝经，味苦无毒，得地南方之火味，入手少阴心经，气升味降，秉火气而生阳也。"

【天麻】

天麻，味甘性平，归肝经。治肝风之良药。有平肝潜阳，息风止痉，祛风通络之功效。

天麻为云南道地药材，新鲜天麻常作为食材药食两用，治头目昏眩，乏力眠欠等证。临床常用于治疗眩晕头痛、高血压病、小儿急慢惊风、肢体痉挛抽搐麻木、风湿痹痛、癫痫等。

临床常用剂量：3～10g。

注意事项：无明显禁忌。

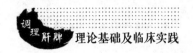

医籍摘要：

①《医学启源》："眼黑头眩，虚风内作，非天麻不能治。"

②《药性论》："能治冷气顽痹，瘫缓不遂，语多恍惚，多惊失志。"

③《本草纲目》："天麻，乃肝经气分之药。《素问》云，诸风掉眩，皆属于肝。故天麻入厥阴之经而治诸病。……天麻乃定风草，故为治风之神药。"

【三七】

三七，云南道地药材，主产于文山。味甘苦性温，归肝胃心肺大肠经，有止血散瘀，活血消肿定痛之功效。

本品既可止血，又能散瘀，有止血而不留瘀，化瘀而不伤正之特点。用于各种内外出血证、瘀血证如咳血、吐血、便血、崩漏、脑梗、心肌缺血等。又为伤科要药，如云南白药各种制剂中均用三七。三七块根、须根、花皆入药。须根功同块根而力稍逊，其花轻清上扬专治头面诸疾如眼花目暗、头昏耳蒙等。

临床常用剂量：3~9g，研粉兑服或吞服，每日1~2次。

注意事项：孕妇慎用。

医籍摘要：

①《本草新编》："三七根，止血之神药也。无论上、中、下之血，凡有外越者，一味独用亦效，加入于补血补气药中则更神。盖此药得补而无沸腾之患，补药得此而有安静之休也。"

②《医学衷中参西录》谓："三七……善化瘀血，又善止血妄行，为吐衄要药，病愈后不至瘀血留于经络……化瘀血而不伤新血，允为理血妙品。"

③《本草纲目》谓其"止血、散血、定痛、金刃箭伤、跌扑杖疮血出……亦主吐血、衄血，下血、血痢、崩中、经水不止、产后恶露不下、血晕、血痛、赤目痛肿、虎咬蛇伤诸病。"

【益母草】

益母草，味辛苦性微寒，归肝与心包经。有活血调经，利水消肿之功效。

本品妇科常用于经水不调，血滞痛经等多种症候，故有益母之名。还常用于水瘀互结之水肿，如急慢性肾炎、慢性心功能不全等。

临床常用剂量：9~30g。

注意事项：血寒无瘀者慎用，孕妇忌服。

医籍摘要：

①《本草汇言》："益母草，行血养血，行血而不伤新血，养血而不滞瘀血，诚为血家之圣药也。……性善行走，能行血通经，消瘀逐滞甚捷。"

②《本草拾遗》："主浮肿下水。"

【仙鹤草】

仙鹤草，味苦涩性平，归肺肝脾经。具有补虚收敛止血之功效。

本品广泛用治各种出血症，不论寒热虚实均可应用。其又有补虚强壮之功用，故又美称其为"脱力草"，可令人体力大增、神气顿复。又可治疗自汗、盗汗。现代药理研究证实，仙鹤草有促进血液凝固，收缩血管，提高机体免疫功能，消除蛋白尿及尿中红细胞之功用。仙鹤草入肺经，收涩敛咳，对咳嗽也有较好的治疗作用。此外还可用于涩肠止泻，解毒疗疮。

临床常用剂量：6～12g。

注意事项：无特殊禁忌。

医籍摘要：

①《滇南本草》："治妇人月经或前或后，赤白带下，面寒腹痛，日久赤白血痢。"

②《生草药性备要》："理跌打伤，止血，散疮毒。"

【桃仁】

桃仁，味苦甘性平，归心肝大肠经。具有活血祛瘀，润肠通便之功效。

本品苦能泄降导下以破瘀，甘能和畅气血以生新，故常用于血滞经闭、产后瘀滞腹痛。又可活血消痈、润燥滑肠，常用于阑尾炎、跌打损伤、肠燥便秘，久咳亦可用之。

临床常用剂量：5～10g。

注意事项：孕妇忌服。

医籍摘要：

①《医门法律》："桃仁及行其血，不令成脓，其意甚善。"

②《本草思辨录》："桃仁，主攻瘀血而为肝药，兼疏肤腠之瘀。惟其为肝药，故桃核承气汤、抵当汤、抵当丸治在少腹，鳖甲煎丸治在胁下，大黄牡丹汤治在大肠，桂枝茯苓丸治在癥瘕，下瘀血汤治在脐下。"

③《药鉴》："入手厥阴胞络及足厥阴肝经药也。润大肠血燥难便，去小腹血凝成块。多用逐瘀血而止痛，少用生新血而通经。盖多则苦胜，破滞气也。少则甘夺，生新血也。然惟实症可用，若遇血枯之症，必须以滋血补血之药为主，再以此剂佐之，自是其濡润而无闭结之患矣。"

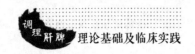

【红花】

红花，味辛性温，归心肝经。具有活血通经，散瘀止痛之功效。

本品辛散温通，善通利经脉，为血中气药。其质轻而升散，走外达上，通经达络，长于祛在经在上之瘀血。

临床常用剂量：3～10g。

注意事项：孕妇忌服。红花、桃仁皆治瘀血，但红花治之瘀血偏于散在周身无定处，桃仁治瘀血偏于局部有形或在下部者。

医籍摘要：

①《本草汇言》："红花，破血、行血、和血、调血之药也。"

②《药鉴》："惟入血分，专治女科。下胎死腹中，为未生圣药。疗口噤血晕，诚已产佳品。多用破血，少用养血。大都辛温则能和血，故少用养血。若过于辛温则血又走散，故多用破血。"

【桑寄生】

桑寄生，味苦甘性平，归肝肾经。具有益肝肾，强筋骨，祛风除痹，养血止崩，固冲安胎之功效。

本药《滇南本草》谓生不同治不同，现为通用不加区别。为养血祛风之药。

临床常用剂量：9～30g。

注意事项：无明显禁忌。

医籍摘要：

①《滇南本草》："生槐树者，主治大肠下血、肠风带血、痔漏。生桑树者，治筋骨疼痛，走筋络，风寒湿痹。生花椒树者，治脾胃寒冷，呕吐恶心翻胃；又用治梅疮毒，妇人下元虚寒或崩漏。"

②《本草求真》："号为补肾补血要剂。缘肾主骨，发主血，苦入肾，肾得补则筋骨有力，不致屡痿而酸感矣。甘补血，血得补则发受其灌荫而不枯脱落矣。故凡内而腰痛、筋骨笃疾、胎堕，外而金疮、肌肤风湿，何一不借此以为主治乎。"

【续断】

续断，味苦甘辛性微温，归肝肾经。有滋补肝肾、强筋健骨，疗伤续折，止血安胎之功效。

本品以四川产者为道地，故又名"川断"。主治肝肾不足，腰膝酸软。

又治跌扑损伤、骨折等，常与骨碎补、苏木、当归、三七等配伍。也治胎漏下血，胎动欲堕，习惯性流产。

临床常用剂量：9~15g。

注意事项：嗔怒气郁者禁用。

医籍摘要：

①《滇南本草》："入肝，补肝，强筋骨，走经络。止经中（筋骨）酸痛，安胎，治妇人白带，生新血，破瘀血，落死胎，止咳嗽，咳血，治赤白便浊。"

②《本草汇言》："续断，补续血脉之药也。大抵所断之血脉非此不续，所伤之筋骨非此不养，所滞之关节非此不利，所损之胎孕非此不安，久服常服，能益气力，有补伤生血之效，补而不滞，行而不泄，故女科、外科取用恒多也。"

【杜仲】

杜仲，味甘性温，归肝肾经。有补肝肾，强筋骨，安胎之功效。

本品补肝平肝，能暖下元，降血压，肝肾不足而肝阳上亢之眩晕则常用之。与猪腰炖服用于腰痛绵绵、不耐劳作之症。

临床常用剂量：6~15g。

注意事项：阴虚内热慎用。

医籍摘要：

①《药品化义》："沉下入肾，盖肾欲坚，以苦坚之，用此坚肾气，强壮筋骨，主治腰脊酸疼，脚膝行痛，阴下湿痒，小便余沥。"

②《本草纲目》："杜仲，古方只知滋肾，惟王好古言是肝经气分药，润肝燥，补肝虚，发昔人所未发也。盖肝主筋，肾主骨，肾充则骨强，肝充则筋健，屈伸利用，皆属于筋。杜仲色紫而润，味甘微辛，其气温平，甘温能补，微辛能润，故能入肝而补肾，子能令母实也。"

【龙骨】

龙骨，味甘涩性平，归心肝肾经。其为重镇安神之要药。有镇惊安神，敛汗固精，生肌敛疮之功效。

本品甘涩质重，平肝潜阳，多用于肝阳上亢之眩晕，烦躁耳鸣，心神不宁，心悸失眠，惊痫癫狂诸证。此外，龙骨还具有较强的收敛固涩作用，故《罗氏会约医镜》谓其"性主收敛，凡滑脱之病，俱可为治"。此外龙骨可治咳喘，以利痰降逆为治。

临床常用剂量：10～30g。

注意事项：有湿热、实邪者忌服。

医籍摘要：

①《本经逢原》："涩可以去脱，龙骨入肝敛魂，收敛浮越之气。"

②《医学衷中参西录》："龙骨，质最黏涩，具有翕收之力，故能收敛元气，镇安精神，固涩滑脱。凡心中怔忡、多汗淋漓、吐血衄血、二便下血、遗精白浊、大便滑泄、小便不禁、女子崩带，皆能治之。其性尤善利痰，治肺中痰饮咳嗽，咳逆上气。……龙骨既能入气海以固元气，更能入肝经以防其疏泄元气，且能入肝敛戢肝木，愚于忽然中风、肢体不遂之证，其脉甚弦硬者，知系肝火肝风内动，恒用龙骨同牡蛎加于所服药中以敛戢之，至脉象柔和，其病自愈。"

【牡蛎】

牡蛎，味咸涩性微寒，归肝肾胆经。有重镇安神，潜阳补阴，收敛固脱，软坚散结之功效。

本品重镇安神作用不及龙骨，但其有滋阴清热，软坚散结之功，临床中常用于阴虚发热，痰火郁结之痰核、瘰疬以及气滞血瘀之癥瘕积聚等。因其咸寒质重，益阴潜阳，故可治水不涵木，阴虚阳亢之眩晕、耳鸣、烦躁、失眠等。此外，煅牡蛎内服还有收敛制酸的作用，可用于自汗盗汗、胃痛泛酸之症。

临床常用剂量：9～30g。

注意事项：无明显禁忌。

医籍摘要：

①《汤液本草》："牡蛎，入足少阴，咸为软坚之剂，以柴胡引之，故能去胁下之硬；以茶引之，能消结核；以大黄引之，能除股间肿；地黄为之使，能益精收涩、止小便，本肾经之药也。"

②《本草求真》："龙骨与牡蛎同，但牡蛎咸涩入肾，有软坚化痰清热之功，此属甘涩入肝，有收敛止脱镇惊安魄之妙。"

【酸枣仁】

酸枣仁，味甘酸性平，归心脾肝胆经。为安神良药。有宁心安神，养肝敛汗之功效。

其味酸入肝益肝血，色红入心补心阴而养心安神，用治心肝血虚之心悸失眠效佳。此外，酸枣仁还有内补外敛，敛阴止汗，生津止渴之用，临床常用于汗症，郁症、心悸等症。

临床常用剂量：10～30g。

注意事项：实邪郁火及滑泄症者慎服。

医籍摘要：

《药鉴》："能安和五脏，大补心脾。故血不归脾而睡卧不宁者多用之。盖血不归脾，则五脏不安和，而睡卧自不宁矣。今既大补心脾，则血归脾，而五脏和，睡卧岂有不宁者哉。"

②《本草经疏》："实酸平，仁则兼甘。专补肝胆，亦复醒脾。熟则芳香，香气入脾，故能归脾。能补胆气，故可温胆。母子之气相通，故亦主虚烦、烦心不得眠。"

《本草纲目》："甘而润，故熟用疗胆虚不得眠，烦渴虚汗之证；生用疗胆热好眠。皆足厥阴、少阳药也，今人专以为心家药，殊昧此理。"

【夜交藤】

夜交藤，又名"首乌藤"，味甘性平，归心肝经。有养心安神，通络祛风之功效。

本品能养心肝之阴血，引阳入阴而安神，又用于治疗阴虚血少，阴阳失调之心悸怔忡，失眠多梦，头目眩晕者。且夜交藤有祛风湿，通经活络止痹痛之力，又有养血祛风通络止痒之功，故又善治血虚受风，肌肤瘙痒之证。

临床常用剂量：9～15g。大剂可至30g。

注意事项：燥狂属实火者慎服。

医籍摘要：

①《本草正义》："今以治夜少安寐，盖取其能引阳入阴耳，然不寐之源，亦非一端，苟不知从病源上着想，而惟以此为普通用品，则亦无效。但止堪供佐使之助，因是调和阴阳者，故亦有利无害。"

②《本草纲目》："风疮疥癣作痒，煎汤洗浴。"

【合欢皮】

合欢皮，味甘性平，归心肝脾肺经。有解郁安神，活血消肿之功效。

古谚云："萱草忘忧，合欢蠲忿"。因其具有安神解郁、活血消肿的作用，故临床常用于情志不遂，忿怒忧郁，虚烦失眠等症。也可用于跌打损伤及痈肿、肺痈等症。

临床常用剂量：6～15g。

注意事项：无明显禁忌。

医籍摘要：

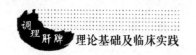

①《神农本草经》："合欢味甘平，主安五脏，利心志，令人欢乐无忧。"

②《本草求真》："合欢，气缓力微，用之非止钱许可以奏效，故必重用久服，方有补益怡悦心志之效矣，若使急病而求治即欢悦，其能之乎？"

③《本草纲目》："和血，消肿，止痛。"

【黄芪】

黄芪（又称口芪），其以河北张家口出产为道地。味甘性微温，归脾肺二经。补气要药，有补中举陷，益卫固表，托毒生肌，利尿消肿之功效。

本品甘能益脾，温能助阳。临床上常取其补中举陷而治内脏下垂、低血压诸证（如补中益气汤）；取其益气荣筋骨之功治疗中风后遗症而半身不遂者（如补阳还伍汤，黄芪桂枝五物汤）；取其实卫敛汗，治疗表阳虚而腠理不密之自汗证、感冒风寒经久不解等（如玉屏风散）；取其益气生肌治疗痈疡之脓血内溃、久不愈者（如十全大补汤）；取其托里透脓治疗疮疡因气血不足溃破久不收口者（如托里透脓汤）；取其利尿消肿治疗气虚不运之小便不利、肢体面目浮肿（如防已黄芪汤）。黄芪还有济津以助汗之力，可治疗津亏伤寒者用发表之药而邪汗不出之症。此外，黄芪还可用于免疫功能有关的疾病如复发性口疮、慢性肾炎、硬皮病等。

临床常用剂量：9～30g，大剂可用至150g。

注意事项：表实有邪忌用。

医籍摘要：

①《医学衷中参西录》："黄耆，能补气，兼能升气善温胸中大气（即宗气）下陷。《本经》谓主大风者，以其与发表药同用，能祛外风，与养阴清热药同用，更能熄内风也。"

②《本草正义》："黄耆，补益中土，温养脾胃，凡中气不振，脾土虚弱，清气下陷者最宜。其皮直达人之肤表肌肉，固护卫阳，充实表分，是其专长，所以表虚诸病，最为神剂。"

③《本草求真》："黄耆，入肺补气，入表实卫，为补气诸药之最，是以有耆之称。"

【苏条参】

苏条参，云南惯用说法，现均按"北沙参"调剂使用。味甘性平，归肺胃经。为平补之要药。

本品养阴清肺，益胃生津。滇中风燥，云南吴佩衡、戴丽三等名医均以苏条参补脾益肺。本药可平补肺脾，取其养肺益胃之功，又防温补燥热之弊。

临床常用剂量：5~12g。大剂量可用至60g。

注意事项：无特殊禁忌。

医籍摘要：

①《本草纲目》："沙参白色，宜于沙地，故名。人参甘苦温，其体重实，当补脾胃元气，因而益肺与肾，故内伤元气者宜之。沙参甘淡而寒，其体轻虚，专补肺气，因而益脾与肾，故金能受火克者宜之。一补阳而生阴，一补阴而制阳，不可不辨之也。清肺火，治久咳肺痿。"

②《本草经疏》："沙参禀天地清和之气。"

【白术】

白术，味甘苦性温，归脾胃经。为补脾安胎之要药。有健脾益气，燥湿利水，和中安胎之功。

本品性温而不燥，守而不走，王好古认为："理中益脾，补肝风虚"。最善健脾益气，脾胃气虚而运化无力者最宜。又有补肝制风之意。可固表止汗、健脾利水。常用于自汗出，水肿，泄泻尿少之症，亦常用于脾虚气弱所致的胎动不安。白术健脾助运，升清降浊，加量用之可治气虚便秘。

临床常用剂量：6~30g。

注意事项：阴虚燥渴，气滞胀闷者忌服。

医籍摘要：

①《本草经疏》："术，其气芳烈，其味甘浓，其性纯阳，为除风痹之上药，安脾胃之神品。"

②《医学衷中参西录》："白术，性温而燥，气不香窜，味苦微甘微辛，善健脾胃，消痰水，止泄泻，治脾虚作胀，脾湿作渴，脾弱四肢运动无力，甚或作疼。与凉润药同用，又善补肺；与升散药同用，又善调肝；与镇安药同用，又善养心；与滋阴药同用，又善补肾。为其具土德之全，为后天资生之要药，故能于金、木、水、火四脏，皆能有所补益也。"

【山药】

山药，味甘性平，归脾肺肾经。为补脾止泻，补肺治咳之要药。

本品既补气又补阴，为气阴平补之品，多用于脾肺气阴两虚证。具有补肾固精、缩尿、止带之功用，可用于肺肾两虚之喘咳，肾虚之尿频或遗尿，遗精或早泄诸疾，又治月经过少。此外山药还具有生津止渴的作用，肺脾肾气阴虚之消渴症常用之，效果良好。有医者认为大凡西医诊断为内分泌紊乱及蛋白质

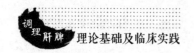

缺乏之疾，均可以山药调补。

临床常用剂量：15～30g。

注意事项：湿盛中满或有实邪、积滞者慎服。

医籍摘要：

①《药品化义》："山药，温补而不骤，微香而不燥，循循有调肺之功，治肺虚久嗽，何其稳当。因其味甘气香，用之助脾，治脾虚腹泻，怠惰嗜卧，四肢困倦。又取其甘则补阳，以能补中益气，温养肌肉，为肺脾二脏要药。"

②《药鉴》："治诸虚百损，疗五劳七伤。益气力，润泽皮肤。长肌肉，兼强筋骨。除寒热邪气，却头面游风风眩。开心窍聪明，涩精管泄滑。理脾伤止咳，参苓白术散频加。逐腰痛强阴，六味地黄丸常用。"

【黄精】

黄精，味甘性平，归脾肺肾经。

本品有健脾润肺益肾之功。因其具有补脾气益脾阴之功而用于脾胃虚弱；因其具有润肺燥之用而用于肺虚燥咳；因其具有益肾精之力而用于肾虚精亏，腰膝酸软，头目眩晕，须发早白；也用于肾虚精亏，阴液不足之消渴症等。

山药黄精皆味甘性平，同归脾肺肾三经，均有健脾润肺益肾之功用。然益阴润燥之功，黄精胜于山药，而山药平补之中，略带涩性，故脾虚便溏者宜用山药，阴虚便燥者宜用黄精。

临床常用剂量：9～30g。

注意事项：中寒泄泻，痰湿痞满气滞者慎用。

医籍摘要：

①《千金方衍义》："黄精为辟谷上药，峻补黄庭，调和五脏，坚强骨髓，一皆补阴之功，故以姜桂汤药配之。加大豆黄卷者，皆为辟谷计耳。"

②《本经逢原》："黄精为补黄宫之胜品，宽中益气，是五脏调和，肌肉充盛，骨髓坚强，皆是补阴之功。但阳衰阴盛人服之，每致泄泻痞满，不可不知。"

【茯苓】

茯苓，味甘淡性平，归心脾胃肺肾经。为治痰主药、除湿之圣药也。有渗湿利水，益脾和中，宁心安神之功效。以其部位不同又分茯苓皮，主用利水消肿；茯神，主用养心安神。

本品淡渗利水去湿，甘平补脾益胃，又能补益心脾而宁心安神，临床用于脾虚湿滞之脘闷食少、痰涎停滞，小便不利，心神不安，水肿带下等。

临床常用剂量：10～15g。

注意事项：阴虚，津液不足者不宜服用。

医籍摘要：

①《用药心法》："茯苓，淡能利窍，甘以助阳，除湿之圣药也。"

②《本经疏证》："夫气以润而行，水以气而运，水停即气阻，气阻则水淤。茯苓者，纯以气为用，故其治咸以水为事，观于仲景书，其显然可识者，如随气之阻而宣水（茯苓甘草汤）；随水之淤而化气（五苓散）；气以水而逆，则冠以导水而下气随之（茯苓桂枝甘草大枣汤、茯苓桂枝白术甘草汤）；水以气而涌，则首以下气而导水为佐（桂枝五味甘草及诸加减汤）；水与气并壅于上，则从旁泄而虑伤无过（茯苓杏仁甘草汤、茯苓戎盐汤、茯苓泽泻汤）；气与水偕溢于外，则从内挽而防脱其阳（防己茯苓汤）；气外耗则水内迫，故为君于启阳之剂（茯苓四逆汤）；气下阻则水中停，故见功于妊娠之疴（桂枝茯苓丸、葵子茯苓散）。凡此皆起阴以从阳，布阳以化阴，使清者条鬯，浊者自然退听，或从下行，或从外达，是用茯苓之旨，在补不在泄，茯苓之用，在泄不在补矣。"

③《医学衷中参西录》："善理脾胃，……能养脾阴。盖其性能化胃中痰饮为水液，引之输于脾而达于肺，复下循三焦水道以归膀胱，为渗湿利痰之主药。然其性纯良，泻中有补，虽为渗利之品，实能培土生金，有益于脾胃及肺。且以其得松根有余之气，伏藏地中不外透生苗，故又善敛心气之浮越以安魂定魄，兼能泻心下之水饮以除惊悸，又为心经要药。且其伏藏之性，又能敛抑外越之水气转而下注，不使作汗透出，兼为止汗之要药也。其抱根而生者为茯神，养心之力，较胜于茯苓。茯苓若入煎剂，其切作块者，终日煎之不透，必须切薄片，或捣为末，方能煎透。"

【川芎】

川芎，味辛性温，归肝胆心包经。为"血中之气药"，有活血行气，祛风止痛之功效。

本品能"下调经水，中开郁结。"是妇科常用调经药物。其活血行血，常用于多种痛证，尤为治疗头痛要药，前人有"头痛不离川芎"之说。张锡纯谓其："温窜相并，其力上升、下降、外达、内透无所不至"，故川芎虽为血药，实则气药，其祛风行气解郁，为调肝顺肝之良品，故《本经》记载主治"筋挛缓急"，临床一切因风寒气血所致气机郁滞不畅均可用之。咳喘方中多加入川芎一味，使其"既利气分，又和血分；既治肺，又治肝；既散表邪，又降冲逆。"有增强止咳平喘之效。

临床常用剂量：3～10g，大剂量可至30g。

注意事项：阴虚火旺等慎服，本品辛温升散，量大者需配伍使用。

医籍摘要：

①《本草汇言》："芎䓖，上行头目，下调经水，中开郁结，血中气药。尝为当归所使，非第治血有功，而治气亦神验也。凡散寒湿、去风气、明目疾、解头风、除胁痛、养胎前、益产后，又癥瘕结聚、血闭不行、痛痒疮疡、痈疽寒热、脚弱痿痹、肿痛却步，并能治之。味辛性阳，气善走窜而无阴凝黏滞之态，虽入血分，又能去一切风、调一切气。"

②《本草正义》："芎䓖有纹如雀脑，质虽坚实，而性最疏通，味薄气雄，功用专在气分，上升头顶，旁达肌肤，一往直前，走而不守。"

③《丹溪心法》："气血冲和，万病不生，一有怫郁，诸病生焉。故人身诸病，多生于郁。苍术、抚芎，总解诸郁，随证加入诸药。"

【半夏】

半夏味辛性温，有毒，归脾胃肺经。为治湿痰之要药。有燥湿化痰、消痞散结、降逆止呕之功效。

半夏为治痰第一药，辛散温燥，能行水湿，降逆气，水湿去则脾健而痰涎自消，逆气降则胃和而痞满呕吐自止。内服能消痰散结，外用能消肿止痛，可治瘿瘤，痰核，痈疽以及毒蛇咬伤等。同时半夏能和胃气通阴阳治疗失眠。怪病多责之于痰，临床与痰相关诸疾，半夏均可配伍应用。

临床常用剂量：3～9g。生品化痰尤好，但现在一般无生品入药，且要求开水煎煮，导致疗效欠佳。临床可采取冷水浸泡，同时煎煮时间不宜过长，以弘其效。

注意事项：本品反乌头。阴虚、血证等忌服。

医籍摘要：

①《本草经读》："此物之长，全在于开宣滑降四字，初非以治痰专长，其所以能荡涤痰浊者，盖即其开泄滑下之作用。……而六朝以降，始讲制药，且制法日以益密，而于此物之制造，则尤百出而不穷，于是浸之又浸，捣之又捣，药物本真，久已消灭。"

②《药性论》："消痰涎，开胃健脾，止呕吐，去胸中痰满，下肺气，主咳结。新生者摩涂痈肿不消，能除瘤瘿。气虚而有痰气，加而用之。"

③《伤寒来苏集》："半夏感一阴之气而生，故能开结气，降逆气，除痰饮，为呕家第一品药。"

【陈皮】

陈皮，味辛苦性温，归脾胃肺肝经。为理气药之首。有理气健脾，燥湿化痰之功效。

本品辛散苦降，有鼓舞胃气之用，温和不峻，疏肝理气，消痰止嗽，芳香醒脾，和胃止呕，各种脘腹胀满，咳嗽痰多，食少吐泻均可用之。年久者效佳。常配伍于参芪术或归芍地之健脾益气、养血方中，补而勿滞，畅达中土。

临床常用剂量：3～10g。

注意事项：本品理气有耗气之虞，气虚者慎服。

另：青皮陈皮皆以皮入药，但青皮苦泄沉降，入肝胆破气散结止痛，而陈皮升浮，"入脾肺治高而主通"。《药鉴》亦指出："陈皮治高气，青皮治低气。"

医籍摘要：

①《本草纲目》："橘皮，苦能泄、能燥，辛能散，温能和。其治百病，总是取其理气燥湿之功。同补药则补，同泻药则泻，同升药则升，同降药则降。脾乃元气之母，肺乃摄气之籥，故橘皮为二经气分之药，但随所配而补泻升降也。"

②《本草经解》："陈皮辛能散，苦能泄，可以破瘕清热也。苦辛降气，又主逆气。饮食入胃，散精于肝。温辛疏散，肝能散精，水谷自下也。肺主降，苦辛下泄，则肺金行下降之令。而下焦臭浊之气，无由上升，所以去臭而下气也。"

【枳实（含枳壳）】

枳实（含枳壳），味苦性微寒，归脾胃肝经。为行气要药。有破气消积，化痰除痞之功效。

本品苦降下行，破气消痞，但凡胸脘心腹食积气滞痰阻均可用之。生枳实气锐力猛，炒枳实作用缓和；枳壳长于理气宽中，枳实长于消积导滞。临床中与陈皮、神曲、厚朴配伍治食积不消、腹满不食。于补中汤中加入，可治脱肛、痔疮、胃下垂等。与黄芪五味子甘草配伍可治低血压。

临床常用剂量：3～10g，大剂可至30g。

注意事项：脾胃虚弱者及孕妇慎服。

医籍摘要：

①《药品化义》："消痰癖，祛停水，逐宿食，破结胸，通便闭，非此不能也。"

②《汤液本草》："枳实，益气则佐之以人参、干姜、白术；破气则佐之以大黄、牵牛、芒硝，此《本经》所以言益气而复言消痞也。非白术不能去湿，非枳实不能除痞。壳主高而实主下，高者主气，下者主血，主气者在胸隔，主血者在心腹。"

③《本草衍义》："枳实、枳壳，一物也。小则其性酷而速，大则其性和而缓。故张仲景治伤寒仓卒之病，承气汤中用枳实，此其意也；皆取其疏通、决泄、破结。"

【厚朴】

厚朴，味苦辛性温，归脾胃肺大肠经。行气消痞要药。有燥湿除满，下气消积，化痰平喘之功效。

本品苦以下气，辛以散结，温以燥湿。治痰治气，宽中消痞除满，常用于痰湿内滞，气机郁结，痰气交阻等证如"梅核气"等。咳喘多痰、呕恶纳少、腹胀便秘等病亦常用。

临床常用剂量：3~20g。

注意事项：孕妇及体虚者慎服。

医籍摘要：

①《本草汇言》："厚朴，宽中化滞，平胃气之药也，凡气滞于中，郁而不散，食积于胃，羁而不行，或湿郁积而不去，湿痰聚而不清，用厚朴之温可以燥湿，辛可以清痰，苦可以下气也。"

②《医学衷中参西录》："厚朴，治胃气上逆，恶心呕哕，胃气郁结、胀满疼痛，为温中下气之要药。为其性温味又兼辛，其力不但下行，又能上升外达，……与橘、夏并用，善除湿满；与姜、术并用，善开寒痰凝结；与硝、黄并用，善通大便燥结；与乌药并用，善治小便因寒白浊。味之辛者，又能入肺以治外感咳逆，且能入肝，平肝之横恣，以愈胁下掀疼。"

【佛手】

佛手，味辛苦酸而性温，归肝脾肺经。有舒肝理气，和胃化痰之功效。

本品云南多产，芳香辛散，苦降温通，清香之气醒脾开胃，理气快膈，舒肝和胃，行气止痛。临床胸胃气滞疼痛用之效佳，多用于肝郁气滞，肝胃不和之胁痛脘闷，呕吐纳呆等。亦可舒肝解郁治痰气交结之瘰疬。常用于咳嗽胸满有痰伴胃脘不适者。配伍败酱草可治急、慢性肝炎转氨酶升高。

临床常用剂量：3~15g。

注意事项：不宜久煎，阴虚火旺者慎用。

医籍摘要：

①《滇南本草》："补肝暖胃，止呕吐，消胃寒痰，治胃气疼痛，止面寒疼，和中行气。"

②《本草从新》："治气舒肝，和胃化痰，破积，治噎膈反胃，消癥瘕痞病。"

③《本草便读》："理气快膈，推肝脾气滞者宜之。"

【砂仁】

砂仁，味辛性温，归脾胃肾经。为醒脾调胃要药。有化湿行气，温中止泻，理气安胎之功效。

本品辛散温通，芳香理脾，善行三焦气滞，尤治中下二焦之气，温暖肝肾，辅诸补药，行气血于不滞。

临床常用剂量：3～6g。

注意事项：用时打碎后下，阴虚火旺者慎用。

医籍摘要：

①《药品化义》："辛散苦降，气味俱厚。主散结导滞，行气下气，取其香气能和五脏，随所引药通行诸经。若呕吐恶心，寒湿冷泻，腹中虚痛，以此温中调气；若脾虚饱闷，宿食不消，酒毒伤胃，以此散滞化气；若胎气腹痛，恶阻食少，胎胀不安，以此运行和气。"

②《本草经疏》："故为开脾胃之要药，和中气之正品，若兼肾虚，气不归元，非此为向导不济。"

③《本草汇言》："砂仁，温中和气之药也。若上焦之气梗逆而不下，下焦之气抑遏而不上，中焦之气凝聚而不舒，用砂仁治之，奏效最捷。然古方多用以安胎，何也？盖气结则痛，气逆则胎不安，此药辛香而窜，温而不烈，利而不削，和而不争，畅通三焦，温行六腑，暖肺醒脾，养胃益肾，舒达肝胆不顺不平之气，所以善安胎也。"

【香附】

香附，味辛微苦微甘性平，归肝脾三焦经。为理气之良药，又称血中之气药。有疏肝理气，调经止痛之功效。

其味辛能散，微苦能降，微甘能和，药性平和，芳香走窜，通调三焦气滞，气行则血行，气血通利，月经自调，故称"气病之总司，女科之主帅"，凡气滞血瘀者皆可用之。临床中经配伍常用于肝胆病、附件炎、输卵管阻塞、郁证等。

临床常用剂量：6～10g。

注意事项：阴虚血热者慎用。

医籍摘要：

①《滇南本草》："调血中之气，开郁，宽中，消食，止呕吐。"

②《本草正义》："辛味甚烈，香气颇浓，皆以气用事，故专治气结为病。……惟此物虽含温和流动作用，而物质既坚，则虽善走而亦能守，不燥不散，皆其特异之性，故可频用而无流弊。……气结诸症，固肝胆横逆肆虐为多，此药最能调气，故濒湖谓之专入足厥阴。……无非肝络不疏。所谓三焦气分者，合上中下而一以贯之，固无论其何经何络也。"

【木香】

木香，味辛苦性温，归肝脾胃大肠胆经。为行气要药。有行气止痛，健脾消食之功效。

其辛能散，苦能降，为行气调中止痛之要药。芳香而燥，温中而善醒脾开胃，消食导滞，行气止痛，调达气机以促肝气之疏，肺气之降，临床可用于胀、咳、痛、郁等证。家传经验可用之与桑白皮、莱菔子配伍治疗习惯性便秘。

临床常用剂量：3～10g。

注意事项：阴虚火旺者慎用。

医籍摘要：

①《本草纲目》："乃三焦气分之药，能升降诸气。诸气膹郁，皆属于肺，故上焦气滞用之者，乃金郁则泄之也；中气不运，皆属于脾，故中焦气滞宜之者，脾胃喜芳香也；大肠气滞则后重，膀胱气不化则癃淋，肝气郁则为痛，故下焦气滞者宜之，乃塞者通之也。"

②《本草汇言》："治气之总药，和胃气、通心气、降肺气、疏肝气、快脾气、暖肾气、消积气、温寒气、顺逆气、达表气、通里气，管统一身上下内外诸气，独推其功。"

③《本草求真》："木香下气宽中，为三焦气分要药。然三焦则又以中为要……中宽则上下皆通，是以号为三焦宣滞要剂。"

【麦芽】

麦芽，味甘性平，归脾胃肝经。为调肝健脾代表药。有行气消食，健脾开胃，止汗，回乳消胀之功效。

本品长于消运，入肝脾胃经，生用能升发脾胃之气，宣通肝气郁结，郁证纳减最为合拍。量小可下气通乳，炒用大剂量有回乳消肿之功，并可治疗单纯性溢乳症。焦麦芽多用于消食化滞，可用于小儿疳证，少食多怪。

临床常用剂量：10～15g，大剂可至120g。

注意事项：授乳期妇女慎用。麦芽霉变者当禁用，以防中毒。

医籍摘要：

①《药品化义》："炒香开胃，以除烦闷，生用力猛，主消麦面食积，癥瘕气结，胸膈胀满，郁结痰涎，小儿伤乳，又能行上焦滞血。"

②《滇南本草》："宽中，下气……并治妇人奶乳不收，乳汁不止。"

③《医学衷中参西录》："至生麦芽虽能升肝，实无妨胃气之下降，盖其萌芽发生之性，与肝木同气相求，能宣通肝气之郁结，使之开解而自然上升。""虽为脾胃之药，而实善舒肝气。"

【山楂】

山楂，味酸甘性微温，归脾胃肝经。为消食药。有消食化积，破气散瘀之功效。

本品长于消油腻肉食之积滞，多炒用。生用亦能行气散瘀而止痛，临床可用于多种痛证。其色红性温，生用有活血通经之效，临床中经常配伍用于经闭、月经后期、月经量少、色黑有块者，也用于高脂血症，脂肪肝的治疗。

临床常用剂量：9～12g，大剂可至30g。

注意事项：气虚脾弱不食者慎用、泛酸者及孕妇忌用。

医籍摘要：

①《本草求真》："山楂，所谓健脾者，因其脾有食积，用此酸咸之味，以为消磨，俾食行而痰消，气破而泄化，谓之为健，止属消导之健矣。"

②《滇南本草》："消肉积滞、下气、吞酸、积块。"

③《医学衷中参西录》："皮赤肉红黄，故善入血分为化瘀血之要药。"

【乌药】

乌药，又称台乌，味辛性温，归肺脾肾膀胱经。有行气止痛，温肾散寒之功效。

本品辛温香窜，上走脾肺，下达肾与膀胱，能温肾缩尿止遗，更能顺气开郁散寒，善治一切寒郁气逆之痛证如痛经、产后腹痛、疝气疼痛等。

临床常用剂量：6～10g。

注意事项：气虚内热者忌用，本品有耗气之弊，孕妇及体虚者慎服。

医籍摘要：

①《药品化义》："乌药，气雄性温，故快气宣通，疏散凝滞，甚于香

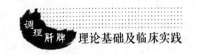

附。外解表而理肌，内宽中而顺气。以之散寒气，则客寒冷痛自除；驱邪气则天行疫瘴即却；开郁气，中恶腹痛，胸膈胀满，顿然可减；疏经气，中风四肢不遂，初产血气凝滞，渐次能通，皆藉其气雄之功也。"

②《孙真人海上方》："小便不禁有何难，寻取天台乌药研，饭后服时宜米饮，日须两次每三钱。"

③《本草求真》："凡一切病之属于气逆，而见胸腹不快者，皆宜用此。功与木香、香附同为一类。但木香苦温，入脾爽滞，每于食积则宜；香附辛苦入肝胆二经，开郁散结，每于忧郁则妙。此则逆邪横胸，无处不达，故用以为胸腹逆邪药耳。"

【荔枝核】

荔枝核，味甘性温，归肝肾经。有理气止痛，祛寒散滞之功效。

其能行肝经滞气，温散肝经寒邪，善治寒滞肝脉之疝气疼痛、睾丸肿痛。亦能行血中之气，行气散瘀，散寒止痛，可用于肝胃不和，气滞血瘀之胃脘久痛，寒凝气滞之少腹刺痛，肝郁气滞血瘀之痛经、产后腹痛等。也常配伍用于软坚散结方中，如治乳腺小叶增生、子宫肌瘤、卵巢囊肿、取其使活血化痰、软坚散结药达于病所，并通之散之。

临床常用剂量：5～10g。

注意事项：下焦湿热者慎用。

医籍摘要：

①《本草备要》："散滞气，辟寒邪。"

②《本草便读》："散滞祛寒，治肝经之疝疾，味甘性热，医胃腑之瘀疼。"

【乌梅】

乌梅，味酸涩性温，归肝脾肺大肠经，为厥阴要药。有涩肠止泻，敛肺止咳，固崩止血，生津止渴安蛔之功效。

本品味酸入肝经，"酸生肝"，能柔肝润肝。其性收敛，凡需收之敛之疾病皆可应用，如过敏性鼻炎清涕不止、过敏性肠炎久泻不止、或崩或漏下不止。配黄连可治胃脘嘈杂、饥而得食不解者。又配郁金可治胆囊炎。与薏苡仁配伍用于不同方剂中可治疗各种息肉。

临床常用剂量：6～10g。

注意事项：本品收敛，内有一切积滞或表邪未清者不宜服用。

医籍摘要：

①《本草求真》："乌梅酸涩而温，似有类于木瓜，但此入肺则收，入肠则涩，入筋与骨则软，入虫则伏，入于死肌、恶肉、恶痣则除，刺入肉中则拔……中风牙关紧闭可开，蛔虫上攻眩仆可治，口渴可止，宁不为酸涩收敛之一验乎。"

②《本草经疏》："乌梅味酸，能敛浮热，能吸气归元，故主下气，除热烦满及安心也。……其主肢体痛，偏枯不仁者，盖因湿气浸于经络，则筋脉弛纵，或疼痛不仁；肝主筋，酸入肝而养筋，肝得所养，则骨正筋柔，机关通利而前证除矣。"

三、调理肝脾常用方剂

调理肝脾临床上常用的成方有四逆散、小柴胡汤、逍遥散、当归芍药散、柴胡疏肝散、痛泻要方、柴芍六君汤、柴芍平胃散、蒿芩清胆汤、柴芩温胆汤等。举例分析如下：

（一）四逆散

四逆散是调理肝脾应用最广泛的经方之一。《伤寒论·辨少阴病脉证并治》篇云："少阴病，四逆，其人或咳，或悸，或小便不利，或腹中痛，或泄利下重者，四逆散主之。"对于本条的六经病位、病因病机、主证，以及该方的功效、组方等方面，后世医家在认识上的分歧颇大，见仁见智，各执一端。但多数医家认为，本条所论四逆，与少阴病阳虚阴盛之四逆有着本质的区别。本证四逆，不仅程度轻微，且人体无其他虚寒见症，故其病机乃由肝胃气滞，气机失畅，阳郁于里，不能通达四末所致。正如张路玉说："此证虽属少阴，而实脾胃不和，故而清阳之气不能通于四末。"张隐庵也指出："此言少阴四逆，不必尽属阳虚，亦有土气郁结，胃肮不舒，而为四逆之证，所以结四逆之义也。故方中用柴胡，炙甘草和中而达外，枳实宣达胃土，芍药疏通经脉。"至于本方主治，五版教材《伤寒论讲义》提出："只要具有肝胃（脾）气滞证候，用本方化裁主治，均有较好疗效。"陆渊雷《伤寒论今释》云："本方实治后世所谓肝郁之病，亦治腹痛泄利下重"。可以说，后世《景岳全书》中的柴胡疏肝散、《和剂局方》的逍遥散等，均从四逆散化裁而来，足见本方乃调

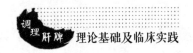

理肝脾之最基本方。

方中柴胡疏肝解郁，升肝脾清气，达阳于表为君；芍药柔肝平肝，敛阴和营为臣；枳实理气消积，降胆胃浊气以利脾胃为佐；炙甘草补益脾胃，调和诸药为使。柴胡与芍药伍则散敛气血，疏肝柔肝；柴胡与枳实相配则升降宣郁，疏肝理脾；枳实与芍药合用以行气和血；芍药与甘草合用而泻木扶土。四药相伍，升降相因，敛散相合，各具其用，又相互制约，既有疏肝理脾之能，又具缓急止痛、调和气血之功，使邪透郁解，气血和畅，肝脾协调，自然阳郁得伸而四末得温。临证单方独用或与他方合用皆可治疗肝脾不和、气血不调所致诸症。

本方有通利枢机的作用，在临床上凡遇到以肝郁气滞、脾胃失健为主因所致的内妇儿外诸多病证，均可以本方为基础加减治疗。

（二）小柴胡汤

小柴胡汤出自《伤寒论》，是治疗少阳证主方，有"和剂之祖"之称，具有辛开苦降、补虚泻实的作用，也是调理肝脾临床广泛应用的经方之一。本方在《伤寒论》中多处涉及，其中96条证候描述较为全面："伤寒五六日，中风，往来寒热，胸胁苦满，嘿嘿不欲饮食，心烦喜呕，或胸中烦而不呕，或渴，或腹中痛，或胁下痞硬，或心下悸，小便不利，或不渴，身有微热，或咳者，小柴胡汤主之。"说明临床上本方证的表现多样。条文所附方之后又言"若胸中烦而不呕者，去半夏人参，加栝蒌实一枚；若渴，去半夏，加人参，合前成四两半，栝蒌根四两；若腹中痛者，去黄芩，加芍药三两；若胁下痞硬，去大枣，加牡蛎四两；若心下悸，小便不利者，去黄芩加茯苓四两；若不渴，外有微热者，去人参，加桂枝三两，温覆微汗愈；若咳者，去人参、大枣、生姜，加五味子半升、干姜二两。"仲景在加减中提出根据病情甚至可以减去核心药物如黄芩、半夏等，说明小柴胡汤并非一成不变的方剂，临证时应当按照患者的症状随证灵活加减运用。

小柴胡汤由柴胡、黄芩、人参、半夏、甘草、生姜、大枣组成。其中柴胡为小柴胡汤的君药，是疏解少阳气郁的要药，《本经》云其"主心腹肠胃结气，饮食积聚，寒热邪气，推陈致新"，《本草从新》云其"能散结调经"。若少阳气郁导致的胸腹胀痛或月经失调者，本药为首选。黄芩苦寒，《本草正》称其能"退往来寒热"，善于清热泻火，外感之邪郁而化火，咽喉肿痛，或邪入少阳，寒热往来者，其效最佳。二药相合，经腑同治，清疏并行，使气郁得达，火郁得发，枢机通利，胆腑清和。半夏辛温降逆止呕，生姜辛温温中止呕。半夏配合生姜，一则以辛散之性佐柴胡、黄芩疏郁逐邪，再则调理胃气，降逆止呕，又化痰消饮以利三焦畅达。人参、甘草、大枣纯甘之品，能补脾益气，健胃生津，扶正达邪。诸药合用，寒热并用，攻补兼施，相辅相成，共奏和解少阳，畅达三焦，疏肝解郁，清热透表的作用。

临床上本方运用极为广泛，可治疗多种外感病与内伤杂病，考虑到云南风高干燥，常将人参易为苏条参使用。

（三）当归芍药散

当归芍药散最早记载于《金匮要略》，书中论及本方的条文有两条：其一，见于《妇人妊娠病脉证并治》篇："妇人怀妊，腹中疙痛，当归芍药散主之。"其二，见于《妇人杂病脉证并治》篇："妇人腹中诸疾痛，当归芍药散主之。"

后世将此方广泛运用于妇科、内科杂病中的神经系统、消化系统、泌尿系统等疾病中。然在仲景著作中，与本方方证对应的病证仅限于妇科疾病中妊娠腹痛或妇科杂病腹痛，"妇人之病必从肝起"，由此可以说明本方的方证特点包括以下两点：其一，本方证病机与肝有关。肝主疏泄，与气血关系密切。与肝有关实乃与气血有关，即本方证中有含气血失调的病机。"女子以肝为先天"，即言肝之疏泄、藏血功能与妇女的月经、生殖等生理功能密切相关。肝主藏血，所藏之血为经血之源，此为血海，冲脉起于胞中而通于肝，肝藏血充足，则冲脉血气充盛，血海充盈，此是月经按时来潮的重要保证。肝主疏泄，肝的疏泄和肾的闭藏相互协调，气机调畅，女子才经行有系、得孕成胎。由此可见，仲景将此方独限于妇科使用，说明本方中当有肝失疏泄藏血不力而致气血失常之病机。其二，本方证病机与脾相关。腹痛多为脾运失常、气机不利导致，脾病则水湿运化障碍，即本方证提示的水湿内蕴之病机。上自胃脘，下至耻骨，整个腹部均属于脾所主。虽然有经脉循行的关系，又有分属它脏之不同，但腹部的疾病无不与脾有关。脾主运化，既化生水谷精微又能运化水液，其在水液的升降布散中发挥着枢转作用，使之上腾下达，从而维持了水液代谢的平衡。仲景将此方用于腹痛，说明本方针对脾失健运致水湿内停，水湿内停导致了气血失和，气血失和必致血瘀、痰水的形成及结聚，此正是本方证之病理环节。

方义分析：本方以当归、芍药为君，当归辛甘而温为补血之要药，养血活血，调经止痛，入肝经疗肝郁血虚之证，芍药味酸苦而性微寒，入肝脾二经，养血柔肝止痛，通血脉，利小便。两药相配以疗肝血不足，血络瘀阻之证。白

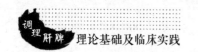

术在方为臣，其性甘苦温，归脾胃经，具有补气健脾、燥湿利水之功，主疗脾虚水停之小便不利、痰饮，脾胃虚弱气血不足之证，与当归、芍药相须为伍，调气血、和脏腑、平阴阳，具有养肝健脾、补血利水之效。泽泻、川芎、茯苓活血利水为佐使。六药合用，加酒更可助血行、通经络。此方疏肝养血活血、健脾利湿止痛，故主要治疗肝脾不调、气血不和之妊娠腹痛，妊娠下肢浮肿，经前紧张症，羊水过多。又可治疗肝脾失调水运失常的水肿、带下、风湿痹痛、眩晕等。

组方药物临床加减：水湿不重去泽泻，津液受损可去泽泻且山药易白术，瘀血较重可加益母草、泽兰，白芍易为赤芍。气虚可加黄芪、苏条参。气郁重可加香附、陈皮。总之，临床中凡见肝脾失和、瘀水互结的病理环节，本方均为适用并可以灵活加减。

（四）逍遥散

逍遥即身心舒服自在爽，逍遥散，方名即示肝疏脾运则逍遥也。本方运用极为广泛，是调理肝脾的首选用方，原方及其加减可用于内妇儿各科多种病症。逍遥散出自宋代《太平惠民和剂局方》，为肝郁血虚，脾失健运之证而设。肝为藏血之脏，性喜条达而主疏泄。若七情郁结，肝失条达，或阴血暗耗，肝体失养，再加脾虚气弱，生化之源不足，统血无权，均可导致肝郁血虚、疏泄不利、脾运失和、生化乏源之症如胁痛、头痛、目眩、郁症、月经不调、乳房胀痛、神疲纳少、崩漏、便血等，故此时疏肝解郁，养血柔肝，健脾益气需同时并举。本方既有柴胡疏肝解郁，又有当归、白芍养血柔肝，其尤以当归之芳香行气，味甘缓急，为治肝郁血虚之首选。白术、茯苓健脾去湿，使运化有权，生血有源。炙甘草益气补中，缓肝之急，虽为佐使之品，却有襄赞之功。生姜烧过，温胃和中之力益专，薄荷少许，助柴胡解肝郁所化之热。如此配伍既补肝体，又助肝用，气血兼顾，肝脾并治，立法全面，用药周到，故为调和肝脾之主方。正如张秉成在《成方便读》中说："夫肝属木，乃生气所寓，为藏血之地，其性刚介，而喜条达，必须水以涵之，土以培之，然后得遂其生长之意。若七情内伤，或六淫外束，犯之则木郁而病变多矣。此方以当归、白芍之养血，以涵其肝；苓、术、甘草之补土，以培其本；柴胡、薄荷、煨生姜俱系辛散气升之物，以顺肝之性，而使之不郁，如是则六淫七情之邪皆治而前证岂有不愈者哉。"明代赵献可对本方有很高的评价，在《医贯·郁病论》中说："予以一方治其木郁，而诸郁皆因而愈。一方曰何？逍遥散是也。"可见本方疏肝解郁，柔肝养血，肝脾同调之功效绝非他方可比。

方中柴胡、白芍、白术、当归、茯苓体现了调和肝脾的基本治法，方中"柴胡、白术、芍药"亦体现了调理肝脾之组方法度，在临床运用本方此三药一般不可缺少。

（五）痛泻要方

痛泻要方原名白术芍药散，出自《景岳全书》所引刘草窗方，是调理肝脾的基础方剂。常用于肝旺脾弱导致的腹痛腹泻。《素问·宝命全形论》谓"土得木而达"。木疏土运，若肝郁失疏，脾主运化之功能失于肝气之疏泄调达，导致水湿并走肠间之腹泻。唐容川《血证论》谓"木之性主于疏泄，食气入胃，全赖肝木之气以疏泄之，而水谷乃化，设肝之清阳不升，则不能疏泄水谷，渗泻中满之证，在所不免"。临床上这类患者腹痛腹泻的发生多与情绪相关，且痛泻常伴精神抑郁、纳呆、胸胁闷胀等肝郁脾虚症状。吴鹤皋云："痛泻不止者，此方主之。泻责之脾，痛责之肝，肝责之实，脾责之虚。脾虚肝实，故令痛泻。"故其主治为肝郁脾虚导致的腹痛即泻。

痛泻要方由白术、白芍、陈皮、防风四味药组成，《医方集解》言此方为"足太阴厥阴药也。白术苦燥湿、甘补脾、温和中，芍药寒泻肝火、酸敛逆气、缓中止痛，防风辛能散肝、香能舒脾、风能胜湿，为理脾引经要药，陈皮辛能利气、炒香尤能燥湿醒脾，使气行则痛止、数者皆以泻木而益土也。"临床一般以此方加味运用，如见肝郁气滞、腹胀便下不爽者，选加木香、厚朴、枳壳等疏肝理气之品；见肝火夹湿、腹痛较重且便带黏液者，加黄连、白芷清热燥湿；见脾虚纳少者，选加茯苓、苏条参、神曲等健脾运脾之药；若合并湿邪内阻，症见腹痛腹泻，排便不畅，胸闷纳呆，四肢倦怠，舌苔腻者，则选加苍术、藿香、厚朴、砂仁等燥湿化浊；若脾气下陷、腹部有坠胀感者，除加健脾益气如参芪等，还应选加葛根、升麻等药升阳举陷。

痛泻要方治之主症为肝郁脾虚之腹痛腹泻，其临床表现为突发腹痛，疼痛较剧且伴攻撑之感，腹痛即泄，泻后痛减。这些症状明显区别于其他类型之腹痛腹泻，临床上当认真辨证，合理应用。

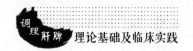

四、调理肝脾验方

根据调理肝脾之原则，作者在近50年的临床实践中，总结出一些调理肝脾的经验方，经临床反复运用，疗效尚可，现选录如下：

（一）丹志蒙花汤

组成： 牡丹皮、炙远志、密蒙花、柴胡、黄芩、僵蚕、牡蛎、沙参、桔梗、枳壳、甘草。

功效： 清肝养肝，润肺化痰，利咽止咳。

适应证： 阵发性干咳，夜间咳甚，咽干喉痒，口苦心烦。舌边尖红，苔薄黄，脉弦或弦数。

方解： 丹志蒙花汤为祖传验方。方中丹皮、密蒙花清肝平肝，柴胡疏肝和解，黄芩苦寒清肺，四者共为君药，其中牡丹皮《本草纲目》谓之："治血中伏火，除烦热。"密蒙花《本草经疏》谓之："为厥阴肝家正药"。此二药外祖父常用之于肝肺热咳。沙参、桔梗养阴利咽以益肺气，僵蚕、远志、牡蛎镇静解痉搜风祛痰以利气道，此两组药为臣，共促气机之运转，复肺气之宣肃，助君药清肝止咳化痰。枳壳理气健胃为佐。甘草止咳调和药性为使。诸药合用，共奏清肝养肝，搜风化痰，宣肃肺气而达止咳之效。

加减： 咳兼喘者，可加炙麻黄、杏仁；咽痒甚者可加荆芥、蝉蜕；食滞纳呆便秘苔腻者可加槟榔、莱菔子；久嗽多痰者可加法夏、紫菀；久咳不止痰少者可选加五味子、乌梅。

（二）柴荆止咳汤

组成： 柴胡、荆芥、黄芩、连翘、桔梗、枳壳、杏仁、川芎、重楼、僵蚕、枇杷叶、甘草。

功效： 清肝宣肺，化痰祛风，和胃止咳。

适应证： 风邪侵袭，新久咳嗽。

方解： 方中柴胡、荆芥、黄芩清肝利咽，疏理少阳枢机为君；连翘、桔梗、枳壳、杏仁升降气机以利肺之宣肃为臣；重楼、僵蚕、川芎化痰散结祛风解痉为佐；枇杷叶、甘草和胃止咳为使。全方共奏清肝宣肺、化痰祛风、和胃止咳之功。

加减： 清涕多者，加防风、白芷；舌红少津者，加沙参，麦冬；咳嗽痰脓者加前胡、浙贝、鱼腥草；痰多清稀者加法夏、苏子、厚朴；咽痒甚者，加蝉蜕、牛蒡子。

（三）乳蛾消炎汤

组成： 荆芥、柴胡、赤芍、黄芩、连翘、白芷、射干、浙贝、薄荷、僵蚕、重楼、桔梗、甘草。

功效： 清肝利咽，消肿散结。

适应证： 乳蛾肿大红赤或化脓。

方解： 方中荆芥、柴胡、赤芍、黄芩、连翘清肝利咽为君；射干、白芷、浙贝、薄荷、僵蚕、重楼清热消肿、化痰散结为臣；桔梗上浮以载诸药上行于咽为佐；甘草调和诸药为使。

加减： 发热加竹叶或石膏；乳蛾色深红加牡丹皮、紫花地丁；苔腻脉滑者加茵陈、滑石、神曲；乳蛾肿大日久不消者加莪术、夏枯草。

（四）小儿退热方

组成： 柴胡、黄芩、僵蚕、桔梗、连翘、赤芍、枳壳、薄荷、竹叶、甘草。

功效： 透表清热，利咽和胃。

适应证： 小儿外感发热、伤食发热。

方解： 方中用柴胡、赤芍、薄荷疏肝透热，连翘、桔梗、黄芩清肺透表共为君药，竹叶清心解热、枳壳消食化滞为臣，僵蚕助肺气而保清水之源以防热极动风为佐，甘草调和药性为使。

加减： 咽部红肿疼痛加重楼、板兰根；喘咳加桑叶、苦杏仁；舌苔厚腻加厚朴、槟榔；舌红口干加沙参、麦冬；大便不通加大黄。

（五）抑崩止漏汤

组成： 黄芪、太子参、白术、柴胡、白芍、生地、牡丹皮、续断、黄柏、荆芥炭，蒲黄炭、仙鹤草。

功效： 补气调肝脾，固冲消瘀，凉血止血。

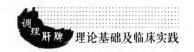

适应证：月经经量过多、经期延长、功能性子宫出血。

方解：黄芪、太子参、白术补气健脾，固摄止血为君；白术、柴胡、白芍、续断健脾调肝固肾为臣；生地、牡丹皮、黄柏清泄肝火，平抑相火，防血热妄行为佐；荆芥炭、蒲黄炭、仙鹤草祛瘀止血为使。仙鹤草既能养血止血而不留瘀，又能益气健脾而补虚，堪称止血佳品，寒热虚实之出血皆可用之。

加减：气虚甚者，以西洋参易太子参，并加升麻；舌红少苔加女贞子、旱莲草；下血色黑有块者，加益母草、生三七粉；下血量多色红者，加黄芩、地榆、贯众；大便不实者去生地。

（六）调肝健脾益肠汤

组成：柴胡、木香、白芍、茯苓、白术、白芷、乌梅、桔梗。

功效：调肝健脾，益肠止痛泻。

适应证：肝脾失调之腹痛、腹胀腹泻。

方解：方中柴胡、木香、白芍入肝脾二经，舒肝调肝而益脾止痛为君；茯苓、白术健运脾胃以助升肝木为臣；白芷辛温香燥，能除阳明经之湿邪，止痛止泻为佐；乌梅酸涩入肝脾经而涩肠止泻；桔梗上浮入肺益肠为使。全方共奏调肝健脾，益肠止痛止泻之效果。

加减：久泻腹痛且大便带粘液者加黄连、黄芩、肉桂；腹痛即泻，泻下痛减者加防风、枳实；便秘去乌梅、茯苓加槟榔、莱菔子、桑白皮；脾虚气弱者加苏条参。

（七）调肝健脾安神汤

组成：当归、白芍、川芎、太子参、白术、炙远志、柴胡、知母、茯神、炒枣仁、合欢皮、炙甘草。

功效：调肝健脾，宁心安神。

适应证：因肝脾失调导致心血不足，或扰乱心神之心悸失眠，多梦健忘，神倦乏力诸证。

方解：调肝健脾安神汤由《太平惠民和剂局方》"逍遥丸"合"酸枣仁汤"加减化裁而来。方中当归、白芍、川芎养肝血为君；太子参、白术健脾益气为臣；柴胡、知母坚阴柔肝，茯神、酸枣仁、炙远志、合欢皮宁心安神共为佐药；甘草和中为使。全方共奏调肝理脾、养心安神之效。

加减：痰多入眠难者加法半夏、夏枯草；伴心悸便干者加磁石、柏子仁；汗多者加龙骨、牡蛎、五味子；心烦郁闷重者加栀子、百合；舌色见暗滞者加丹参、延胡索，头晕目眩者加天麻。

（八）调肝健脾通络汤

组成：柴胡、当归、川芎、香附、白术、桑寄生、赤芍、延胡索、豨莶草、白芷、威灵仙。

功效：调肝健脾，通络止痛。

适应证：因肝脾肾失调导致的四肢麻木疼痛等证。

方解：脾主肌肉、四肢；肝主筋、主运动。肝脾两经调节着人体气血的运行，主宰着四肢经脉之通利。方中柴胡、当归、川芎、香附、白术疏调肝血，健脾除湿，通利经脉为君；桑寄生益肝肾而强筋壮骨为臣；豨莶草、赤芍、延胡索活血通络止痹痛为佐；白芷、威灵仙祛风湿止痛为使。全方达调肝健脾益肾，祛风除湿，通络止痛之效。

加减：气虚者加黄芪、太子参；湿困脾胃者加苍术、陈皮；肝肾不足者加菟丝子、牛膝；麻木甚者加天麻、蜈蚣；阴虚加知母、生地。

（九）四子金芍汤

组成：韭菜子、菟丝子、覆盆子、补骨脂、桔梗、白芍、鸡内金。

功效：缩尿止遗。

适应证：小儿遗尿证。

方解：祖传验方四子金芍汤中以韭菜子、菟丝子、补骨脂助阳补肾，加强膀胱气化；覆盆子固涩缩尿；鸡内金健脾缩尿；桔梗开提肺气，以振水之上源；白芍平肝解痉而助肾益膀胱气化。

加减：遗尿较频者加桑螵蛸、人参；面黄食少加黄芪、白术、山药；多梦睡眠不实加远志、龟板、太子参。脾气怪戾加柴胡、胡黄连。

（十）宁乳散结汤

组成：柴胡、香附、延胡索、橘核、夏枯草、白术、浙贝、薏苡仁、赤芍、当归、甲珠、白芷、海藻、重楼、生牡蛎。

功效：疏肝健脾、活血散结消癥。

适应证：乳腺小叶增生。

方解：乳腺小叶增生形成多为气滞血瘀、痰瘀阻络，而此病理变化又由其肝郁脾虚导致。本方以柴胡、香附、延胡索、橘核、夏枯草疏肝清肝理气为

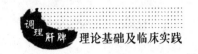

君；以白术、浙贝、苡仁健脾化痰为臣；赤芍、当归、活血散瘀为佐；甲珠、白芷、海藻、重楼、牡蛎通络消肿、软坚散结为使。全方共奏疏肝健脾化痰、活血散结消癥之效。

加减：乳房胀痛重且舌色黯者，加郁金、没药；大便难者加瓜蒌壳、槟榔；癥积较大者加三棱、莪术、王不留行；产后乳结，泌乳不畅者去重楼、海藻、牡蛎加丝瓜络、通草。

（十一）自拟宫缩汤

组成：当归、川芎、赤芍、桃仁、三棱、莪术、益母草、柴胡、蒲黄、苏条参。

功效：活血散瘀、消癥止血。

适应证：产后恶露不净，人流后宫内残留致出血不止。

方解：本方以生化汤和逍遥散化裁而来。其中三棱、莪术、益母草为祖传下瘀三味，外祖父陈洛书先生曾经用其加味治疗产后恶露不绝。方中又有四物汤去地黄加桃仁养血活血散瘀，再加柴胡疏肝以利藏血，苏条参益气以健脾，益母草、蒲黄炭化瘀以止血。全方共奏活血散瘀、消癥止血、肝脾同调之用。

加减：舌淡、二便正常腹痛者去赤芍加炮姜炭；舌红、口干尿黄者加黄芩；纳少神疲者加白术。

（十二）疏肝化痰解郁汤

组成：柴胡、当归、川芎、白术、香附、枳壳、郁金、合欢花、茯苓、法半夏、炙远志、石菖蒲。

功效：疏肝理气解郁、化痰畅中开窍。

适应证：抑郁症。

方解：本方为逍遥散合菖蒲郁金汤化裁，方中柴胡疏肝，当归、川芎养血，白术、枳壳健脾畅中，郁金、香附、合欢花理气解郁，茯苓、法半夏、炙远志、石菖蒲化痰开窍，全方共奏疏肝理气解郁，化痰畅中开窍之功。

加减：舌红少苔心烦者去法半夏加百合、栀子；舌色暗者加丹参、川芎、延胡索；入眠难者加夏枯草、夜交藤；苔腻、便下不爽加槟榔、枳壳；纳差者加炒麦芽。

（十三）清肝养血止痛汤

组成：黄芩、柴胡、白术、泽泻、白芍、当归、白芷、刺蒺藜、川芎、郁金、延胡索、蔓荆子、代赭石、甘草。

功效：清肝健脾、养血止痛。

适应证：妇人经行头痛，神经血管性头痛。

方解：肝血先虚，外邪引扰，风邪犯及经脉，血行不利，生痰生瘀，痰瘀阻络，脑络受阻，不通则痛。方中黄芩清肝、柴胡疏肝、白术健脾、泽泻行水以绝肝郁化火、生痰生瘀；白芍、当归养肝血，取血行风自灭之义。白芷、蔓荆子、刺蒺藜祛风止痛；川芎、郁金、延胡索活血疏肝、通络止痛；赭石平肝止痛。甘草调合诸药。全方共奏清肝养血、活血化痰、祛风通络止痛之效。

加减：口苦心烦舌红者去白术、泽泻加栀子、龙胆草；伴头闷胀者加葛根、菊花；痰多呕恶者加法夏；痛甚如针刺者加红花、全蝎；兼外感者加防风、羌活等。

（十四）清肺愈痘汤

组成：柴胡、赤芍、丹皮、黄芩、薏苡仁、白芷、土茯苓、连翘、蒲公英、紫花地丁、重楼。

功效：清胆胃湿热，愈痘散结。

适应证：湿热型痤疮。

方解：胆胃湿热循经上越，扰及气血，肺之经气不利，湿热、血热郁于肌肤，壅滞成痤，甚或化脓成结，方中黄芩、连翘、蒲公英、紫花地丁清肝肺热，苡仁、土茯苓除肺胃湿气，白芷、重楼散结消肿，赤芍、丹皮清热凉血，柴胡引诸药入胆经并疏理肝气。全方共奏清胆胃湿热，疏肝消肿散结之效。

加减：肝火旺加栀子、白花蛇舌草；胆胃湿热重加黄连、茵陈、皂刺；肺经热重加桑白皮、金银花；下焦湿热加黄柏，便秘加大黄，痒者加荆芥、刺蒺藜。脾胃素虚者去蒲公英加苏条参。女子月经过少者，可加当归、川芎。

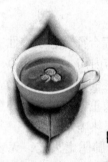

下篇
调理肝脾临证实录

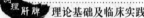

调理肝脾 理论基础及临床实践

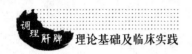

内科疾病

一、咳 嗽

　　【概说】咳嗽，为临床最常见症状。见于上气道综合征，急、慢性支气管炎，阻塞性肺病，肺心病，肺癌等。其病因分为外感与内伤。

　　外感咳嗽由外邪侵袭肺经，邪从表入，本经自病，病症较轻而易治。内伤咳嗽多为脏腑虚弱或他脏先病而累及肺经，病症相对较重而较难治。外感咳嗽应辨外邪之寒、热、风、燥。内伤咳嗽当究其脏腑之寒热虚实。

　　肺失宣肃，有表宜宣通，使邪去咳自止；内伤肝肺阴虚火亢，无表宜肃降。脾肺气虚，痰饮聚结，肺失肃降，宜调理脾肺，化痰涤饮，以促肺气肃降。肺气下行则水湿不从痰化，脾气上行则水津方可四布。故言气顺则痰降也。

　　肺居胸中，上连气道，开窍于鼻，其经脉下络大肠，肺热下移大肠可致便秘，肠腑糟粕积滞又可导致肺气不利而咳嗽，此种咳嗽治当清金宣肺，又需清肠宽中。

　　风为百病之长，外感咳嗽或久咳复加外感，夹风者较多。其病机为外风不止或内风不熄，气道痉挛不畅，气不顺则咳嗽生，法当祛风解痉以止咳。

　　《万病回春》有"从来咳嗽十八般，只因邪气入于肝"的表述。通过临床体会，咳嗽虽关五脏六腑，但首关肺、肝、脾。临床所见，外邪伏肺，引动肝火，郁火上炎刑及肺金，又致脾土受损，痰火伏肺，以致肺窍失养，气道不利，肺气阴两虚且又失于宣肃为咳嗽最常见的病机。故咳嗽无论新久，无论外感与内伤，其病位在肺，其病性均与肝脾直接相关。临症中通过舒其气机，调其升降，理气、化痰、活血，肺之宣肃有序，咳嗽则可止矣。

（一）急性支气管炎

急性支气管炎是由病毒或细菌感染，物理化学刺激或过敏反应引起的支气管黏膜的急性炎症，起病常见上呼吸道感染症状，随之出现咳嗽，且咳嗽剧烈，痰呈黏稠浓性，或干咳无痰，或伴发热胸胁疼痛等。证属中医外感咳嗽，中医证型一般分风寒束肺、风热袭肺、燥邪伤肺，可分别以散寒宣肺、疏风清热宣肺、润燥养阴清肺论治。但临床中，外邪犯肺并引动肝火，导致肝火肺热，使肺失宣肃而致咳嗽者更为多见。临床见发热胸闷，口苦咽干，咳嗽阵作，咳引胸痛，有痰黏稠难咯等症状。治疗则宜清泄肝肺之热，宣肃肺气，化痰止咳。

【案例】魏某，女，16岁，2014年10月7日初诊。

主诉：咳嗽2天，加重1天。患者3天前受寒感冒，症见清涕、头身痛，自购感冒药服用后上症见减但突增咳嗽，自感痰黏稠不易咯吐，咳嗽激烈，咳引胸痛，体温38℃。西医检查结果：听诊双肺呼吸音粗糙，胸片未见异常，诊断急性支气管炎。患者历来害怕输液由其母带来看中医。诊时诉除咳嗽咯吐稠痰外，还有口干口苦，睡眠欠佳，大便难解等症。舌红苔微黄少津，脉弦滑稍数。中医辨证：外感风寒伏肺化热、热邪引动肝火，木火刑金，肺失宣肃。治以清肝泄火、宣肺化痰、降气止咳。处柴荆止咳汤加减：柴胡12g，荆芥12g，黄芩15g，连翘18g，栀子12g，重楼12g，川芎12g，僵蚕12g，蝉蜕8g，桔梗12g，前胡15g，鱼腥草30g，瓜蒌壳15g，浙贝15g，杏仁12g，甘草6g。4剂。水煎服，每剂煎3次，药汤混合，分5次服用，每日3次。忌酸冷、辛辣香燥、鱼虾。

10月14日二诊：药后热退，咳嗽大减，仍感口干苦，痰稠咯吐欠利，诉睡眠不实，纳食稍差，二便可。舌红苔白少津，脉弦滑。延一诊方去荆芥、栀子、瓜蒌壳加沙参30g，炙远志8g，枳壳12g，厚朴15g，以补阴益肺、和胃化痰。3剂。每2日1剂。

【按语】急性支气管炎，临床表现为咳嗽较剧、咳痰或伴发热等，其病机多为外邪犯肺引发，临床多见燥邪干肺或寒邪伏肺化热，热邪引动肝火上炎，伤及肺之气阴，导致肺失宣肃而致咳嗽，用柴荆止咳汤加减。方中以荆芥、柴胡、蝉蜕、僵蚕、川芎祛内外风解痉止咳，黄芩、连翘、栀子、重楼宣肺清肝肺之火止咳，桔梗、前胡、瓜蒌壳、鱼腥草、浙贝、杏仁、甘草清热化痰，顺气止咳。组方之意在于使伏肺之邪火得清、犯肺之肝火得降，辨证求因，审因论治，治其根本也。二诊见肝火未尽、肺之气阴不足、中运失司，仍治以清肝为主并益肺之气阴、化痰运中止咳为治，故加沙参养阴，加炙远志、枳壳、厚

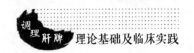

朴化痰运中。使肝火得清，肺之气阴得补，痰浊得化，肺之宣降功能正常则咳嗽可止。

（二）慢性支气管炎

慢性支气管炎是由物理化学等因素引起气管、支气管黏膜炎性变化，分泌物增多而导致临床表现为长期反复咳嗽、咯痰、喘息短气等症状的疾病。本病属中医之咳喘、痰饮等，中医认为病因多为外感时邪犯肺失治或误治，外邪伏肺影响肺之宣肃，久则导致肺脾肾俱虚，痰瘀壅滞，肺气不利，此咳嗽常反复延绵，经久不愈。临床上也常见痰湿素盛之患者，因内外风邪引动，风邪夹痰上干于肺，肺失宣肃之慢性咳嗽。需用祛风宁肺，健脾化痰，降气止咳治疗。

【案例】邓某，女，51岁，2014年7月3日初诊。

主诉：反复咳嗽咯痰4年，本次咳嗽已有20多天。4年前春节时因感冒引起咳嗽，经治痊愈，但以后稍有外感即咳嗽且往往缠绵难愈，西医诊断慢性支气管炎。患者对咳已有惧怕心理。此次咳嗽又近一月，反复治疗未见效果。诊见咳嗽阵作，一般晨起必咳且咯痰数口后咳方得止，痰稠色白，伴纳少胸闷气短，口苦咽干便难。舌淡滞尖边红，苔白，脉弦滑。辅助检查：胸片示双肺纹理稍增粗。中医辨证：脾运不足，风火夹痰上干于肺，肺失肃降。治法：先拟祛风清热，健脾宁肺，降气化痰为治。处方：荆芥12g，防风12g，黄芩12g，密蒙花15g，连翘15g，白术20g，茯苓18g，枳壳12g，厚朴15g，杏仁12g，法半夏12g，桔梗12g，炙远志6g，前胡15g，川芎12g，甘草6g。4剂。每2日1剂，开水煎服。

7月16日二诊：咳嗽有减，口苦胸闷改善，大便稍干。舌苔稍见腻，脉象如前。延一诊方去防风、炙远志加莱菔子20g，紫菀15g。3剂。煎服法同前。

7月23日三诊：咳嗽偶作，吐痰色白，精神稍差。舌淡滞、苔薄白，脉细滑无力。此为风火稍平见脾肺不足之象，治宜补脾益肺化痰。处玉屏风散合六君汤加味：黄芪30g，苏条参25g，白术20g，法半夏12g，茯苓18g，防风12g，连翘15g，桔梗12g，枳壳12g，当归15g，川芎12g，紫菀15g，百部15g，煅牡蛎25g，甘草6g。3剂。

【按语】本例慢支炎，辨证为风火夹痰上干于肺，治以祛风清肝健脾化痰宣肃肺气。其中荆芥、防风、黄芩、密蒙花、连翘祛风清肝泄火，白术、法半夏、茯苓、枳壳、厚朴健脾化痰畅中，桔梗、前胡、杏仁、炙远志化痰宣肃肺气，加川芎者是取唐容川"须知痰水之壅，由瘀血使然，但去瘀血，则痰水自消"之意。甘草止咳调合诸药。全方使火清痰化、脾升肺降，咳嗽得减。二诊风火稍平则加强降气化痰故去防风加莱菔子、紫菀。三诊方以脾肺双补，佐以益肝养血活血、降气化痰并加牡蛎降敛肺气，标本兼顾。

（三）感染后咳嗽

感染后咳嗽是上呼吸道感染的急性期症状消失后，咳嗽仍迁延不愈的一种疾病。临床上主要表现为刺激性干咳或咳吐少量白色黏液痰，病程常达两月以上，X线胸片检查及血常规多无异常。感染后咳嗽起于外感，经治后外感症状消失，唯有咳嗽一症迁延难愈。临床中往往见外邪引动肝火、犯脾灼肺之症，如患者感咽干口苦，咽痒即咳，痰不易咯，纳少心烦等。此多见于肺气不足或脾肺气虚，外邪入里迅速，里证已成而外邪未解。或脾虚痰湿壅滞，虽外邪已减，但伏里之邪已从热化引动肝火，木火刑金，以上因素均致肺之肃降无能，致使咳嗽频作且延绵不止。据此病机，我们临床中常以清肝泻肺为主，佐以健脾化痰治疗本症。

【案例】陈某，男，8岁，2013年2月23日初诊。

患儿近半年来感冒较频，挑食纳少。本次感冒已20余天，初起有发热，鼻塞流涕，咽痛等症，家长给服小儿氨酚黄那敏颗粒后感冒症状减轻，体温正常但咳嗽一直不好，又服过阿莫西林和止咳糖浆，现静脉滴注头孢、氨溴索等治疗已三天。因咳嗽仍阵作不止来看中医。经检查血常规及胸片均未见异常，诊断感染后咳嗽，刻诊：患儿咳嗽时作，诉咽喉发痒，夜间咳甚，痰白稠，量少且咯吐不利，大便干硬难解。舌尖边红苔薄腻，脉弦滑。患儿屡经治疗，外邪虽解，但肺中伏热未清，肝之郁火又起，本有肺脾不足，木火刑金，再扰脾土，肝火夹痰湿上扰，肺失宣肃，故致咳嗽有痰缠绵难愈。中医辨证：肝肺有热、肝脾失调之咳嗽，治宜平肝清肺、化痰止咳，处丹志蒙花汤加味：牡丹皮9g，炙远志4g，密蒙花10g，柴胡8g，黄芩9g，桔梗9g，化红8g，厚朴9g，僵蚕8g，莱菔子12g，连翘10g，杏仁6g，蝉蜕5g，川贝母5g，甘草5g。3剂。免煎颗粒，每剂配6袋，每日3次，每次1袋，忌食香燥辛辣。

3月2日二诊：3剂服完后，咳嗽明显好转，仅早晨及傍晚偶咳几声，痰白易咯，纳食欠佳，夜间微汗出。舌尖红，苔白。延一诊方去牡丹皮、炙远志，加白术12g，煅牡蛎15g。2剂（免煎颗粒）。

【按语】中医认为感染后咳嗽一症起于外感，经治表证虽已不著，但因邪伏肺中已从热化，引动肝火，并扰脾土，终致肺肃降无能，以致见一派肝火犯肺、痰浊扰肺缠绵难愈之咳嗽。本患儿阵发性咽痒即咳、口干咽红、夜间咳、痰少且咯吐不利即为肝肺有火，脾土受扰，肺失宣肃。舌尖边红苔薄腻、脉弦

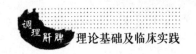
滑亦示肺肝两经有热，痰湿蕴中。用祖传丹志蒙花汤加减平肝清肺，化痰止咳，药证合拍，收效良好。

（四）咳嗽变异性哮喘

咳嗽变异性哮喘是哮喘的一种形式，其咳嗽较为顽固，它的病理改变与哮喘病一样，多为气道慢性炎症所导致。临床表现为咳嗽气急，常为嗅及异常气味而咳，或迎风咽痒而咳，且为阵发性、痉挛性干咳，咳剧则见涕泪俱出、面红腹痛等。此咳嗽一般时延日久、缠绵难愈。中医证属呛咳、风咳、痉咳、哮咳等，我们认为本症起因于风邪袭肺，正如《杂病源流犀烛·感冒源流》谓："风邪袭人，不论何处感受，必内归于肺。"外邪伏肺日久化燥伤及肺之气阴，气机失畅，肝郁风痰，扰及肺金，肺失宣肃而咳，治以补益气阴，疏肝宣肺，祛风化痰，降气止咳为主。

【案例】梅某，女，33岁，2013年10月10日初诊。

患者去年底重感冒一次后，一直阵发性干咳，咽痒即咳，夜里经常咳醒，咳声剧烈不能自制。平素嗅及异常气味如香烟味、油烟味等即咽痒而暴咳，且须连咳数声吐出少许黏痰后咳方得止，如此反反复复，就诊时咳嗽已近一年。曾行X胸片、血常规、CT等多项检查，均未发现异常，考虑为咳嗽变异性哮喘。服过多种抗生素、止咳化痰平喘药等效果均不佳。由朋友介绍来诊。刻诊：患者诉仍咽痒阵咳，一般无痰，但在咳久后也会咳出少许白黏痰，咳后呼吸时胸中似有笛音，肩背稍受凉即咳不止或梦中咳醒。咳引胸痛，咳后感气短不续，口干口苦，时感脘腹胀闷，二便无异常。舌红稍滞，苔薄白少津，脉弦滑无力。中医辨证为外邪引扰，肝郁风痰扰及肺经，肺气阴受损，肺失宣肃之呛咳。治宜益肺之气阴，疏风解郁化痰，宣肺止咳。处方：苏条参30g，麦冬20g，柴胡12g，黄芩12g，炙麻黄10g，杏仁12g，法半夏12g，桔梗12g，枳壳12g，厚朴18g，连翘18g，地龙10g，蝉蜕8g，全蝎6g，密蒙花15g，甘草6g。6剂（免煎颗粒）。每剂配5袋、每日3次、每次1袋。忌酸冷、香燥、鱼虾。

10月19日二诊：自述咽痒咳嗽仍剧但咳时较原顺畅，睡眠不好，延一诊方去麻黄加荆芥12g。6剂。

10月30日三诊：咳嗽减轻，咳后呼吸已无胸中笛声，咳仍为阵发性但咳声数明显减少，感胸闷。延二诊方去全蝎加重楼12g。5剂（免煎颗粒）。

11月8日四诊：汗出乏力。舌淡滞苔薄白，脉弦滑无力。中医辨证：肺脾不足，风邪留滞，肺失宣肃。治以补气益脾，化痰祛风，宣肃肺气。处方：

黄芪30g，白术25g，防风12g，黄芩12g，川芎15g，杏仁12g，厚朴18g，连翘18g，桔梗12g，枳壳12g，密蒙花15g，地龙10g，蝉蜕8g，白芍15g，甘草6g。6剂（免煎颗粒）。

11月18日五诊：汗出减少，胸闷缓解，口干苦好转，纳可，咳嗽仅于晨间，且数声即止，患者喜于形色，诉治疗效果极好，延四诊方去地龙加荆芥12g，当归15g，紫菀15g。4剂。

1月后随访，咳嗽未作。

【按语】本例咳嗽变异性哮喘为外邪引扰，肝郁风痰伏肺化燥生热，肺失宣肃而见久咳不止，症见咽痒剧咳，咳引胸胁痛，咳后短气，胸中似有笛音，伴口干口苦等症。治方中苏条参、麦冬益肺之气阴；麻黄、杏仁、法半夏、厚朴宣肺化痰平喘；柴胡、黄芩、连翘、密蒙花清泻肝肺两经郁热；桔梗、枳壳调气机升降；地龙、蝉蜕、全蝎搜风解痉以利气道通畅；甘草调和诸药。全方共奏益气养阴，清肝肺郁热，祛风化痰，宣肺降气而止顽咳。二诊去全蝎加重楼增强清肝肺热。三诊药已见效，效不更方。四诊患者表现为表气虚弱，风邪未清，肝脾失调，肺失和降，故以玉屏风散合逍遥散加减补气固表，调理肝脾，祛风化痰治本。五诊药后各症见消，咳嗽仅于晨起时，故去地龙加荆芥、当归、紫菀祛寒养血温肺以巩固疗效。不间断服药治疗近2月，变异性哮喘得以临床控制。

（五）慢性阻塞性肺疾病

慢性阻塞性肺疾病是一组以气道阻塞性通气障碍为共同特点的肺部疾病，临床表现为气急、咳嗽、咳痰、哮鸣音等。因咳嗽反复发作，引起肺气肿，以后可发展为慢性肺心病，呼吸衰竭等。本病属中医之肺胀、喘证等范畴，为老年人呼吸系统的常见病。其病因多为脾肺不足，风寒反复外侵，导致肺气先虚，久则肺、脾、肾三脏功能失调或虚损，成为本虚基础上形成的痰饮，痰饮或从热化或成瘀滞，肺络受阻，宣肃失常而见短气、咳、痰、喘迁延难愈之证。治疗一般是根据肺脾肾各脏虚损见症以及痰、热、瘀之轻重，以本虚标实辨证施治。究其痰热瘀之生成，当责之气机升降失常而致，故治疗本病中常须调其气机升降，使脾气得升，肝火得降，痰瘀得化，肺气宣肃自然和顺而喘咳得止。

【案例】丁某，男，67岁，2013年2月17日初诊。

患者从年轻时开始吸烟，反复咳喘已近20年。1月前因受凉感冒后，咳嗽加重，喘促，咯吐白色浓痰。经胸片及心电图检查诊为慢性支气管炎，慢阻肺。用过多种抗生素、解痉平喘、化痰止咳药物治疗，症状仍迁延不愈来诊。刻诊：咳嗽痰多呈泡沫状，时夹小量黄色稠痰。喘促胸闷、动则加重。头昏目眩，乏力心烦，口干苦，饮水稍多则欲呕。唇甲稍青紫，舌质暗红，苔白厚而干，脉细滑。中医诊断：肺胀、喘证。辨证：肺气阴两虚，气机失畅，痰浊中阻，肺失宣肃。治则：补肺之气阴，健脾化痰，宣肺止咳，降气平喘。处方：苏条参30g，麦冬18g，白术20g，茯苓18g，陈皮12g，柴胡12g，黄芩12g，法半夏12g，炙麻黄9g，杏仁12g，厚朴18g，连翘18g，地龙10g，苏子15g，炙冬花15g，甘草6g。3剂。每2日1剂，开水煎服。

2月24日二诊：药后各症稍减，纳少多痰，仍感心烦，大便微溏。舌红稍黯，苔白微腻，脉细滑无力。上方去麻黄、苏子加川芎15g，砂仁10g，车前子15g。5剂。

3月6日三诊：喘促已平，咯痰减少，心烦不作，口干苦好转，饮水已不欲呕，头昏也有好转，唇口指甲青紫稍减。舌红稍滞，苔薄白，脉细滑无力。此肺脾气虚兼有痰瘀之象，处以陈夏六君汤加桃仁10g，川芎12g，连翘15g。3剂善后。

【按语】慢性阻塞性肺疾病，其病本虚标实，本虚责之于肺、脾、肾虚，标实为痰、热、瘀互结。肺虚易遭外邪，脾虚易生痰湿，痰储肺中，或从热化或成瘀滞，肺络受阻，宣降失常，病久及肾，肾虚纳气不力则见喘促。故临床中应标本同治并分主次。本病病程绵长，患者心理负担往往较重，心理的负重致肝郁化火、脾虚生痰，气机升降失常，此为慢阻肺病情加重的又一因素。本例症见肺气阴两虚、气机失畅、痰湿蕴肺、肺失宣肃之喘，故治以苏条参、麦冬、柴胡、黄芩、连翘补益肺之气阴兼疏肝清热，白术、茯苓、陈皮、法半夏、苏子健脾化痰平喘，麻黄宣肺平喘，杏仁、厚朴、款冬花降气平喘，川芎、地龙活血通络平喘。因治疗中始终根据病机变化，注重气机升降，益肺平肝，化痰活血，临床效果堪称满意。

（六）支气管扩张

支气管扩张症是支气管及周围肺组织的慢性炎症损坏管壁以致支气管扩张变形，其多继发于呼吸道感染和支气管阻塞。本病病史较长，临床症状表现为咳嗽、咳吐大量浓痰及反复咯血。CT可以明确诊断。中医按咳嗽、咳血、咯血等辨治，我们认为，本病病位在肺，实与肝脾肾相关。其病机多为风、温、燥邪犯肺，经久未解，致肝火偏亢、木火刑金、痰火扰肺，以致肺气上逆作咳，肺络受损则咯血。反复咳血，肝阴受损，肾阴亦虚，阴虚则火旺，火旺则迫血上溢。临床一般分风温犯肺，燥热灼肺，肝火犯肺，阴虚肺热等型。但以肝火犯肺型最为多见。

【案例】何某，男，42岁，2014年3月2日初诊。

患者幼时患麻疹后咳嗽，治疗不彻底，以后咳嗽反复，且数年前即有小量咳血史。现咯血、咯吐稠痰反复发作近1年，时有短气乏力。西医诊断为支气管扩张症，多次经消炎止血治疗后咳嗽咯血停止。3天前因受不良情绪刺激导致咳嗽加重，咳血又作，经西医消炎止血效果欠佳来看中医。诊见患者消瘦，咳嗽咯稠痰，痰中带血，血量有时稍多且色鲜红，胸胁胀痛，急躁易怒，口舌干燥。舌质红苔薄腻少津，脉弦细稍数。辅助检查：血常规正常，X胸部正位片无异常，右下侧位可见肺纹模糊。中医辨证为肝郁化火，痰火上干于肺，肺络受损，血不归经。先治以平肝清肺化痰，凉血止血。处方：焦栀子12g，白芍18g，黄芩15g，连翘18g，桑白皮15g，牡丹皮15g，生地20g，麦冬15g，百合18g，白芨18g，浙贝15g，瓜蒌壳15g，冬瓜仁30g，仙鹤草25g，三七粉6g（分次兑服）。3剂。冷水先泡半小时后煎15分钟，连煎3次混合后分4次服用，每日3次。嘱忌香辣辛燥，保持心态平和。

3月6日二诊：咳嗽、痰血渐少。舌脉如前，上方去三七粉，加沙参30g，墨旱莲18g。3剂。

3月16日三诊：咯血已止，咳嗽咯稠痰时作，短气乏力。舌红苔薄少津，脉细滑无力。处方：沙参30g，麦冬18g，牡丹皮15g，黄芩15g，密蒙花15g，白芍15g，白芨18g，白术18g，茯苓15g，化红12g，浙贝15g，鱼腥草30g，仙鹤草20g。5剂。嘱注意饮食清淡富有营养，忌烟酒及辛辣香燥食物，保持心情愉快，劳逸适度。

3月后随访，咳嗽咯血未作。

【按语】支气管扩张的特点是咳嗽伴咯血，重者可见咯血盈盆，此时需中西医结合救治。本病病史较长，咯血反复，肝血亏虚，肝郁化火，一则肝火犯肺，灼伤肺络，肺络受损而见血从上溢。又肝郁失疏，脾土受损，运化失司，痰浊内生，痰与热结，上干于肺，肺络受损，以致咯血并有稠痰。肝血亏虚又致肾阴不足，水不滋木，肝火上炎，亦伤肺络。临床治疗以平肝化痰养肺肾之阴，凉血止血为主。方中焦栀子清肝，白芍平肝，桑白皮、黄芩、连翘清热凉血降肝肺郁火，牡丹皮、生地养阴滋水益肝肾。麦冬、百合、白芨润肺止血。仙鹤草、三七粉散瘀止血。根据唐容川"痰不降而牵动血，治肺之痰又是治咯血捷法"之言，故方中用瓜蒌壳、浙贝、冬瓜仁化痰降气以利止血。本方既清肺热亦平肝益肾，既利气化痰止咳又凉血止血化瘀，治则与病机吻合，故收效满意。二诊血已初止，故去三七粉，再加沙参、墨旱莲养肝肺肾之阴以治本。

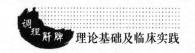

三诊咯血已止，证见气阴两虚、痰湿内蕴、肝热未清之象，故治方以补气养阴益肝肾，清热化痰为主。

需要提及的是，对患者要强调饮食宜忌，以杜绝导致咳嗽咯血的相关因素。总之，预防感冒，避免劳累，戒除辛辣、烟酒，保持精神愉快都是气管扩张咯血预防和治疗中必须重点强调的医嘱。

二、喘 证

【概说】喘证包括了现代医学之支气管哮喘、心源性哮喘等。其多因体质素虚，肺有伏饮，或心病久羁，五脏受损，痰浊内生，复因外感、劳倦等因素触动伏饮而诱发。发作时气郁痰壅，阻塞气道，影响肺气宣降，导致哮喘。如李用粹在《证治汇补》中所言："内有壅塞之气，外有非时之感，膈有胶固之痰，三者相合，闭拒气道，搏击有声，发为哮证"。又人身之气，虽其主在肺，其充在脾，其根在肾，但其调节在肝。若外邪引扰或情志失调，肝气疏泄失职，郁而生风，挟痰循经上扰致肺金清肃失常，痰壅肺络，气道不利，发为哮喘。正如张锡纯谓："其逆气可由肝系直透膈上，亦能迫肺气上逆，此喘之所以来也。"

（一）支气管哮喘

支气管哮喘是临床常见的、反复发作的肺部过敏性疾病。发病时由于细支气管平滑肌痉挛，临床表现为喘促气短、胸闷咳嗽、咳痰及喉中痰鸣等症状。中医认为哮喘多为肺有宿痰，因外感、劳累、情志、饮食等因素致气道受阻而发。其病位在肺，涉及肝脾肾。其病机为本虚标实，标实为痰瘀，本虚为肺脾肾虚。朱丹溪主张哮喘"未发以扶正气为主，既发以攻邪为急"的治疗原则。一般临床治疗分虚实，实者以寒、热伏肺，气道受阻辨治，虚者则以纳气归肾为主。但我们在临床中发现患者哮喘发作因情绪波动而导致肝郁气逆，痰浊不化，升降失常，气道不利致哮喘者极为多见，故调畅肝脾气机升降、化痰平喘亦是支气管哮喘临床治疗常法。

【案例】崔某，女，41岁，2013年7月11日初诊。

患者有过敏性哮喘病史近10年，常因受寒感冒及心情激动反复发作。近来心绪不佳，上床辗转难以入眠，以致受寒感冒。现清涕多，喷嚏阵作，口干苦，头身痛，寒热不适，咽喉干痒，阵咳有痰，喘促胸闷。诊见患者精神一般，咽部微红，饮食二便正常。舌淡尖红，苔薄黄，脉弦滑。中医辨证为肝火偏亢，寒邪伏肺化热，肺失宣肃，气道不利。治以平肝清热，解表宣肺，疏畅气道。处方：柴胡12g，黄芩15g，栀子12g，连翘18g，炙麻黄10g，杏仁12g，荆芥12g，防风12g，法半夏12g，川芎15g，厚朴15g，桔梗12g，枳壳12g，地龙12g，僵蚕12g，甘草6g。3剂。

7月18日二诊：患者清涕、喷嚏已止，喘促稍减，痰少不易咯吐，仍有咽干痒。舌脉同前。上方减荆芥、防风、白芷加炙远志6g，牛蒡子15g，重楼12g。4剂。

7月27日三诊：喘咳基本停止，余症亦减，诉睡眠仍稍差。舌尖红，苔薄白少津，脉细弦无力。患者素有过敏史，哮喘常发，当治未病为先，以益气固表调肝脾为主佐以祛风益肾。处方：黄芪30g，沙参30g，白术25g，防风12g，柴胡12g，黄芩12g，当归20g，川芎12g，连翘18g，石苇15g，蝉蜕9g，大枣15g，淫羊藿30g，炙远志6g，合欢皮18g，甘草6g。5剂。并嘱患者避风寒、调情志，适当进行体育锻练以增强体质。

【按语】程国彭在《医学心悟》中说："肺体属金，譬若钟然，钟非叩不鸣，风寒暑湿燥火六淫之邪，自外叩击则鸣，……"。该患者哮喘呈阵发性发作且有过敏史，可知宿痰久伏于内从热而化，致肝阴不足，血燥生风，风痰上扰，摇钟致鸣。本次又因情绪不佳及感冒诱发，肺受外邪，非但金不能平木，反由外风引动，肝郁化火，肺失宣肃，痰热胶滞，壅于气道，气道受阻，哮喘发作。治方以柴胡、黄芩、栀子、连翘清肝降火宁肺为君，炙麻黄、荆芥、防风解表宣肺治喘为臣，桔梗、枳壳、厚朴、杏仁、法半夏化痰调气机升降利肺为佐，地龙、僵蚕祛风解痉化痰，川芎通络，甘草调和诸药共为使药。全方共奏平肝清肺，化痰通络，祛风解痉而达止哮平喘之用。哮喘平后，善后又是重点，我们认为：以补脾肾、调肝脾为主并佐以祛风益肾抗敏，是支气管哮喘治未病的主要治则。本案三诊处方，即是以此思路而拟。

（二）心功能不全

慢性心功能不全又称为慢性心力衰竭，是多种心血管疾病发展到一定阶段出现不同程度的呼吸困难，早期表现为劳则短气喘促，休息后喘停。以后症状逐渐加重，以至不能平卧，有时夜间因憋气惊醒，并有咳嗽咯痰并见乏力心悸头昏下肢水肿等，胸片检查可见心影扩大。中医归于喘证、心悸、胸痹、水肿

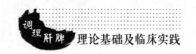
等。本病病位在心，"损其心者，调其营卫"，营卫者，气血也，故该证当属气血失和，气虚血瘀，治当补气为主，并佐活血，此调肝理脾已蕴其中。

【案例】许某，女，76岁，2015年12月23日初诊。

患者有高血压、高脂血症、冠心病史3年余，时有胸闷短气，一般以快走及生气时为重。平素一直服用欣络平、丹参滴丸、间断也服用辛伐他汀等。近一月胸闷气短加重，走路稍快则心前区辣闷、喘促不适，心情稍有波动，即感喘促加重。家住5楼，从一楼到家需停歇9次。患者家属带至看中医。检查结果见心脏向左下扩大，心电图提示I、II、aVF导联T波倒置，血压146/80mmHg，双下肢踝关节处浮肿、按之凹陷。诊断慢性心功能不全。舌紫滞，苔黄垢腻，脉重按见小滑。患者诉除上述症状外还感口苦、胸闷心悸、有痰稍黄稠，进食稍多则感胸闷短气。大便偏干，小便稍黄。

诊断：喘证、胸痹。辨证心气不足，肝疏脾运失常，痰火扰心。先以补气活血、疏肝健脾、清热化痰为治。处方：黄芪30g，太子参30g，白术25g，当归20g，川芎12g，郁金18g，香附18g，桂枝15g，茯苓18g，薤白15g，瓜蒌壳15g，法夏12g，黄芩12g，连翘18g，甘草6g。6剂。每2日1剂。

2016年1月14日二诊：药后自觉口苦好转，痰已不稠，查见舌色同前，苔黄腻，脉细滑无力。余同前。延一诊方去黄芩加陈皮12g。10剂，免煎颗粒（每剂配6袋，每日3次）。

1月28日三诊：患者感冒近一周，头身痛，咽痛，咳，自行停所服中药，服用感冒苏风丸，又行肌注3次，症状不减又来门诊。给柴荆止咳汤加苏条参、白芷、厚朴2剂。嘱感冒愈后续服原药。

2月22日四诊：患者觉短气有好转，痰色白但觉饭后腹满不适，余症同前，脉沉小滑，舌紫黯苔白腻少津。治则同前，处方调整如下：黄芪30g，苏条参30g，麦冬18g，白术20g，桂枝15g，茯苓18g，丹参18g，郁金18g，枳壳12g，厚朴18g，法夏12g，薤白15g，益母草25g，甘草6g。10剂（免煎颗粒）。

3月15日五诊：患者气色有改观，舌紫黯减轻，下肢浮肿消退，余同前。原四诊方10剂。

4月3日六诊：患者脉细滑，舌黯红，下肢浮肿不作，上楼需停时间稍减短，走路稍快仍喘，治则同前，处方如下：黄芪30g，太子参30g，白术25g，茯苓18g，郁金18g，桂枝15g，瓜蒌壳15g，当归20g，川芎12g，益母草25g，薤白15g，甘草6g。

以后患者持方自行服用。今年一月患者因头昏目眩住院，经检查，心脏仍扩大，但心功能尚可。

【按语】本例患者诊断慢性心功能不全，因其惧怕住院，一直坚持门诊中药治疗。患者喘促加重的因素为劳累及心绪不佳，并有进食稍多则胸闷，此提示脾不运肝失疏、土衰木郁。尊"损其心者，调其营卫"之旨，组方以补气为主以健脾，养血活血理气以疏肝治本。因脾虚生痰，痰湿不运成瘀，肝郁血虚生瘀，血不利则病水，痰瘀可互化。痰瘀阻遏心阳，是冠心病喘促胸闷的主要原因，病痰饮者，当以温药和之，故除加理气化痰活血养血之当归、川芎、郁金、瓜蒌壳、薤白、法夏等外。又加桂枝以温通心阳。历经数月的治疗，患者一般情况好转，心功能改善。

三、胸　痛

【概说】有胸部疼痛症状的疾病皆可归于胸痛。胸为心肺之府，气道食道亦居胸中。临床中心肺病变可引起胸痛，如冠心病、肺栓塞等，亦可因胃食管反流病等引起。心病、肺病、胃病之疼痛引起的原因及临床表现各不相同，或为痰瘀痹阻心阳，或为肺络瘀阻，或是肝胆湿热蕴中。痛者，气血痹阻不通也。故气机失畅是胸痛最根本的原因。通则不痛，故治疗总宜在疏调气机的基础上，或化痰温阳，或活血通络，或清利肝胆湿热。气机和畅，湿热得清，痰化瘀散，脉络通利则胸痛不作。

（一）胃食管反流性疾病

胃食管反流病病因为食管下端括约肌功能失调，胃或肠内容物反流入食管，引起食管下端黏膜炎症致剑突下及胸部正中烧灼感或疼痛不适的疾病。患者主诉一般以胸骨后及剑突下灼热疼痛为主，或伴有反胃或咽下困难，一般症状发生多在进食一小时左右，体位改变如半卧位、弯腰或跑跳等诱发。严重者可有黑便及贫血。胃镜可以确诊。中医将本病归于胸痛、反胃等。其病机为肝胆郁热积滞中焦，气机不利，胃失和降。治宜疏利肝胆郁热，降逆和胃止痛。

【案例】宋某，男，42岁，2014年7月9日初诊。

患者有慢性胃炎史2年余，时有反酸、嗳气、口苦。近半月常于吃饭后嗳气频作，时有酸水及少量食物随之而出，感胸部热辣疼痛，服胃舒平可暂缓疼痛。经胃镜确诊为反流性食管炎。用过兰索拉唑等药，现因疼痛反复就诊中医。诊时见患者神情焦虑。舌红苔白，脉弦细有力。中医诊断：反胃，胸痛。

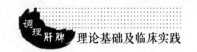

辨证：肝火犯胃，胃失和降。治则：清肝泄火，降气和胃。处方：柴胡12g，黄芩12g，栀子12g，连翘18g，茵陈18g，白芍18g，郁金18g，旋复花（包煎）15g，法半夏12g，枳壳12g，甘草6g。3剂。开水煎，每剂三煎，药汤混合后分6次服用，每日3次。

7月16日二诊：药后口苦、泛酸嗳气等症稍减但胸骨后仍感疼痛并兼烧灼感，舌脉同前。延一诊方加延胡索15g，蒲公英30g。4剂。煎服法同前。忌辛辣、酸冷、硬腻之物。

7月25日三诊：患者表情明显轻松，诉近两天症状好转很多，已无食后呕吐反胃，胸骨后烧灼痛仍阵作但程度已明显减轻。舌淡红苔薄，脉细弦。延二诊方加川芎12g。5剂。

【按语】胃食管反流病近年来临床较多见，中医究其病机当为肝胆郁火炎上致胃失和降。治疗以清利肝胆和胃降逆为主。本例患者临床症状较为典型，一诊以证辨治拟方，用柴胡、黄芩、栀子、茵陈、连翘清利肝胆为君，用白芍、郁金柔肝疏肝为臣，用法半夏、枳壳、旋复花降气和胃为佐，甘草调和诸药为使。药后初见疗效。二诊因胸骨后烧灼疼痛为主，故加蒲公英以清热，加延胡索以止痛。三诊时病情进一步好转，加川芎活血通络以止痛。本病所得非一朝一夕，对症用药，效不更方，坚持用药，方可取得疗效。此外需要强调的是饮食宜忌及保持情绪稳定，因二者也是疾病向愈的重要因素。

（二）肺栓塞

肺栓塞是由于静脉血栓脱落、血栓在肺动脉内造成阻塞的疾病。本病多见于老年人、长期卧床的慢性病患者。临床表现为胸痛、咯血、烦躁、汗出、肢冷。重者可发生突然呼吸、心跳停止。西医给氧、溶栓、抗凝治疗后，临床可见一部分病人神情紧张、烦躁、大汗出、咯吐浓痰、胸胁不适等症，此为痰瘀阻塞肺系窍道，气机不利，痰火扰心，心气外泄，此时中医辅以化痰清火，疏调气机，活血化痰宁心等治疗更利于患者的康复。

【案例】周某，女，69岁，2010年5月6日初诊。

患者因肺心、冠心病住院治疗中突发剧烈胸痛，CT提示肺梗塞，经抢救治疗后，症见短气烦躁，大汗出致衣被皆湿，咳引胸痛，痰量多浓稠黄且偶带血丝，纳少便难，心情极度紧张。脉弦滑无力，舌黯红苔黄厚腻而干。中医辨证：痰瘀阻肺，痰火扰心、心气外泄，气机不利。治则止汗敛心气，化痰清火，活血化浊，调畅气机。处方：黄芪30g，玉竹30g，麦冬18g，桃仁10g，苡仁30g，冬瓜仁30g，黄芩12g，柴胡9g，赤芍18g，连翘18g，浙贝15g，瓜蒌壳

15g，鱼腥草30g，槟榔18g，芦根30g，仙鹤草20g，炒麦芽30g。6剂（免煎颗粒，每剂配6袋，每日3次，每次1袋）。嘱务必消除紧张情绪，按时服药。

5月14日二诊：患者治病心切，上方自行加量服用，药已服完，汗出咳痰稍减，痰仍浓稠但从两天前已不带血丝，大便已不干，心情平静很多，纳少乏力眠差，舌黯红苔白厚腻。效不更方，续服一诊方加炙远志6g，莪术10g。6剂（免煎颗粒，每剂配5袋，服法同上）。

5月21日三诊：患者已出院回家休息。观其面色好转，诉药后汗出正常，咳痰减少，痰白稠略吐容易。胸闷仅偶作，二便正常，感口淡无味。舌淡红稍滞，苔白微腻少津。处六君子汤加减健脾化痰，补肺之气阴并平肝活血，化痰通络善后。处方：太子参30g，沙参30g，白术25g，法半夏12g，茯苓18g，枳壳12g，黄芩12g，桔梗12g，僵蚕12g，连翘18g，当归15g，川芎12g，苡仁30g，桃仁10g，鱼腥草30g，炒麦芽30g，甘草6g。6剂。开水煎服，每2日1剂。忌酸冷香燥，作前后甩手运动，每日2次，每次10分钟。

【按语】肺梗塞急性期过后，如例中患者，痰瘀阻滞致胸中大气失畅，复加焦虑紧张，气结胸中，心气外泄，大汗淋漓，汗出阴伤，肺气阴两伤，宣发不能，咳引胸痛。痰火相搏，结于肺中，肃降不能，子病累母，脾气受损。故患者临床表现症状仍重。单用西药难以奏效。此时中西医结合治疗更为合适。处方以补气阴、清化热痰、调畅气机，活血通络为主。此一为针对肺梗塞为痰瘀阻络病机，故治以活血化痰通络。二是气机失畅为痰火形成之主因，故调畅气机最为关键，气畅才能血活，气畅痰浊才无从而起，肺络无痰瘀阻滞，肺梗才得以疏通。肺为娇脏，痰火瘀浊易伤肺之气阴，故补气养阴又为治肺之重中之重。一、二诊均以补气养阴清火敛心气、畅气机祛瘀化痰为主，药证相附，效果良好。三诊以健脾化痰为主，兼补气养阴、调肝活血、散结通络同进，以利肺之梗塞消退。此外，手之三阴经从胸走手，故甩手运动也利于肺部气畅血活。

（三）肋间神经痛

肋间神经痛是以肋间神经分布区的发作性疼痛为主症的一种疾病，属中医胁痛范围。中医认为本病病因多为情志所伤，或为跌仆挫伤导致。《景岳全书·胁痛》云："胁痛之病，本属肝胆二经，二经之脉，皆循胁肋故也"。排除跌仆挫伤之外因所致外，胁痛病机一是肝胆气机郁结，气滞血瘀，经脉受阻，不通则痛。二是肝血不足，以致血虚无以载气，血虚无以濡经脉，致肝脉失养，经脉挛急而致疼痛。故临床治疗以疏利肝胆气机为主，或兼养血活血通

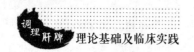

络，或兼消瘀柔肝通络，均可取得较好疗效。

【案例】尹某，男，60岁，2012年8月12日初诊。

左侧胸胁背部疼痛反复发作近半年，经心电图、彩色B超、X摄片等检查均未发现异常，诊断肋间神经痛，神经官能症等。因中西药物治疗无果，疼痛反复，心情极度不佳。刻诊：患者诉左侧胸胁疼痛，有时牵扯背部，部位不定，但以心前区及相对背部疼痛为主，疼痛呈阵发性，或跳痛或胀痛或痛如针刺，痛时心烦意乱。平素胃脘时有胀满，近来嗳气频作，饮食睡眠一般，二便正常。舌淡红，苔薄白，脉弦细。中医辨证为肝气不舒，脉络瘀滞，胃失和降。治以疏肝理气、化瘀通络、和胃止痛。处方：白芍25g，柴胡15g，香附18g，郁金18g，延胡索15g，合欢皮18g，川芎15g，当归20g，白芷15g，没药10g，丝瓜络10g，枳壳15g，四块瓦15g，甘草9g。5剂。嘱忌豆类、薯类、酸冷。

8月18日二诊：疼痛明显减轻，胃脘胀满亦有好转，嗳气仍作，延一诊方加法半夏12g，赭石20g。3剂。

【按语】本例胁痛伴脘胀嗳气，肝胃不和可知，肝之经脉过两胁，经气不利，气滞日久，瘀滞必生，经络阻滞，不通则痛，且痛如针刺。故治以疏肝理气、化瘀通络为主，佐以和胃止痛。方中重用白芍合甘草以缓急止痛，以柴胡、香附、郁金、延胡索、合欢皮疏肝理气止痛，用当归、川芎养血柔肝止痛，用白芷、没药、丝瓜络活血通络止痛，枳壳降气和胃。四块瓦是云南民间常用草药，先祖多用于风湿痹症，我们用之治疗肌肉神经痛，效果良好。

四、心 悸

【概说】心悸也称惊悸，为患者自觉心慌心跳，心神不宁的一种证候。见于西医之心脏神经症、心肌炎、心律失常等疾病中。其病因多为身体素虚，外邪引扰，或脏腑功能失调，饮食劳倦、情志内伤等。其病位在心。由于心主血，肝藏血，脾统血，而气为血帅，脏腑气血亏虚，肝脾失调，必然导致心之气阴不足、心神失养，心悸乃作。肝脾失调又致生痰生瘀，痰瘀滞涩，心脉不利亦导致心神不安而心悸。本证临床常表现为虚实互见，虚、痰、瘀共存。虚、痰、瘀皆与心肝脾相关，故心悸的治疗当重心与肝脾。

（一）心脏神经症

心脏神经症又称心脏神经官能症。临床症状为患者自觉心中慌乱悸动、甚则不能自主，或伴烦躁等。属中医"心悸""怔忡"范围。其发病与肝心脾功能失调相关。心乃君主之官，心动则五脏六腑皆摇。临床一般辨为心虚胆怯，心脾两虚，肝火扰心，心肾不交等。根据临床观察，各型病理皆与肝脾失调相关，故调理肝脾治其根本尤为重要。

【案例1】孙某，女，42岁，2012年6月8日初诊。

患者心悸阵作伴乏力胸闷不适一月余，心情不佳时症状尤重，因工作繁忙一直未诊。新近又加头晕，多梦易醒，汗出纳差等症才就诊我院。心电图检查未见异常，西医诊断心脏神经官能症，给对症治疗。现患者因治病心切又来看中医。诊得舌淡尖红、苔白微腻，脉细数无力。中医诊断为心悸。辨证为肝郁脾虚，血不养心。治以疏肝健脾利湿，清心养血安神。处方：太子参30g，麦冬18g，柴胡12g，枣仁25g，茯神20g，龙骨30g，白芍18g，当归20g，白术20g，郁金18g，泽泻15g，竹叶12g，荷顶15g。5剂。水煎服，每2天1剂。

6月19日二诊：心悸次数减少、程度减轻，头晕、胸闷亦稍有缓解，眠差多汗，食欲不好，大便稍干。舌脉如前。延一诊方去泽泻加煅牡蛎30g，合欢皮18g，炒麦芽30g。6剂（免煎颗粒）。每剂配5袋，每日3次，每次1袋。

7月2日三诊：精神食欲好转，诸症消失，大便仍偏干，延二诊方去龙骨、牡蛎、荷顶加柏子仁18g。5剂（免煎颗粒）。经随访，心悸未作。

【案例2】叶某，女，36岁，2014年1月5日初诊。

患者平素体弱，性格内向。三月前劳累过度后感心慌心跳、遇事紧张，继之又有神倦乏力，眠差多恶梦，食欲不佳等症，未认真治疗。近来症状加重。现因心烦、心悸不能自主就诊。心电图示：偶发室性早搏。舌淡红苔薄白少津，脉细偶见结代。中医诊断：心悸。辨证：脾虚肝郁，气血不畅，心神失养。治宜健脾调肝，补气益血，养心安神。处方：太子参30g，白术25g，茯苓18g，陈皮12g，柴胡12g，当归20g，白芍18g，麦冬18g，酸枣仁25g，丹参15g，桑寄生30g，夜交藤20g，磁石30g，远志6g，炙甘草10g。3剂。每2日1剂，水煎3次，混合后分6次服用。

1月12日二诊：药后患者觉心慌明显好转，纳食有增，睡眠稍好。但仍感乏力，心烦，时有心悸动不适，紧张感亦未完全消除。舌脉同前。延一诊方加甘松12g，苦参12g，合欢皮18g。5剂。煎服法同前。

1月25日三诊：患者诉精神好转，心烦减轻，饮食睡眠亦可，偶有紧张

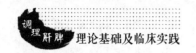理论基础及临床实践

感及心悸。舌淡红苔薄白，脉细弦无力。延二诊方加琥珀6g（药汤兑服）。5剂。煎服法同前。

【按语】肝藏血，主疏泄。例1肝血不足，疏泄失常，脾运不足，湿气夹肝火上扰于心以致心血不足，故见心悸伴汗出、多梦易醒、眩晕等。脾胃虚弱，气血化生乏源，心失所养又可见心悸伴纳差。以调肝健脾利湿、养心安神稍兼清热治疗，收效满意。例2患者身体素弱加劳累过度，脾胃先虚，生化乏源，心脉失养，心血不足则心慌心跳，神疲乏力。情志失畅，肝胆气机不利，疏泄失常，胆气怯弱则紧张、心烦、心悸不能自主，眠差多梦。舌淡红苔薄白少津，脉细偶见结代，亦为脾虚肝郁、气血不畅、心失所养之象。方中用太子参、茯苓、白术、炙甘草健脾益气，陈皮运中，柴胡、当归、白芍舒肝养血，麦冬、酸枣仁滋阴养血安神，丹参、夜交藤、桑寄生活血通络以增血运。磁石、远志镇心化痰宁神。全方共达健脾调肝，养心安神之功。二诊虽患者各症见减，但其脉仍偶见结代，心悸紧张仍作，故于原方中加甘松、苦参以调心律，此因据现代研究此二药有抗早搏的作用而选加之。后用琥珀者，因其仍有紧张及心悸，用之镇心而安魄也。

（二）病毒性心肌炎

病毒性心肌炎为病毒侵犯心脏后，引起心肌局限性或弥漫性的急性、亚急性或慢性炎症的一种疾病。其病变与病毒直接损伤心肌及病毒感染引起的免疫功能紊乱有关。临床早期常见发热，全身酸痛咽痛等感冒症状，并有胸闷、心前区疼痛、并伴心悸、头昏晕、短气乏力、脉见数急、舌紫黯等。体检可见血清心肌酶增高、心电图T波低平或倒置等。本病属中医心悸、怔忡、虚劳、温病等范畴，常因劳倦、情志刺激等诱发。其病因病机一般为正气虚损、心肺气阴不足，外感温热毒邪或从口鼻或经肌表侵入，外邪犯肺，逆传心包则心悸、胸闷痛。随着病程进展，心之气阴两虚加重，除心悸、胸闷痛外，又见头昏神倦，乏力气短。还可见脉数急、舌黯苔腻等瘀血痰热症状。故心之气阴两虚，心血不足，外邪侵袭，痰瘀阻遏心脉，心神被扰应是心肌炎的主要病机。因血属阴，又心主血，脾统血，肝藏血，故治疗中清除外邪与益气养阴顾心之体、调肝健脾助心之用皆同等重要。

【案例】王某，男，21岁，2010年12月6日初诊。

患者感冒咽痛伴发热5天，经输液治疗后热退，咽痛减轻，但感头昏、乏力、胸闷，经检查发现血清肌酸激酶同功酶增高、心电图示心动过速，ST段呈水平型下移0.01mV，诊断病毒性心肌炎，经治10余天后心电图改善，仍感乏

力、胸闷、纳少、寒热不适来看中医。诊得患者面白神疲。舌淡滞尖红、苔薄白少津，脉细数。中医诊断：心悸。辨证：心气阴两虚、邪伏少阳、肝脾失调。治则：补气养阴，和解少阳、调肝脾、解毒宁神。处方：太子参30g，玉竹30g，丹参18g，麦冬18g，连翘18g，赤芍18g，柴胡12g，黄芩12g，板蓝根20g，赭石20g，淮药30g，炒麦芽30g，栀子12g，淡竹叶12g，炙甘草10g。3剂。

12月13日二诊：药后阵发性寒热减轻，纳食稍增，余同前。延一诊方去柴胡、黄芩加桔梗、枳壳通调上焦气机。3剂。

12月20日三诊：胸闷气短减轻，纳食稍增，汗出、大便微溏，延二诊方去栀子、淡竹叶加五味子10g，茯苓18g。3剂。

12月26日四诊：各症见好，面色精神均有好转，睡眠稍差。脉细弦，舌淡滞苔薄白。调整处方如下：太子参30g，麦冬18g，五味子10g，白术20g，茯苓18g，柴胡10g，丹参18g，当归15g，白芍18g，连翘18g，郁金18g，炙远志6g，合欢皮15g，夜交藤25g，炒麦芽30g，炙甘草10g。5剂。

【按语】病毒性心肌炎本为正虚，心之气阴两虚，肺气不足，外邪犯肺，逆传心包是导致发病的主要原因。心肺之气阴受损，心血瘀滞，脉络失畅，故见胸闷心悸短气、面色淡白。本例患者又见寒热不适，纳少心烦，此邪已传少阳，肝脾受损，故以补气阴、和解少阳、调肝脾、解毒宁神为治。方中太子参、玉竹、麦冬补心气养心阴，柴胡、黄芩和解少阳，栀子、淮药、炒麦芽、淡竹叶调肝运脾清心，丹参、赤芍活血养血，连翘、板蓝根、赭石解毒宁神，炙甘草养心并调药性，历经四诊，随病情变化加减用药，但主要治则不变。因心主血，血属阴，血与肝脾相关，故我们认为：以补益心之气阴、调肝运脾清心为主，再以养血活血为要，复以解毒宁神为重，三管齐下，应是治疗本病的中医临床思维。

五、胸 痹

【概说】胸痹之病名，首见于黄帝内经。中医内科学将冠心病归于胸痹，其主要由于心气不足，复加情志不畅、饮食不节、寒温失调等导致气滞寒凝、痰浊瘀血痹阻心脉。其病位在心，但与肝脾肾功能失调相关。其病性为本虚标实，虚实夹杂，心脉痹阻，不通则痛。治疗则以调理心肝脾肾、活血化痰，温

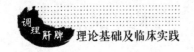

阳通脉为常法。

我们依据《灵枢·本脏篇》"肺大则多饮，善病胸痹"及张仲景谓"胸痹之病，喘息咳唾，胸背痛，短气"等论述。把肺源性心脏病亦归于胸痹条下讨论。

（一）冠心病心绞痛

冠心病心绞痛是由于冠状动脉供血不足，心肌缺血缺氧而产生的胸痛，疼痛常向左肩部放射。本病属中医学之胸痹、心痛、真心痛等，其病机为心脉痹阻，不通则痛。临床多见气滞、血瘀、痰浊、寒凝为标实，脏腑亏损为本虚的复杂证候。当今人们饮食结构改变，生活节奏加快，工作压力大，运动不足等，都是导致气滞血瘀痰阻寒凝心痛证之外在原因。而气滞、血瘀、痰浊、寒凝的形成又与脏腑气血阴阳失调相关，其病机首当责之于肝脾。故临床治疗中常以调理肝脾、温通心阳、活血化痰、通络止痛等扶正祛邪、标本同治，此为冠心病心绞痛的主要治疗原则，其对预防冠心病的发生发展以及预防冠状动脉介入治疗后再狭窄亦具有重要意义。

【案例】詹某，女，62岁，2014年6月18日初诊。

患者1年前劳累受寒后感胸闷胸痛，自服感冒药症状不减。就诊我院心内科，经检查诊断为冠心病、心绞痛。用过血塞通、丹参滴丸、硝酸甘油等。近来症状发作较频，胸闷时作，且每因心情不好及劳累加重，每次持续2、3分钟左右，发作时常用速效救心丸。平素时有心悸，短气，倦怠乏力，失眠多梦，脘腹胀满，纳少，大便稀溏等症。观之体态丰盈，面色灰黯。心电图检测提示心肌供血不足，心律不齐。中医察见舌紫黯，苔厚腻，脉弦滑无力偶见结代。诊断：胸痹。辨证：肝脾失调，胸阳不振，心脉痹阻。治以疏肝健脾，祛瘀化痰，温阳除痹，通络止痛。方用柴胡疏肝散、苓桂术甘汤、香砂六君汤加减化裁。处方：太子参30g，柴胡12g，枳壳12g，郁金18g，香附18g，桂枝15g，茯苓20g，白术20g，法半夏12g，陈皮15g，木香10g，砂仁10g，川芎12g，延胡索15g，炙甘草9g。3剂。

6月23日二诊：患者气短稍改善，脘腹胀满好转，饮食二便可，但仍感胸闷痛心悸时作、睡眠不实。舌淡滞苔白，脉细滑。调整处方如下：柴胡12g，香附15g，郁金18g，瓜蒌壳15g，薤白12g，法半夏12g，延胡索15g，白术20g，丹参15g，川芎12g，桂枝15g，茯苓20g，石菖蒲9g，炙远志6g，炙甘草6g。5剂。开水煎服，每2日1剂。

7月2日三诊：患者药后胸闷痛明显减轻，睡眠改善，心悸也有好转。舌淡滞苔薄白，脉细滑无力。延二诊方去柴胡、炙远志加黄芪30g，太子参30g。连服15剂后症状消失，心电图改善。

【按语】胸痹因七情过激或劳累过度、过食肥甘导致气机不畅，瘀血痰浊痹阻胸阳，血行涩滞而为病。气机不畅、痰瘀痹阻胸阳之因为肝失疏脾失运所导致，是故调肝理脾、活血化痰、温阳通痹是其主要治则。本例即以此为治。肝疏脾运，心阳得扶则气畅血和，湿浊可化，痰瘀可消，血脉得通，胸痹得解。一诊以健脾化痰，疏肝解郁，温阳活血为治。药用香砂六君汤加神曲健脾化痰运中，用柴胡、香附、郁金、延胡索疏肝理气，加桂枝温心阳，加川芎以活血，药后脾运得复，气短、腹胀、纳差均有好转，二诊又以疏肝理气，活血化痰，通阳除痹为主，方中柴胡、香附、延胡索疏肝理气，丹参、川芎、郁金活血消瘀，白术、茯苓健脾除湿，瓜蒌壳、法半夏、远志、石菖蒲化痰散结，桂枝、薤白、甘草通阳除痹。药后胸闷痛减轻，心悸好转，睡眠改善。《明医杂著》中言："肝气通则心气和，肝气滞则心气乏"。提示了心与肝脾在生理病理及治疗上都直接相关，因此调理肝脾在冠心病的治疗中具有举足轻重的作用。

（二）冠心病支架植入术后

冠心病患者，素有气滞血瘀痰阻、肝脾失调的病理基础，部份患者平素就较重视自己的身体，对疼痛等身体反应较为敏感。冠心病支架植入术后，患者服药多种，禁忌较多，往往导致其心情紧张，临床常见烦燥，饮食睡眠均欠佳，有的患者还有近似术前的胸闷胸痛感。其病机可归于肝脾失调，气虚血弱，心神不宁。治当调理肝脾，补气养血，宁心安神。

【案例】范某，男，58岁，2015年3月15日初诊。

患者有冠心病史3年余，一直服药治疗，因有职在身，忙于事务，服药常不规则。4月前突发心绞痛住院，经检查适合支架植入治疗，现已术后1月余，一直在家休息。但无故感心烦意乱，且近几天又加胸闷，虽经检查未发现异常，但患者心情仍感紧张，自觉有诸多不适来看中医。诊时患者诉睡眠不好，食后脘腹胀满，时有心慌心烦胸闷，头昏乏力，口干不思饮等。舌淡滞尖红、苔薄白微腻，脉细弦无力。中医辨证：肝脾失调，气虚血弱，血不养心，心神不宁。治则：调理肝脾，补气益血，宁心安神。处方：太子参30g，白术25g，法半夏12g，茯苓18g，柴胡12g，香附18g，郁金18g，延胡索15g，当归18g，川芎12g，枳壳12g，厚朴18g，焦神曲20g，枣仁25g，合欢皮18g，赭石20g，竹叶12g，甘草6g。4剂（免煎颗粒，每剂配5袋，每日3次）。嘱心情放松，每天步

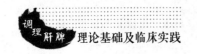

行20分种。忌食薯类、豆类等产气食物。

3月22日二诊：患者药后觉心情轻松很多，入睡仍较困难，心慌胸闷时作。舌脉同前。延一诊方加夏枯草15g，夜交藤25g。5剂（免煎颗粒）。

3月29日三诊：患者诉服药有效，睡眠饮食好转，现每日坚持快走30分钟也无明显的心慌胸闷。要求再开22日方5剂。

【按语】冠心病患者，究其病史，一般总有气机不畅导致痰瘀交阻之病机，支架植入术后，所用药物及注意事项增多，药物的刺激及患者本身之心理作用，常使一部分患者出现心情紧张导致的一系列的植物神经功能紊乱的临床表现。本例患者即是如此。以脉舌症辨，当辨肝脾失调，气虚血弱，血不养心，心神不宁。治以调理肝脾、补气益血，宁心安神。方中以太子参、白术、茯苓、甘草补脾益气，以柴胡、香附、延胡索、郁金、当归、川芎疏肝养血活血，加合欢皮、枣仁、赭石解郁宁心安神，再加枳壳、厚朴、法半夏、焦神曲理气化痰畅中，竹叶清心除烦。使肝脾同调，气畅血活，心血得养，从而缓解患者一系列临床症状，以利患者顺利地接受支架植入术后一年以上的西药规范治疗。此外，在此治则上加重活血化瘀，也适用于支架植入后再狭窄出现的胸闷心悸、眠差等症。值得一提的是，嘱患者心情放松，作有规律的、适度的体育活动也必不可少。

（三）肺心病

肺心病即肺原性心脏病，是由肺的结构或功能受损害而导致肺动脉高压和右心室肥大，最后发生右心衰竭的心脏病。其多由慢性气管炎、肺气肿发展而来。临床表现为咳嗽，喘促气短、动则尤甚，心悸，紫绀，合并心功能不全者可见下肢浮肿等，属中医喘咳，痰饮，肺胀、心悸等范畴。《诸病源候论·咳逆短气候》谓："肺虚为寒所伤则咳嗽，咳则气还于肺间则肺胀，肺胀则气逆，而肺本虚，气为不足，复为邪所乘，壅不能宣畅，故咳逆短气也。"此即为肺心病发生发展之病机。反复发作之咳喘，致肺虚累及脾肝肾，脾不健运聚湿生痰，肝疏失常则气滞血瘀，肾不纳气致短气喘促。本病病机虽复杂，但总不离痰、瘀、虚，临床常表现为虚实夹杂，痰瘀互见。因此在辨治肺心病的过程中，痰瘀为要，因其为有形之邪，既可阻无形之气，又碍有形之血。五脏之中，肝既可疏其气又调其血；脾可运化水湿则助痰消。肝疏脾运，痰消血活，肺司出气、肾主纳气之功能才得正常，喘咳才可暂止，故调理肝脾是治疗肺心病中的重要法则。

【案例】张某，男，70岁，2001年9月18日初诊并收入住院。患者有吸烟史40余年，慢性咳嗽史10多年。体温38℃，脉搏86次/分，喘息性呼吸，颜面口唇紫绀，颈V脉怒张，桶状胸，双肺可闻及干湿性啰音，三尖瓣听诊区可闻及Ⅲ级收缩期杂音，肝右肋下2cm，肝颈回流征阳性。心电图示电轴右偏，肺型P波。胸片示双肺纹理增粗。患者咳喘，动则加剧，吐痰黄稠，神倦乏力，纳少心烦，双下肢水肿。舌质紫黯尖红，苔白腻少津，脉弦滑。诊断为肺心病并右心功能不全，经静滴头胞塞肟钠，口服氨茶碱，氢氯噻嗪等治疗一周后，体温正常，下肢浮肿消退但仍咳喘气短，痰多且黏滞难咯，纳少心烦。舌黯苔厚而干，脉弦滑无力。中医辨证为肺肾气阴不足，肝脾失调，痰瘀交阻。治以益气养阴，调理肝脾，活血化痰、纳气平喘。处方：太子参30g，麦冬20g，白术20g，法半夏12g，茯苓20g，柴胡12g，佛手15g，厚朴15g，杏仁12g，桃仁12g，川芎12g，远志6g，连翘15g，鱼腥草30g，浙贝母12g，砂仁6g，甘草6g。上方服5剂后，咳喘稍平，口痰仍稠但咯吐稍顺畅，心烦亦减，觉口干苦，大便难。舌脉同前。延上方去远志加槟榔15g，黄芩12g。又服5剂后，喘咳明显好转，紫绀减轻，纳可，二便正常。舌暗红，苔白，脉细滑。患者要求带药5剂回家服用。出院。嘱避风寒、限烟。经随访，咳嗽时作，有痰色白，劳力适当则一般不会感喘促气短。

【按语】朱丹溪在《丹溪心法·咳嗽》中云："肺胀而咳……血碍气而病"。唐容川在《血证论·咳嗽》中也说："须知痰水之壅，由瘀血使然，但去瘀血，则痰水自消。"肺心病虽然在缓解期或急性发作期临床表现轻重不同，但因其病程长，病情反复并逐渐加重，患者多兼有情志不畅，故其临床病理表现又多见肺肾气阴不足及肝脾失调。肺气阴两虚，痰浊一易从热化，二易阻络成瘀，痰瘀交结，气机受阻而见咳喘气短，颜面唇口紫绀等，痰瘀的形成又因肝脾失调而起。故痰瘀交结、肝郁脾虚、肺肾气阴不足，虚实夹杂，互为因果，是肺心病迁延不愈的主要原因。方中以太子参、麦冬补益肺之气阴，以柴胡、佛手、茯苓、白术调肝健脾，厚朴、杏仁、法半夏、远志、甘草顺气化痰平喘，桃仁、川芎活血行瘀，连翘、鱼腥草、浙贝清热化痰，砂仁纳气归肾以助平喘。我们从临床体会中认为：本方加减可用于肺心病各期的中医治疗。

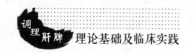

六、失 眠

【概说】失眠，中医称之为不寐。是脏腑功能失调导致心神不安而难于入眠的病证。不寐本身是一种疾病，又作为常见症状出现在一部分疾病中。其中最多见的是一些身心疾病如焦虑症，忧郁症等。张景岳说："盖寐本乎阴，神其主也，神安则寐，神不安则不寐。"本病为劳心过度，情志失调、饮食不当等诸多原因，致使脏腑功能失调、精血耗损，阴阳失和，神机逆乱而致。心主血而藏神，肝藏血而舍魂，脾生血统血，藏意而主思。故心情激动神魄难安致失眠；郁怒伤肝，肝不藏血、魂不守舍见失眠；忧思过度则气结，胸中如物梗阻则寝食难安。从中可以看出，不良情绪是导致失眠的主要因素，故治失眠多从调理肝脾、舒畅情绪、养心安神着手，或重解郁，或兼化痰，或引阳入阴。此外，需嘱患者作息时间要有规律，睡前热水泡脚、少看情节紧张的电视等。

（一）神经衰弱症

神经衰弱症又称神经衰弱性神经症。临床主要症状为失眠，或伴头痛、记忆力减退，或有心慌、汗出、纳少腹胀等。在当今生活节奏快、竞争剧烈的人文环境中，不同的心理承受能力必然导致了一部分人的机体功能紊乱。肝为罢极之本，过劳则伤肝，肝郁则气滞，气滞则血瘀，木郁则化火，火旺则生痰，木乘土中，生痰生湿，痰火扰心，这些是导致心神不安而失眠之因。也由心肝脾三脏功能失调而起，故疏肝健脾、养血宁心安神是治疗失眠的根本原则。

【案例】张某，男，85岁，2014年3月8日初诊。

患者失眠多年，每晚均服艾司唑仑1片可入睡4至5小时。近来老伴胃出血住院，心中焦急郁闷，失眠加重，有时竟整夜无眠。现感头昏头痛，神倦耳鸣，时有汗出，胃脘胀满，饮食无味，口干苦。舌淡红，苔薄黄微腻，脉弦细。中医诊断：不寐。辨证：气血两虚，肝脾失调，郁火扰心。治则：益气补血，调肝健脾，解郁安神。处调肝健脾安神汤加减：黄芪30g，太子参30g，当归20g，白芍20g，白术20g，知母12g，酸枣仁25g，合欢皮18g，柴胡12g，炒麦芽30g，龙骨15g，牡蛎30g，茯苓20g，法半夏12g，夏枯草15g，甘草6g。4剂（免煎颗粒）。

3月15日二诊：患者睡眠稍有改善，其他症状也相应减轻。舌淡红、苔薄白少津、脉细弦。延一诊方去茯苓、法半夏、夏枯草加百合18g，茯神18g。5剂。嘱艾司唑仑片用量减半。

3月29日三诊：患者老伴出院。患者口苦消失，纳可，夜寝较安，能睡5至6小时。患者已自行停服艾司唑仑片。延二诊方加减出入，调治20余天后停药。

【按语】失眠按中医内科学中以心脾不足、胆气虚怯、痰热内扰、胃气不和、心肾不交等证型分别施治，事实上临床中因上述单纯病理导致之失眠者少见，而以心肝脾三脏功能失调导致的失眠更为多见且较为顽固。例中患者年高体衰，脾肾皆虚，心血不足，失眠日久，加之劳累焦急，肝气疏泄失常，郁而化火，肝火上扰而见头昏神倦、耳鸣。肝火扰心，心神不宁则失眠加重、记忆力减退且口干苦，舌苔见微黄。肝郁脾虚则胃脘胀满，饮食无味，脉弦细。故失眠与心肝脾之功能失调相关。方中用黄芪、当归、白芍、酸枣仁、炒麦芽、合欢皮调肝补血以养心，用太子参、白术、甘草健脾益气生血以奉心，又加柴胡、知母、龙骨、牡蛎平肝益阴而敛心神。加茯苓、法半夏、夏枯草三味，此为外祖父陈洛书先生治失眠习用，其以夏枯草清肝以平阳气之浮越，配以化痰健脾之茯苓、法半夏宁心安神，此为引阳入阴，阴阳得调，心血得养，肝疏脾运，则顽固失眠之症得以好转。

（二）焦虑状态

焦虑状态的临床表现为心烦意乱、情绪紧张、失眠焦虑、周身不适等，但体格检查以及辅助检查又无阳性证据。其发生与精神应激或劳累过度等因素密切相关。本病属中医之不寐、郁症等。病理应归于心肝胆脾肾受累、功能失调。本病临床较常见且女性为多。临证中我们用逍遥散合温胆汤加减治疗，疗效尚可。

【案例】陶某，女，36岁，2013年3月16日初诊。

患者1年前因其母中风突然去世，精神暴受刺激，加之操办其母后事劳累过度，初起入睡困难，睡着后恶梦纷纭，醒后则心烦意乱，以后渐感头疼头晕。继之终日坐卧不宁，紧张惶恐，且有恶心欲呕，食欲不振，月经后期等症状。曾就诊于多家医院，做过心电图、B超、胃镜、CT等多项检查，结果均无异常发现。西医诊断为焦虑症，一直服用抗焦虑药、安眠药治疗。现患者自觉疗效不佳求治于中医。刻诊：患者神情焦虑，两颧微红似妆。诉入睡困难，睡后易醒，心烦意乱，胆怯易惊，头疼头晕，纳少，时有呕恶及上腹部疼痛。月经常后推一周以上，本次过期已近半月。舌淡滞苔薄腻，脉弦大重按无力。中医诊断：失眠，郁证。辨证：肝木乘及中土，胆胃不和，血运失常。治则：疏肝利胆和胃，养血化痰解郁。处方：逍遥散合温胆汤加减：柴胡12g，白芍18g，枳实12g，陈皮12g，法半夏12g，茯苓18g，当归25g，川芎12g，刺蒺藜15g，白术15g，泽泻15g，延胡索15g，苏梗12g，生牡蛎30g，白豆蔻10g，郁金18g。4剂。每2日1剂，开水煎3次，药液混合后分6次服用。嘱患者放松心情，适当运动，按时服药，配合医生，积极治疗。

3月22日二诊：患者药后仅稍觉舒适，其余症状无明显改变。脉舌同前。延一诊方再进3剂后复诊，并着重告之患者病去如抽丝之道理，让患者树立信心，坚持服药。

3月29日三诊：患者诉呕恶减轻，余症同前，延二诊方加合欢皮18g。4剂。

4月13日四诊：患者诉服药将尽才开始见效，感心烦头昏痛稍有减轻，呕恶不作但睡眠仍不好，紧张焦虑仍明显，夜尿多，吃饭无味。舌脉同前。延三诊方减刺蒺藜、苏梗、白豆蔻、泽泻加枣仁25g，香附18g，炒鸡金20g。5剂。

4月26日五诊：患者精神面貌明显好转，两颧红赤已消退。诉睡眠开始好转，纳食尚可，上腹疼痛见减，且月事已行，患者诉焦虑紧张感好很多。舌淡红苔薄白，脉细弦无力。延四诊方去生牡蛎加五味子9g，夜交藤25g，太子参25g。5剂。患者取药后索要处方，说准备继续服用。

【按语】本例患者情绪过激复加劳累，身心俱疲，土气先虚，木乘土位，胆胃失和，以致见胆虚脾弱、肝旺、痰瘀互见又兼风邪滞络之象，故选温胆汤合消遥散化痰活血，疏调气机。一诊药后无明显疗效非辨证之误，乃药力未及，故二诊、三诊时除给以心理抚慰外基本方药不变。四诊时随肝火渐平头昏痛呕逆等症减，故去刺蒺藜、白豆蔻、苏梗等祛风止呕药。睡眠仍不好，一因心神仍不宁，二因夜尿多，故去泽泻加枣仁安神，炒鸡金健胃缩尿，香附乃血中气药，可理气活血调经。五诊患者病情明显好转，因两颧红赤已消，故减生牡蛎之潜阳。加夜交藤，重在解郁安神，加太子参、五味子补气宁心。患者病之起因为重大精神创伤，肝气受损，复加劳累伤脾，痰滞于中，迁延日久，临床表现出诸多肝脾失调证候，治疗以调理肝脾化痰活血为中心而获效，提示了本病的治疗应重在调肝理脾，此外还需给患者以心灵抚慰，让其逐渐解除忧伤，亦为治愈本病之关键。

（三）抑郁状态

抑郁状态，是指患者遇到困难、受到委屈等心理事件而致沮丧、情绪低落、心情抑郁，睡眠障碍，精神疲惫等一系列临床症状为主的神经疾病。属中医不寐、郁证范畴，临床表现除心绪不佳、郁郁寡欢、失眠神疲外，还多见胸胁闷胀不舒，食欲不振等。辨证多属肝郁脾虚，心神失养。治疗常以调肝健脾，解郁养血安神为法。

【案例】张某，女，30岁，2014年3月6日初诊。

患者平素性格内向，不善言辞，睡眠较差，半年前因演讲比赛失利，自觉无颜见人，渐至茶饭不思、失眠加重，头昏，无端心烦，胸胁闷胀，自觉毫无乐趣可言。曾做心电图、脑CT等检查未发现异常。诊时见患者面无表情，语声低微，诉大便偏干、口干。舌红苔白少津，脉弦细无力。辨证分析：患者素有眠差，本已血不养心，心神失养。思虑过度，脾肝受损则茶饭不思、胸胁闷胀。肝郁不得伸展，心血无滋故无从而喜。肝郁化火，火性炎上、清窍受扰故见头昏、失眠加重，火性耗气伤津，营阴受损，故口内少津，大便偏干，脉弦细无力。辨证当为肝郁脾虚，郁火上炎，心神失养。治宜疏肝清热，健脾和营，养心安神。处方：太子参25g，天冬18g，栀子10g，柴胡12g，白芍18g，当归20g，茯苓20g，白术20g，郁金18g，百合20g，酸枣仁25g，合欢皮18g，赭石20g，竹叶12g，炒麦芽30g，甘草6g。3剂。嘱调畅情志，坚持快走等一般性体育活动。

3月12日二诊：患者药后感心烦稍减轻，食欲稍好转，月经提前5天于今早来潮，量少色黑。余症如前，中医治则同前。处方：太子参30g，麦冬10g，香附18g，柴胡12g，郁金18g，白芍18g，当归25g，延胡索15g，川芎12g，淮山药20g，炒鸡金20g，枣仁25g，益母草20g，炒麦芽30g，赭石20g，甘草6g。3剂。

3月19日三诊：月经已净。诉药后精神明显好转，睡眠改善，其他症状也近消失，治疗信心增加。口中和，脉象同前。处方：太子参30g，当归20g，茯苓20g，白术20g，枳壳12g，白芍18g，柴胡12g，丹参18g，郁金15g，延胡索15g，百合20g，枣仁30g，炙远志6g，石菖蒲9g，合欢皮18g，夜交藤18g，甘草6g。6剂。

以后患者又守上方服用6剂，饮食睡眠均可，心绪正常。

【按语】抑郁状态，多因某种外因导致患者情绪极度波动渐而出现的情绪抑郁，睡眠障碍等临床表现。中医辨治以心肝脾功能失调为主。七情过极，肝疏脾运失常、心血不足、心神失养，肝郁气滞，久则化火，火性伤阴，营阴不足致见案中一系列症状。故抑郁状态的治疗应从调理心肝脾入手，疏泄情志，畅达气机，增强化源，养心安神。案中初诊以柴胡、栀子、白芍、郁金疏肝清热解郁，用太子参、白术、茯苓、甘草健脾益气，用天冬、百合益心肝肺之阴而安神，用当归、酸枣仁、合欢皮、炒麦芽益肝养血解郁安神，另加赭石镇心

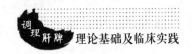

安神，竹叶导心火下行。二诊、三诊亦在此基础上加减调治，治方共奏调肝理脾、养心安神、清心促眠之效。

七、胃　痛

【概说】胃痛亦称胃脘痛，是指以胃脘部疼痛为主要症状的病证。其为西医之急、慢性胃炎，糜烂型胃炎，胆汁返流型胃炎，胃、十二指肠溃疡等病的主要临床症状。胃痛临床可见胀痛、隐痛、刺痛、灼痛等，其疼痛或喜按或忌按，或痛连胸胁，或伴嗳腐吞酸，呕恶纳呆，或有嘈杂，便或秘或溏等肝胃症状，也可见面黄肌瘦，神疲乏力，精神不振等脾气不足症状。其因多为饥饱不均，嗜食辛辣香燥、烟酒浓茶之类，或常服某些药物损伤胃黏膜，或精神压力过重，忧郁，劳累等。临床一般以肝胃不和，瘀血滞络，脾胃虚寒，胃阴不足辨治。我们认为，本病病位在胃，其生理病理变化都与肝脾直接相关。脾胃、肝胆互为表里，土木相克，肝脾主升，胆胃主降，肝胆脾胃主宰了纳化的全过程。肝胆脾胃升降失常，邪气滞于中土，是胃脘痛的主要病机。临床所见，胃脘痛病变的发生和发展与情志密切相关。情志失畅，肝郁气逆犯胃，气血壅塞，可见胀痛；痛久瘀血阻络，而见刺痛；肝之郁火灼伤肝胃之阴则见胃脘灼痛嘈杂。又劳倦久病，脾胃之气受损，可见胃痛绵绵，喜温喜按；而饮食不当、药物刺激又致脘痛拒按。故临床中无论何种证型之胃脘痛，治疗均可以调肝理气健脾和胃为主，或兼消食理气化滞，或兼养血活血，或兼清热愈疡，或兼温中散寒等。

（一）慢性浅表性胃炎

慢性浅表性胃炎指不伴有胃黏膜改变的慢性胃炎，胃镜可以确诊。本病病位在胃，其病机多与肝脾相关。胃主受纳，腐熟水谷，以和降为顺；脾主水谷精微的运化转输，以上升为常。饮食不节或劳累过度可致脾胃升降失常，脾胃受损。肝为刚脏，主疏泄，肝木疏土，助脾胃运化。若情志失调，肝气郁滞横逆犯胃可致胃脘疼痛。肝木反侮脾土亦可致胃脘疼痛。故其病机多为土虚木郁。因胃为多气多血之海，故治疗上多以疏肝养血，健脾和胃，理气止痛为法，临床中柴胡疏肝散，逍遥散，柴芍六君汤等均为常用方剂。

【案例】王某，女，43岁，2013年3月20日初诊。

患者有胃脘胀痛史2年余，反复发作。情志不舒、劳累及饮食不慎则胃胀且痛，服过奥美拉唑，吗丁啉等药，但症状反复。本次发作起于进食中与其女口角。现胃脘胀痛，痛连两胁，饿时痛，食后亦痛。嗳气频作，口苦不思食，心烦眠欠，二便正常。舌淡红稍滞，苔薄白，脉弦细。胃镜检查诊为慢性浅表性胃炎，pH（＋）。中医辨证为肝胃不和之胃脘痛。治以疏肝健脾，和胃止痛。处柴胡疏肝散加减：柴胡12g，白芍18g，枳壳15g，香附18g，佛手15g，川芎12g，延胡索12g，陈皮12g，神曲15g，生麦芽20g，连翘15g，重楼12g，龙胆草6g，甘草6g。3剂。每2日服1剂。

3月27日二诊：药后胃脘胀痛减轻，嗳气消失，精神好转，唯纳食睡眠仍差，舌脉如前。延一诊方去枳壳加砂仁10g，当归15g。

4月6日三诊：胃脘胀痛消失，睡眠好转，饮食稍欠，二便正常，处方：苏条参30g，白术20g，茯苓20g，法半夏12g，木香10g，砂仁10g，当归20g，白芍18g，柴胡12g，陈皮15g，甘草6g。3个月后胃镜复查示：胃黏膜光滑，呈橘红色，pH（－）。

【按语】肝为疏泄升发之脏，胃为多气多血之腑。胃脘胀满疼痛，痛及两胁，嗳气纳呆等症均为肝郁胃滞，气血失和之征，肝郁宜疏之达之，胃滞宜降之和之。故一诊以舒肝理气为主，二诊疏肝理气并养血，三诊健脾养血、疏肝和胃。肝旺致血虚脾弱，养血以柔肝，健脾以疏肝，肝脾调和，则脾胃升降有序，又针对性选加有抗幽门螺杆菌作用的药物如重楼等，慢性胃炎得以基本治愈。

（二）慢性糜烂性胃炎

慢性糜烂性胃炎，胃镜下可见胃黏膜部份充血水肿糜烂等。西医认为病因与幽门螺旋杆菌感染、饮食、环境、以及自身免疫等因素有关。本病之胃脘痛，其病机为脾胃不足、湿滞中焦，肝木乘土，火与湿结，湿热酿中，肌膜受损，故见胃镜下的胃粘膜充血水肿糜烂等。治则当以疏肝运脾健胃为主，随症佐以理气化滞、清热除湿愈疡。

【案例】朱某，女，62岁，2014年6月7日初诊。

患者上腹疼痛牵扯右侧背部痛一年余，反复发作，未认真治疗。今年春节后自觉疼痛加重，在我院行胃镜检查诊断为糜烂型胃炎，十二指肠炎，给服奥美拉唑等药，疼痛一直时作时止，心绪不佳时疼痛尤重。现感神疲乏力，纳少，食后腹胀，嗳气并有泛酸。诊时见患者面色苍黄，语声低微，诉每日仅能

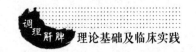

食少量糜粥，肉类瓜果蔬菜均不能食，大便偏稀。舌红苔白稍腻，脉细弦滑。中医辨证为脾虚肝胃失和，湿热蕴中，气机不利之胃脘痛。治则：健脾疏肝和胃，清热化湿，理气止痛。处方：苏条参30g，白术25g，苍术12g，陈皮12g，法半夏10g，茯苓20g，厚朴18g，柴胡12g，白芍18g，白芷15g，连翘18g，炒鸡内金20g，香附18g，延胡索15g，神曲20g，甘草6g。5剂。每2日1剂，开水煎分6次服用。嘱务必保持心情舒畅，注意饮食规律，冷凉酸硬辛辣饮食一律不进。

6月15日二诊：已服药4剂，药后精神好转，食后腹胀也有减轻，疼痛仍作，且以下半夜疼痛明显，并有泛酸嗳气。舌脉同前。嘱将上方服完。并延一诊方去连翘加干姜10g，黄连6g，煅瓦楞25g。7剂。煎服法、医嘱同前。

6月28日三诊：药后泛酸未作，疼痛亦明显减轻，可进食少量软饭。舌淡红，苔薄白，脉细弦无力。仍处一诊方加白芨18g。7剂。患者索要处方，准备在当地继续服用，嘱患者3月后行胃镜复查。

半年后因咳嗽就诊，诉在当地按处方服药又10余剂后，各种症状均好转，疼痛不作，纳食可，除冷硬酸辣外，每日已正常进食，观患者面色可，精神状态佳。询及胃镜复查之事，患者因自觉病已好，未遵医嘱复查。

【按语】糜烂性胃炎、十二指肠炎临床上以肝脾失调者为多见。胃为仓廪之官，其疼痛之因多为饮食不节，又常因情绪不畅而加重，其病机虽可分为虚实两端，实证为气机阻滞，不通则痛；虚证为胃腑失于温煦或濡养，失养则痛，但临床所见几乎绝大多数都为虚实夹杂，虚责之于脾，实责之于肝。该患者为脾胃不足，湿邪蕴中，肝火乘脾，与湿相结，湿热灼伤肌膜之症，故情志不舒则症状加重。土失木疏、胃失和降则嗳气腹胀。泛酸亦为肝郁所致，曲直作酸乃木之性也。乏力纳少，舌红苔白稍腻，脉弦细滑，皆为肝郁脾虚，湿热蕴中，气机不利之象。方用陈夏六君汤、柴胡疏肝散、平胃散、保和丸化裁，以达健脾疏肝和胃，清热除湿，理气止痛之效。方中白芷、连翘、炒鸡内金为祖传愈疡散加味，其与延胡索合用具有消肿愈疡止痛之效果。二诊加干姜、黄连、煅瓦楞子辛开苦降以利湿热分消并制酸。三诊加白芨促进疡面愈合。本病属慢性，坚持服药，注意饮食，注意情绪调节皆为取得疗效的重要保证。

（三）慢性萎缩性胃炎

慢性萎缩性胃炎，即某些原因导致胃粘膜腺体萎缩的慢性胃炎。其症状主要有胃脘部疼痛、恶心、胃中空虚嘈杂、似饥非饥、似饿非饿，胃脘部满闷堵塞等。该病病机一般为饮食不节损伤脾胃，又或情志不畅，肝失疏泄，木土相克，脾胃受损加重，久则脾胃虚弱，纳化无权，气血俱虚，胃络失养。如《临证指南医案·积聚》中云："初病气结在经，久病则血伤入络"。本病日久不愈，累及血分，瘀血内停，可进一步影响脾胃运化和全身气机的调畅，加重病情，甚至癌变。故治疗当重视调肝理脾，化滞消瘀。

【案例1】汪某，女，56岁，2014年6月7日初诊。

患者胃脘疼痛10余年，反复发作，未系统治疗，近来因过食香荤辛燥之品，胃痛加重行胃镜检查，提示萎缩性胃炎。平素身体消瘦，食少神倦。现有胃脘烧灼嘈杂，似饥似饿，但又满闷堵塞，不思饮食，夜间口干而不思饮，大便秘结等症。舌暗红少津舌面间有苔剥，脉细弦。中医辨证属肝胃阴虚，脾虚瘀血阻络。治宜疏肝养胃益阴，健脾活血止痛。处方：沙参25g，麦冬18g，石斛15g，生地15g，郁金15g，白术20g，赤芍18g，佛手15g，延胡索15g，川楝子15g，没药10g，乌梅12g，白芍18g，甘草6g。5剂。嘱饮食起居有节，忌食辛辣香燥之品，舒畅情志。

6月15日二诊：患者药后胃脘疼痛减轻，嘈杂感亦减，但仍脘腹胀满且有烧灼感，纳呆。舌脉如前。处方：沙参20g，麦冬20g，石斛15g，丹皮15g，郁金18g，淮药25g，枳壳12g，佛手15g，重楼12g，蒲公英25g，延胡索15g，川楝子15g，炒麦芽30g，赤芍18g，焦楂25g，甘草6g。5剂。

6月28日三诊：服药后疼痛明显减轻，食欲改善。口干好转，大便正常。舌微红剥苔范围缩小，脉细弦。处方：苏条参30g，茯苓15g，石斛15g，丹皮15g，郁金18g，白术20g，当归15g，佛手15g，黄芪25g，延胡索15g，重楼12g，焦楂25g，炒麦芽30g，白芍18g，枳壳15g，甘草6g。10剂。患者索要处方。

9月10日：患者为咨询而来，诉上方10剂服完后，间断又自行服过20多剂，自觉已无明显不适，问还否需要继续服药。查舌淡红，苔薄白，脉细无力。患者有胃病多年，脾胃必然虚弱，嘱服参苓白术散善后，适时作胃镜复查。

【案例2】刘某，男，48岁，2014年10月13日初诊。

患者胃脘隐痛反复发作5年余，常因情志不畅，饮食失宜或劳累而加重。曾服过胃必治、健胃消食片，奥美拉唑等多种药物，未系统治疗，病情时轻时重。5月前因过度劳累后病情加重才到我院就诊，经胃镜检查，提示慢性萎缩性胃炎，经服阿莫西林、胃蛋白酶、胶体次枸橼酸铋等，病情一度好转，但停药后病情又复加重，再服上述药物效果已不明显。诊见患者面色少华，神情倦怠，诉胃脘闷胀，隐隐疼痛，喜暖喜按，嗳气频频，食欲不振，大便不畅。舌淡滞，苔白腻，脉细弦。中医辨证为脾虚肝郁，胃失和降，胃络瘀阻之胃脘

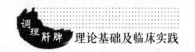

痛。治宜健脾和胃，疏肝理气，活络止痛。处柴芍六君汤加味：苏条参30g，白术20g，茯苓20g，陈皮15g，法半夏12g，柴胡10g，白芍18g，旋复花12g（包煎），枳壳12g，砂仁10g，当归15g，香附15g，没药10g，煨姜12g，炒鸡金20g，甘草6g。5剂。嘱保持心情舒畅，饮食规律，忌食辛辣油腻及不易消化之食品，避免过度劳累等。

10月23日二诊：患者胃脘闷胀、隐痛及嗳气均稍减，食欲仍差，大便不畅，舌脉如前。延一诊方加焦楂30g，槟榔18g消食以健胃助纳、促脾运化。5剂。

11月4日三诊：患者胃脘闷胀减轻、嗳气减少，疼痛消失，纳食一般，大便正常。舌淡红苔薄白，脉弦细。延一诊方去旋复花，加丹参18g。6剂。给患者处方，嘱药后如无不适可按方续服。2月后经电话随访，患者按此方又自行购药服用近20剂后，诸证消失，纳可，体力恢复正常。嘱适时作胃镜复查。

【按语】慢性萎缩性胃炎其病位在胃，其病机涉及肝之疏、脾之运、胃之降，其中任何一脏气机失常都有导致本病的可能。本病一般以"肝胃阴虚型"较多见，但肝胃不和型、脾虚肝旺型并兼瘀滞者临床中也属常见。例1患者胃脘烧灼嘈杂，似饥似饿，但又纳少腹胀，口干便秘，舌红脉弦细等均为肝胃阴虚、肝郁脾弱、气血失和之象。治方以沙参、麦冬、石斛、生地、白芍、乌梅、甘草益肝胃之阴，柔肝养肝，缓急止痛。赤芍、郁金、川楝子、佛手疏肝活血，理气止痛。白术健脾养胃，延胡索、没药通络止痛。全方肝脾胃同治，气血同调，使阴虚得补，络畅痛止。治疗中随着阴虚的纠正，用苏条参、黄芪易沙参、麦冬，加强补中益气，健脾养胃。例2患者辨证脾虚肝郁，胃失和降，胃络瘀阻。处方柴芍六君汤健脾舒肝和胃，加旋复花、枳壳降气和胃，加砂仁、炒鸡金悦脾助运，开胃助纳。加当归、香附、没药、煨姜活血养血，温中通络定痛。全方达健脾和胃，疏肝理气，活络定痛之效。病久入络，是慢性萎缩性胃炎的一般病理表现。本例一诊方用当归、三诊中加丹参皆为活血通络。煨姜温而不燥，用于本病兼有寒象者最为适用，其与白术、茯苓相伍助脾运；与当归、丹参相配助血运。我们认为：肝疏脾运血活，是改善和防止萎缩性胃炎病变发展的关键。

（四）胆汁反流性胃炎

胆汁反流性胃炎又称碱性反流性胃炎，为胆道疾病和十二指肠球部炎症影响造成幽门功能紊乱，产生逆蠕动，使胆汁反流于胃引起胃部炎症的疾病。此病属胃脘痛，也属反胃、胸痛等。临床上以胃脘疼痛，烧心嘈杂，嗳气泛酸，口苦咽干，呕吐苦水等为主要症状。其病机为肝胆郁热，脾胃受损，升降失常。故以疏肝健脾，清热利胆和胃为治。

【案例】周某，女，32岁，2004年9月6日初诊。

患者有胆囊炎病史4年，胃脘反复疼痛半年。胃痛起于半年前吃饭时与其丈夫争吵后，当时胃脘疼痛伴嗳气频作，自服保和丸疼痛减轻，从此以后稍有不愉快胃脘即感疼痛，继之出现烧心嘈杂，嗳气吞酸，恶心欲呕，口苦咽干等症状。曾就诊本院消化科给服雷尼替丁、复方铝酸铋等，疼痛一度缓解，但情志不畅或饮食不慎时则病情仍反复。近几天又因心情不佳上述症状加重，今来看中医。诉小便黄，大便干。查见舌微红，苔薄黄稍腻，脉弦滑。胃镜提示：胃底黏膜充血水肿，粘液混浊，色微黄，胃窦红白相间，黏膜充血水肿，幽门口见黄色胆汁反流。十二指肠球部黏膜充血水肿。诊断为胆汁反流性胃炎、十二指肠炎。辨证为肝胃不和，肝胆湿热犯胃。治宜疏肝健脾化湿，清热利胆和胃。处四逆散加味：柴胡12g，白芍18g，枳壳15g，郁金15g，延胡索12g，茯苓20g，白术15g，栀子12g，黄芩15g，法半夏10g，茵陈20g，白芷15g，甘草6g。5剂。并嘱患者舒其情志，调其饮食。

9月14日二诊：患者临床症状有不同程度减轻，要求继续服前方。处一诊方5剂。

9月27日三诊：患者病情又有好转，但大便仍干。舌红苔白腻，脉弦细。延一诊方加莱菔子30g，槟榔15g，厚朴18g。5剂。

10月12日四诊：患者临床症状全部消失，脉舌正常。处陈夏六君汤加柴胡、黄芩、白芍、郁金3剂善后。

1年后见到患者，告诉说自服中药后，胃痛未再发，食量增加，体重亦增加了3公斤。

【按语】本病治疗原则为疏肝健脾利湿、清热利胆和胃。方中用郁金、延胡索、枳壳助柴胡疏肝止痛；用茯苓、白术、法半夏以健脾和胃降逆。白芍、甘草柔肝缓急止痛，用茵陈、黄芩、栀子、白芷清热利胆除湿，以促进胆汁行于常道而不反流于胃，从而使胃黏膜炎症得以逐步消除。

（五）胃十二指肠溃疡

胃十二指肠溃疡也称消化性溃疡，主要见于胃及十二指肠，其为胃液对胃黏膜消化作用而形成的组织缺损，侵及黏膜、黏膜下层和肌层的慢性疾病。其因多为饮食无规律，嗜好刺激性食物或常服某些药物损伤胃黏膜，或过劳或精神压力过重，胃神经调节功能降低、胃黏膜保护功能减弱，引起慢性炎症而

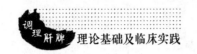

致溃疡产生。其主要症状是上腹部疼痛为长期性、周期性、反复性发作。本胃脘痛又属痞满、吞酸、嘈杂等范畴。一般可以按肝胃不和、肝胃郁热、脾胃虚寒、瘀血阻络等辨治，但临床又常见各型症状兼夹者，其中以肝胃不和、肝脾失调最为多见。

【案例】刘某，女，40岁，2014年7月3日初诊。

患者有精神创伤史。胃脘胁肋胀满疼痛半年余，伴恶心，呃逆，嗳气，反酸，进食后疼痛较重，曾到我院行胃镜检查示：胃窦部溃疡，慢性十二指肠球炎并多发性息肉。一直服用奥美拉唑、阿莫西林等药物治疗，病情时轻时重，迁延难愈。诊时见：胃脘胀满疼痛，有时疼痛牵扯胁肋及背部。且有恶心欲呕，口干苦，纳差，大便干。时有烦燥，夜寐不安，倦怠乏力。舌淡红，苔薄黄少津，脉弦。诊断：胃脘痛。辨证：肝胃失和，胃阴受损。治则：疏肝理气，养阴和胃止痛。处方：柴胡12g，白芍18g，枳壳12g，香附18g，当归15g，郁金18g，川楝子15g，延胡索15g，生地20g，丹皮15g，白芷15g，连翘15g，炒鸡金粉20g，甘草6g。3剂。水煎服，日3次，每剂药服2天。嘱忌酸冷辛辣食物，注意饮食规律，保持心情愉快。

7月10日二诊：患者药后胃脘胁肋部胀痛较前稍减，口干苦好转，纳食稍香，二便调，但仍感恶心欲呕，反酸，精神欠佳，睡眠不实。舌淡红苔白稍腻，脉弦细。一诊方去生地、丹皮、川楝子加太子参30g，白术25g，厚朴18g，法半夏12g加强健脾和胃、降逆止呕。5剂。开水煎服，服法同前。

7月21日三诊：患者诉胃脘疼痛消失，饮食正常，精神睡眠均好转。延二诊方加白芨18g，浙贝15g，乌贼骨15g。6剂（免煎颗粒）。

【按语】《沈氏尊生书·胃痛》云："胃痛，邪干胃脘病也，……惟肝气相乘为尤甚，以本性暴，且在克也。"肝与胃，木土相克，胃与脾，表里相关。肝为刚脏，性喜条达而主疏泄。若忧思恼怒，气郁伤肝，肝气横逆，克脾犯胃，一致气机阻滞，胃失和降，二则脾运失常，湿气内生。肝郁气滞，久则化火，火性伤阴，又可与湿相搏，血行不利，肌络受损，化脓作腐而见溃疡形成。至此则胃痛加重，缠绵难愈。治方以柴胡疏肝散去川芎之燥加当归、郁金养血活血、疏肝解郁；加生地、丹皮泻火益阴；加延胡索、川楝子行气止痛；加白芷、连翘、炒鸡金清热愈疡。全方共奏疏肝解郁，理气活血止痛，清热愈疡之功。二诊热象已减，胃失和降之象凸显，故去生地、丹皮、川楝子加太子参、白术、法半夏、厚朴等健脾和胃降逆。三诊主加乌贝散、乌芨散，皆为愈疡对症而选。

八、痞　证

【概说】痞证亦称痞满，是以自觉心下痞塞不通但压之不痛、伴胸膈满闷、嗳气频频为主要临床表现的脾胃病证。见于西医之功能性消化不良，胃神经官能症，慢性胃炎等。临床见嗳气频作、似吐气为快但满闷不消。其病位在心下胃口。其病机为脾胃虚弱，因情志失畅或饮食不化，痰湿阻滞等，以致脾胃气机升降失常，即脾之清阳不升，胃之浊阴不降，清浊混杂之气闭塞心下而成痞证。治当健脾疏肝和胃，斡旋气机升降，使清阳升浊阴降，脾胃升降有序则痞满可消。

（一）嗳气

嗳气是胃中浊气上逆，经食道由口排出的病症。病因一般为浊邪留滞胃中、胃失和降所致，患者觉胸脘满闷欲借嗳出气但气出胸满不解，故此与痞症同理。临床中因肝气不舒而引动胃气上逆者较为多见。治宜疏肝理脾，降逆和胃，胃气得降，嗳气自然消除。我们常用柴胡疏肝散加健胃理气药治疗，效果良好。

【案例】庾某，男，80岁，2014年9月7日初诊。

患者有慢性胃病史10余年，胃痛发作时服斯达舒可缓解。近因家务琐事心情郁闷，胃痛又发，且食后胃脘胀满，嗳气频作，伴纳食减少，睡眠欠佳，大便溏。舌淡苔白滑腻，脉弦滑。胃镜提示浅表性胃炎。中医诊断：嗳气、胃脘痛。辨证：肝胃失和、胃气上逆。治则：疏肝理气，和胃降逆止痛。处柴胡疏肝散加减：柴胡12g，白芍18g，香附15g，枳壳12g，厚朴18g，陈皮12g，法半夏12g，旋复花12g（包煎），砂仁10g，生麦芽30g，合欢皮15g，延胡索15g，甘草6g。3剂。每2日1剂，开水煎服。

9月14日二诊：嗳气不作，食后闷胀减轻，疼痛也减但纳食仍少，大便微溏，睡眠改善不明显。舌脉如前。此胃气已降而脾气不足，延一诊方去旋复花加白术25g，茯苓20g，炮姜10g。3剂。煎服法同前。

【按语】本患者有慢性胃病史复加心绪不畅导致嗳气频作。其病机为肝胃不和，胃气上逆，故以调理肝胃气机、和胃降逆为主要治则。值得一提的是：

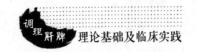

嗳气的治法虽以降逆为主，但治方中一般应少用苦降之药，也不宜用重镇降逆之品。因脾为阴土，与胃相表里，苦寒重镇虽能降气，但会伤及脾阳，脾阳受损，则必然有碍中焦气机的调畅而加重嗳气及胃痛。方中以柴胡、白芍、枳壳、香附、生麦芽、合欢皮疏肝理气；厚朴、陈皮、法半夏、旋复花、砂仁和胃降逆，延胡索止痛，甘草利中。药后嗳气减而见脾虚诸症，故加白术、茯苓健脾，炮姜运脾温中。使肝气得舒，胃气得降，脾运正常，不仅嗳气消失，原有胃痛症状也随之缓解。

（二）痞满

痞满是一个症状，朱丹溪说："痞者与否同为不通泰也"，张景岳谓："痞者痞塞不开之谓，满者，胀满不行之谓。盖满则近胀，而痞者则不必胀也。"此为肝气不舒，中焦脾胃气机升降失常，当升不升，当降不降，气机阻塞而致痞满。治当调理肝脾，斡旋气机升降，使清者升浊者降，气机通调而痞满自除也。

【案例】张某，女，41岁，2014年12月13日初诊。

患者近1月来腹部胀满、背部不适反复发作。现因月经将至，腹胀加重来诊。曾行腹部彩超、X光平片检查均无异常。诉腹胀时可见全腹鼓起，按之无疼痛，得嗳气、矢气稍舒。服过"木香顺气丸"、"气滞胃痛颗粒"等药，效果不显。患者于2012年5月曾有上述症状出现，服理气调经中药后症状缓解。就诊时患者面容憔悴，自诉腹胀持续，且感周身紧绷不适伴头昏，烦躁不安。纳差，大便稀溏，便前腹胀加重，小便正常。舌暗红，苔黄腻，脉细。中医辨证为肝气郁滞，横逆犯脾，肝脾失调，气机不利。治以疏肝健脾，理气消胀。处方：柴胡12g，白术25g，苍术12g，白芍15g，茯苓20g，枳壳15g，厚朴18g，木香10g，香附18g，川芎12g，白芷15g，车前子15g（包煎），防风12g，神曲20g，陈皮12g，延胡索15g。3剂。

12月20日二诊：服药后夜间腹胀减轻，大便已正常。3天前月经来潮，经量极少，色黑，现觉腰部不适，腰痛时腹胀加重，自觉臀部至膝部发冷，坐立不安，伴头昏，视物昏花。舌暗红，苔腻，脉细。此除肝脾失调之外尚见气血两虚、肝肾不足之证。处方：黄芪30g，当归20g，柴胡12g，赤芍18g，白术25g，茯苓18g，台乌15g，香附18g，延胡索15g，怀牛膝15g，川芎12g，桂枝15g，车前子15g（包煎），桑寄生25g，杜仲15g，红花10g。4剂。

12月27日三诊：月经已净。服药后已无腰痛及臀部发冷感，腹胀较前有减，大便稍干。舌暗红，苔薄白。仍以疏肝健脾，理气消胀为法。处方：柴胡

12g，白术25g，当归20g，赤芍18g，香附18g，木香10g，台乌15g，川芎12g，枳壳15g，厚朴18g，黄芪30g，沉香5g，莱菔子20g。3剂。

服药后已无腹胀，延三诊方去沉香、厚朴、木香。3剂。

【按语】痞满的病因较多，如《丹溪心法》曰："有中气虚弱，不能运化精微为痞者；有饮食痰饮，不能施化为痞者；有湿土太甚，邪着心下为痞者。"临床中痞满病机多为虚实夹杂，但其主要为气机升降失常，故调整气机升降最为关键，使肝气得升、胃气得降、脾气得升、肺气得降，清升浊降，中焦气机通利，则痞可消也。该患者既往有腹胀病史，且腹胀似与月经有关，此次发病症状同前，相关检查仍未见异常，故治疗仍以疏肝健脾、调理气机升降为法，其间出现的兼夹症如腰痛、大便稀溏也与痞满有关，故在调理气机的基础上适当配伍祛湿健脾，补肾壮腰之品，临床症状即有缓解。

（三）功能性消化不良

功能性消化不良，又称非溃疡性消化不良。是指来源于胃、十二指肠的非器质性疾病。近年来，随着人们物质生活水平的提高及思想压力的增大，本病的发病率有上升趋势。主要临床表现为胸胁脘腹胀满隐痛，嗳气恶心，泛酸嘈杂等。属中医胃脘痛、痞满等范畴。本病之病位在胃，其病机关乎肝脾。临证可见兼虚或夹实。《血证论》云："食气入胃，全赖肝木之气以疏泄之，水谷乃化。设肝之清阳不升，则不能疏泄水谷，渗泄中满之证在所难免。"故本证临床治疗则应以调理肝脾、和胃理中为法。我们在临床中多用柴胡、白芍、香附、生麦芽疏肝柔肝，防肝用太过；用陈皮、法半夏、木香、砂仁行气化湿醒脾，助脾气升运；用厚朴、枳实、槟榔、莱菔子降气通腑，消积和胃等。偏实者多用李东垣之木香顺气汤加减调中顺气，兼虚者多选香砂六君加柴胡、麦芽等疏肝健脾和胃。

【案例1】高某，女，56岁，2010年12月10日初诊。

自述大便稀溏近半年，新近退休，自觉无所事事，常感心烦。近一月觉纳食渐少，口淡口苦，脘腹胀满，神倦乏力，每早均解两次稀溏便。作过胃镜检查、大便培养未见异常。诊断为功能性消化不良。舌淡苔白，脉弦缓。中医诊为痞证。辨证为脾虚肝郁，土虚木贼。治以健脾舒肝，培土抑木。方用香砂六君汤合柴胡平胃散加味：苏条参25g，白术20g，茯苓20g，陈皮12g，法半夏10g，木香10g，砂仁10g，柴胡12g，苍术12g，厚朴18g，枳壳12g，炮姜12g，焦神曲20g，炒麦芽30g，甘草6g。5剂。每2日1剂，开水煎服。

12月17日二诊：药后大便成形，脘胁舒，纳可，口淡口苦消失。脉舌同

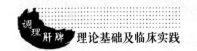

前。处参苓白术散一袋、疏肝和胃丸一丸同时服用，每日两次，连服一周。

【案例2】尹某，女，28岁，2012年2月28日初诊。

患者平素身体健康。半月前因饮食杂进又与同伴口角后致脘腹胀满并感疼痛，以后虽欲饮食但不敢吃饱，吃饱则胀满加重，嗳气频作且有呕恶，大便溏而不爽。舌淡滞，苔白厚腻，脉弦滑。诊断：胃痞。辨证为肝胃不和、土壅木郁。治以疏肝和胃，理气消食，方用东垣木香顺气汤加减。处方：柴胡12g，法半夏12g，苍术15g，木香12g，厚朴18g，枳壳15g，槟榔18g，藿香12g，砂仁10g、连翘15g、白术15g，神曲20g，莪术10g。3剂（免煎颗粒），每剂配3袋，每日2次，每次1袋。

3月5日：为咨询而来。诉药后症状消失，询还需服药否。告已无须处方服药。仅嘱注意饮食规律，改变饮食杂进之不良习惯。

【按语】案中例1患者，大便稀溏近半年，脾胃虚弱可知。对退休不适应之心理导致肝木偏亢，乘克脾土，土虚木贼，以致见脘腹胀满，食欲不振，口淡口苦，神倦乏力等症。舌淡苔白，脉弦缓亦为脾虚肝郁之象。方以香砂六君汤健脾化痰运中，柴胡平胃散疏肝燥湿运中，加枳壳、麦芽疏肝和胃畅中，再加炮姜、神曲温中消食以助脾运。全方奏培土疏木，健脾消痞之用，土实木疏，中运有系则痞满可消。例2因饮食杂进伤及脾胃加之情绪不畅，胃气受阻，疏泄失常，当降不降，势必使肝气当升不升，以致形成土壅木郁、肝胃不和之象，方用柴胡、木香、厚朴、枳壳疏肝顺气，用藿香、苍术、白术、法半夏、砂仁燥湿醒脾和胃，再用槟榔、神曲、莪术消食化积，用连翘者，取其清热散结以防食积酿湿生热也。

九、呃 逆

【概说】呃逆，也称膈肌痉挛，临床表现为呃声连连，难于自制。其为某种原因引起膈肌、肋间肌的不自主同步剧烈收缩，膈神经、迷走神经受刺激所导致。中医认为呃逆病位在膈，但责之于胃，多由胃失和降致胃气上逆而产生。本证历代以寒热虚实论治，但我们认为临床中见情志不畅致肝脾失调，肝郁化火，脾湿生痰，阻滞中焦，脾胃升降失序导致胃气上逆而致呃逆者较为多见。治宜调理肝脾，和胃降逆。

【案例】张某，男，40岁，2004年1月2日初诊。

　　患者9年前饭后受寒致呃逆不止，就诊我中医门诊，给服旋复代赭石汤加柿蒂后呃逆得止。以后偶有发作，均自持上述处方服药治愈。去年年底因胃疼烧心就诊我院消化内科，胃镜检查后诊断为糜烂型胃炎，一时情急后呃逆频作，又持方自服旋复代赭石汤加柿蒂数剂罔效，呃逆频频无休无止，遂再次求治。刻诊：患者呃声连连，诉胸胁不适，时有隐痛，胃脘闷痛，时觉有气上冲胸中，口苦心烦。舌淡红，苔白腻，脉弦。辨证为肝气郁结，胃气上逆。治宜疏肝健脾，和胃止呃。方处逍遥散加减：柴胡12g，白芍20g，当归15g，白术20g，川芎12g，赭石30g，槟榔15g，法半夏12g，厚朴18g，枳壳15g，延胡索12g，柿蒂15g，生姜15g，甘草6g。服1剂后，呃逆即明显减少，3剂后呃逆不作，心情舒畅。再以中药汤剂调治糜烂型胃炎月余。随访1年，呃逆未作，胃脘亦未见疼痛。

　　【按语】治疗呃逆用旋复代赭石汤加柿蒂本来对症，何以用之罔效。我们认为：患者以经验自持方药服用，乃为只知其常而不知其变。被诊断为糜烂型胃炎之呃逆，实为心情焦躁以致肝失调达、脾失健运、胃失和降而致。病之起因肝气郁结，导致胃气上逆而作，仍用常法，自然无效。改用治肝安胃，疏肝健脾，和降胃气之方，药证合拍，故呃逆得止。

　　呃逆一证，临床见于多种疾病之中，如胃肠神经官能症，胃炎，胃扩张，肝硬化晚期，脑血管疾病，尿毒症等。临证时重在辨证施治。治疗上以降逆为主，再依据寒者热之，热者寒之，虚者补之为法，一般效果良好，但久病重症之虚呃，则降逆应谨慎。

十、便　秘

　　【概说】大便干燥难解或黏滞不下均称为便秘。便秘为临床常见病，其病位在大肠。大便的排泄归于大肠的传导功能，以通为顺，而此功能又赖以脾之运化，肝之调达，肺之肃降。情志失畅，肝脾失调，气机郁滞，或肺为痰火所壅，肺气不利，大肠失于肝气之疏、脾气之运、肺气之降，则令肠中糟粕停积难下而成便秘。祖传经验治便秘用桑白皮、莱菔子、木香配方。一般临床中见大便粘滞不爽者，在理气消导方中加入，大便干结难下则在养阴润燥方中加入。但临床中以上两型因肝脾失调导致的顽固性便秘都极为常见，故在临床用调理肝脾法，疏肝养血健脾并加用此三味，顽固性便秘可逐渐得以纠正。

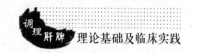

【案例】王某，男，45岁，2011年12月2日初诊。

患者大便秘结伴睡眠不好近3年，大便一般2至3天1次，状如羊屎，排便异常困难，并有腹胀腹痛，同时伴失眠，服通便药或有腹泻，但泻后则便秘加重。诊时见面色少华，精神倦怠，诉大便已3日未行，心烦，睡眠质量似与大便难易有关。舌尖红，苔厚腻少津，脉弦细。证属肝郁脾虚，肺失肃降，痰凝糟粕聚于肠道，化火伤阴，心神被扰，以致大便干结难下并见失眠。治以疏肝健脾泻火，顺气化痰消积，润肠导滞通便。处方：玉竹30g，白术20g，枳实15g，厚朴18g，郁金18g，当归20g，柴胡12g，黄芩15g，桑白皮15g，莱菔子25g，木香10g，杏仁12g，甘草6g。4剂。每2日1剂，水煎服。

12月10日二诊：大便2天1次，腹胀痛明显减轻，大便时也稍感顺畅，睡眠亦有好转。舌淡红，苔薄腻，延一诊方枳壳易枳实、加白芍15g。4剂。

12月17日三诊：患者觉大便已好解，要求继续延二诊方服用。前后共调治20余天，患者大便每天1次或2天1次，质软易解，无腹胀腹痛，精神好转，睡眠可。

【按语】桑白皮、莱菔子、木香三味同用为祖传治便秘经验，桑白皮甘寒入肺经，泻肺火、降肺气；木香入肝、肺、脾胃、大肠经，其擅于调达气机；莱菔子归脾、肺经，消食化痰、顺气通便。三味通达三焦，是以肺气降、胃气降、大肠传导正常，腹中糟粕可由下而出。本例患者便秘伴失眠已3年，屡用通便药，津液受损，肺不布津，失于肃降，脾土失润，肝火乘之，大肠津枯，传导失常，肝脾失调既致便秘，也是失眠之因。肺与大肠表里，肝脾为中轴。用郁金、白芍、当归、白术、枳实、枳壳等药，意在调肝理脾，肝脾之转输正常则六腑得通，故泄肺补土清火生津同进，肝脾同调，顽固性便秘及伴随之失眠得以一并治愈。

十一、泄　泻

【概说】泄泻是大便呈稀溏或水样、次数增多的疾病。本病包括了西医之感染性腹泻、菌群失调性腹泻、肠易激综合征等。中医认为本病由脾胃之运化失司及大小肠分清泌浊之功能不足引起，又有"无湿不成泻"之说。张景岳曰："泄泻之本无不由于脾胃，若饮食失节，起居不时，致脾胃受损，则水反为湿，谷反为滞，精化之气，不能输化，致合污下降，而泻利作矣。"虚寒夹湿，湿热积滞皆可致泄泻。内伤饮食，外邪引扰，情志失调，风邪留滞等也可致泄泻，其与脾胃素虚、肝脾不调、脾肾阳虚有关。故治疗泄泻应分清标本缓急，急则治其标，当以祛邪为主，或疏风运湿，或清热化湿，或湿热分消，或消食导滞以止泻；缓则治其本，以益气健脾运湿为主合温肾固涩以止泻。若肝脾不调者则当抑肝扶脾以止泻。日久不愈、虚实寒热夹杂之腹泻则又宜攻补兼施，疏肝运脾，寒热并调以止泻。

（一）感染性腹泻

感染性腹泻是进食不洁食物后大便次数增多的肠道疾病。一般有发热、腹痛、腹泻等症状。大便常规检验可见白细胞。属中医湿热泄泻、腹痛范畴。病变与外邪引扰有关，实则以肝胃脏腑功能失调，内生湿热为主，故治疗当以调肝和胃、清热利湿、祛风止泻。

【案例】马某，女，59岁，2010年11月1日初诊。

患者子女为其庆60大寿，迎客送往，稍感劳累，餐中又热凉杂进，夜间即感腹痛不适，天明腹泻一次，泻后腹痛稍减，半小时后再次腹泻，并感身困、寒热不适，到医院就诊，诊断感染性腹泻，建议输液治疗。因患者历来惧怕输液，又来看中医。诊得舌红苔黄腻，脉滑稍数，体温38℃。中医辨证：外邪侵袭，肝胃失和，湿热内蕴，大肠传导失司。治以调肝和胃，清热利湿，祛风止泻。处方用柴平汤加减：柴胡12g，黄芩15g，苍术12g，厚朴18g，陈皮12g，法半夏12g，白芷15g，黄连10g，木香10g，茯苓18g，藿香10g，桔梗12g，连翘15g，葛根30g，地榆15g，神曲20g。3剂（免煎颗粒）。每剂配5袋，每日3次，每次1袋。嘱患者进稀米粥加极少量糖盐。

11月5日二诊：患者药后腹泻止，寒热不作，感口苦，纳少，腹胀、时有恶心。舌淡苔薄腻，脉细滑。延一诊方加减：苏条参30g，柴胡12g，法半夏12g，黄芩12g，白术20g，苍术12g，茯苓18g，厚朴18g，陈皮12g，白豆蔻10g，连翘15g，生姜12g，枳壳12g，神曲20g。3剂。每2日1剂，开水煎服。进清淡易消化食物。

11月11日三诊：呕恶止，纳食稍差，偶有腹胀，二便可。舌淡苔薄，脉细无力。处陈夏六君汤加枳壳、厚朴、神曲。2剂。

【按语】感染性腹泻，中医辨证多为湿热积滞，一般因进食不洁食物引起，病虽起于外邪，但实与脏腑功能不调有关，所谓邪之所凑、其气必虚是也。本例患者年事已高，肺虚胃气不足，情激劳累伤及肝脾复加饮食不慎，风邪湿邪酿中从热而化，故见泄泻且有身困寒热不适等症，治方柴平汤加减，其

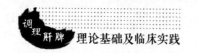

中平胃散加法半夏、茯苓和胃化湿，柴胡、连翘、黄芩、黄连、地榆疏肝清热收敛解毒，藿香、白芷芳香化湿醒脾，葛根、桔梗升清益肺以利大肠传导，木香、神曲止痛助运，全方达疏肝清热解毒、和胃化湿、理气止痛、健脾益肺之功。药后腹泻得止，仍以上法出入巩固，尔后以陈夏六君加理气消导药益脾善后。

（二）菌群失调腹泻

菌群失调腹泻是由于长期大量应用抗生素，抑制了肠道内的正常细菌，导致肠道菌群失调，影响吸收而形成的腹泻或伴有腹胀、腹痛、食欲不振等症状。泄泻因于脾胃，脾属阴土，赖肾中阳气温煦方可司其运化之职，脾土虚寒，水湿内盛，此由肾阳不足，脾肾阳虚导致慢性虚寒泄泻，治疗当温补脾肾。又土虚木乘，司运失能，临床可见肝郁脾虚，湿浊下陷之痛泄症，又可致湿阻气滞，郁久化热，以致清浊不分，寒热夹杂，虚实互见之泻痢症。故本泄泻病因有脾湿有阳虚又兼肝木乘脾，湿从热化，病因复杂导致本泄泻往往缠绵难愈。治疗当以调理肝脾利湿为主，兼益脾肾，用药当寒热并用，攻补兼施，坚持治疗，方可痊愈。

【案例】邓某，男，50岁，2013年12月20日初诊。

患者去年因高热原因待查3次住院，用过多种抗生素治疗，第3次高热降后，出现腹泻不止，西医诊断为菌群失调性腹泻，几经中西药物治疗，腹泻仍反复发作，由他人介绍来诊。诊见：形体消瘦，诉大便溏泻，每日少则3~4次，多则5~7次，时有腹痛、腹胀，大便粗烂、完谷不化或带黏液，伴神疲乏力、口苦咽干、饮食无味。舌淡红苔白腻少津，脉弦细。中医辨证：脾肾阳虚，木乘土位，湿从热化，中气下陷。治宜调肝健脾温肾，清热化湿升阳止泻。处方：柴胡10g，白芍18g，白术20g，苍术12g，茯苓20g，薏苡仁30g，肉桂10g，干姜10g，黄芩12g，黄连8g，葛根30g，白芷15g，木香10g，砂仁10g。3剂。嘱饮食清淡易消化，忌酸冷油腻。

12月27日二诊：患者药后自觉脘腹较前轻松，口仍苦，每日腹泻4~5次，粘液已减少，水谷杂下，并夹有矢气，饮食少味。舌脉如前。延一诊方去苡仁加陈皮12g、藿香12g以芳香醒脾和胃，理气宽中。6剂。

2014年1月8日三诊：患者口苦已减，大便每天2~3次，纳食仍少。舌淡红，苔薄白，脉弦细。延一诊方去黄芩、黄连、干姜加苏条参30g，焦神曲20g。6剂。

1月20日四诊：患者大便成形，每日1至2次，饮食可，处参苓白术散巩固疗效。

【按语】患者久病久治，脾肾阳虚，木乘土位，中运失健，湿从热化，胃肠传导失司，以致久泻难愈。方中用白术、苍术健脾除湿，柴胡、白芍疏肝柔肝，茯苓、薏苡仁、肉桂、干姜扶脾肾之阳以除湿止泻，黄连、黄芩清热除湿止泻，葛根、白芷升阳止泻，木香、砂仁悦脾开胃止泻。全方共奏调肝健脾，清热化湿，温阳止泻之功。二诊加陈皮、藿香理气醒脾，和胃畅中。三诊湿热渐化，故去芩连之苦寒干姜之燥热，加苏条参健脾补中、焦神曲消积运中以扶脾益胃。最后以参苓白术散调理善后。

（三）肠易激综合征

肠易激综合征是以腹痛或腹部不适伴大便次数及性状改变的功能性肠病。病因一般认为与情绪紧张、植物神经功能失调、肠道功能紊乱有关。证属中医腹痛、泄泻等范畴。本病临床虽表现为脾运功能失常，但脾的运化功能赖以肝的正常疏泄，故肝脾失调可导致肠道运动功能紊乱而出现腹痛、腹泻或便秘等症状。我们在本病腹痛腹泻型的治疗中多采用抑肝扶脾，化湿祛风法，用验方调肝健脾益肠汤加减。

【案例】向某，男，58岁，1998年3月16日初诊。

患者腹痛腹泻2年余，反复发作，经结肠镜、钡餐、大便常规及培养等多项检查均未发现异常，西医诊断为肠易激综合征。诊见：腹胀腹痛，每痛即泻，泻后痛减，泻下多为不消化食物，时带黄色黏液，每天3~4次，心情不好则痛泻加重。舌质微红，苔薄腻，脉细弦。中医诊断：腹泻。证属肝脾失调。以疏肝运脾，化湿祛风治疗。处验方调肝健脾益肠汤加减：柴胡12g，陈皮12g，防风15g，白芷15g，乌梅15g，白芍18g，茯苓20g，白术25g，木香10g，黄连6g，肉桂9g，甘草6g。5剂。每天1剂，水煎分3次服。服药后，大便基本成形，黏液减少，每日2次。效不更方，延一诊方加桔梗12g，再进5剂后，大便成形，每日1次。处柴芍六君汤加减巩固疗效。

【按语】肠易激综合征（腹痛腹泻型），其病机一般为情志所伤，肝气郁结，横逆犯脾，导致脾胃失和，升降无序，传导失司，以致见腹痛则泻、泻后痛减的症状，此泻责之脾、痛责之肝，故调理肝脾是其根本治法。方中以柴胡、白芍、防风、乌梅疏肝柔肝祛风而抑肝木；白术、茯苓、甘草健脾利湿而扶脾土。陈皮、木香、肉桂辛甘温中行气降气而止腹痛，黄连苦寒清热燥湿止泻，白芷芳香透散胃肠风湿而止泄。全方达抑肝扶脾，寒热同调，理气化湿而使痛泻自止之目的。这里要提及的是柴胡、防风、白芷三药具有疏肝达郁与升

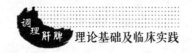

阳健脾双重作用，是调理肝脾较常用药物。

十二、头 痛

【概说】头痛一症，临床常见，无论外感内伤皆可致之。其疼痛性质可分为闷痛、胀痛、刺痛、掣痛及痛势隐隐，其大致包括了西医学之感冒、高血压病，神经性头痛，三叉神经痛，鼻眼部病变，外伤后遗头痛等。中医病机总涉及气血失和，不通则痛。头痛临床中虽可以时间段分气虚血虚辨治，但补法鲜用，因虚中邪气才是直接致痛之因，正如林佩琴《类证治裁·头痛》中云："因风者恶风，因寒者恶寒，因湿者头重……因火者齿痛，因郁热者烦心，因伏暑者口干。"故治头痛以清除致痛之因为主，或散寒或祛风或降火或祛湿或化瘀，或几者兼顾。头为诸阳之会，又为藏血之腑，大凡病因涉及气血、涉及升降，涉及肝脾。清阳升、浊阴降，脑络通，气血和，肝脾调，应是临床头痛得愈的主要关键。

（一）高血压病

头痛为高血压病患者常见临床症状之一，属中医头风范畴。其表现多为全头痛，伴头闷重并有压迫感，痛以早晨为重，低头或用力则疼痛加剧。其病机多为肝肾阴亏于下，肝阳亢于上，中焦脾运不足，升降失常，痰随气升，痰瘀交阻于脑络，清窍被蒙，发为头痛。《备急千金要方》指出："肝厥头痛，肝火厥逆，上亢头脑也"。"其痛必至巅顶，以肝之脉与督脉会于巅故也"。故临床中我们常以益肝肾之阴，平肝潜阳，运脾化痰，活血通络止痛为治。

【案例】陆某，女，54岁，2013年4月15日初诊。

患者有高血压病史4年余，一直服降压药治疗。临近退休，心情复杂，睡眠不好，血压波动。近一月早上醒后感头痛胀闷，临厕努挣则头痛加剧。西医诊为原发性高血压，高血压头痛。除调整降压药外，嘱晚睡前服用艾司唑仑片一片。血压稍降，头痛程度减轻但未停止，且睡眠不好则头痛依然。就诊中医时，患者除上述症状外，尚有手足心热，腰瘘便难，食后腹胀，小便微黄等症。舌暗红，苔薄黄微腻少津，脉弦滑。血压：160/95mmHg。中医辨证为肝肾阴亏，肝风上扰，脾运不足，痰瘀阻络之头痛。治以补肝肾之阴，平肝熄风，活血化痰，通络止痛。处方：生地20g，白芍20g，当归15g，牡丹皮15g，石决明30g，天麻12g，僵蚕12g，刺蒺藜15g，法半夏12g，炙远志6g，黄芩12g，延胡索15g，川芎15g，白芷15g。4剂（免煎颗粒），每剂配5袋，每日3次。嘱心情放松，休作有时，适当运动，饮食清淡。

4月22日二诊：患者头痛次数减少，仅于偶咳时疼痛。食后腹胀及睡眠均有改善，大便稍干。舌暗红，苔薄，脉弦滑。血压145/90mmHg。药已见效，延一诊方加桃仁10g，以润肠活血并止咳。5剂（免煎颗粒）。

5月4日三诊：患者药后头未再出现疼痛，精神明显好转，睡眠饮食可，咳嗽基本不作，二便正常，睡眠仍欠。血压140/85mmHg。处一诊方去刺蒺藜加炒枣仁25g，5剂。嘱患者仍尽量避免猛然弯腰低头。限盐，多食蔬菜水果，保持大便通畅，少思少虑。

【按语】本患者年过七七，肝肾阴亏、肝血不足故见手足心热、腰酸便难等症。肝木失养，风火相煽，上扰清窍而致血压升高，加之多思多虑，脾运受损，痰滞于中，风火夹痰瘀上扰清空，头痛乃作。方中以生地、白芍、丹皮、当归益肝肾之阴兼养肝血，黄芩、石决明、天麻、刺蒺藜、僵蚕清肝平肝熄风，法半夏、炙远志化痰畅中并安神，延胡索、川芎、白芷辛温走窜，能行能通，活血定痛。全方共奏补益肝肾，清肝平肝熄风，化痰活血，通络定痛之功。

（二）血管神经性头痛

血管神经性头痛为临床常见病症，属中医顽固性头痛。其可见突然发作的头部剧痛，也有疼痛经年累月，反复发作，头痛因情绪波动或有外感时疼痛加重等。此种头痛常为外邪引扰致脏腑气血失和而致，一般病程长，常反复发作，时轻时重，其临床虽可有气虚、血虚、肾虚、肝阳上亢、痰浊、血瘀等见症，但这些病理表现并不可截然分开，且均可概括于肝脾失调所致，故治疗必须审证求因。有外邪袭扰者，以祛邪调肝脾止痛并治，因肝肾不足、气血亏虚、肝阳上亢、痰瘀阻络者，则根据其病因病理在调理肝脾的基础上或滋补肝肾或平肝熄风、化痰活血、通络止痛施治，临床我们多选验方清肝养血止痛汤加减治疗。

【案例】王某，女，30岁，2014年3月2日初诊。

患者一年来头痛时作，自述由一次感冒引起。疼痛以左侧太阳穴上方为主，痛剧时则如针刺刀割并有呕恶，常自服解热止痛药以缓解疼痛。经检查已排除鼻咽部、眼部等病变。西医诊断为神经血管性头痛。平素眠差多梦。舌暗

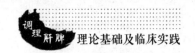

红苔白滑，脉弦细。中医辨证为风寒留滞，痰瘀互结、经络阻滞之头痛。治宜活血化痰，养血祛风，散寒止痛。方用清肝养血止痛汤加减：柴胡12g，黄芩12g，川芎15g，当归15g，白芍15g，法半夏12g，泽泻15g，蔓荆子15g，刺蒺藜15g，延胡索12g，红花10g，全蝎6g，防风12g，白芷15g。6剂。

3月15日二诊：头痛缓解，诉睡眠稍差，延一诊方加代赭石20g。6剂。经随访，头痛未再发作。

【按语】患者头痛由外感引起，且痛以左侧太阳穴为主，此风邪留滞于足少阳胆经，日久气血失和，肝疏脾运失常，生痰生瘀，痰瘀互结，脑络受阻，不通则痛。方中柴胡、黄芩引药入肝胆经，川芎、当归、白芍养血平肝止痛，蔓荆子、刺蒺藜、红花，全蝎、延胡索活血疏肝、祛风解痉定痛，法半夏、泽泻化痰益脾，防风、白芷搜日久之风寒以除致病之因，再加代赭石平肝潜阳，立方针对病因驱风通络，针对病理变化疏肝益脾、养血活血化痰止痛，从而取得预期疗效。

（三）三叉神经痛

三叉神经痛属中医偏头风，其为三叉神经分布区发作性、烧灼样、抽掣样的剧烈疼痛。其疼痛反复发作，历时短暂，常因漱口、洗脸、进食等诱发。患者可见消瘦、焦虑等。头为诸阳之会，三叉神经所支配区域为少阳、阳明经头面部循行之域。本病风、火、痰、瘀为致病因素。外为风火邪气伤及经脉，内为气血痰瘀阻滞络脉，内外相因，经络受损，痰瘀阻滞，不通则痛。病久则虚实夹杂，临床多以肝脾失调、肝胃不和、风邪上扰、痰瘀阻络为其病理综合施治。

【案例】陆某，女，45岁。2014年7月12日初诊。

患者半月前刷牙时突发右侧面部剧烈疼痛难忍，就诊于临近诊所，按牙痛治疗，给服去痛片并静脉输液，输液未开始疼痛即缓解。两月前晨起洗脸时疼痛再发，痛如针刺刀割、又服去痛片，两分钟后疼痛再次缓解。以后发作渐至频繁，去痛片加量服用也无济于事。由县上到我院神经内科就诊，诊断三叉神经痛，给卡马西平等药。现因疼痛仍不时发作且伴诸多不适而就诊中医。刻诊：患者面黄肌瘦，脾气暴躁。诉眠差心烦、纳少口苦，月经过期未至。脉弦、舌黯滞边尖红。中医辨证：肝旺脾弱，风火痰瘀上扰少阳、阳明经，经脉受阻，不通则痛。治以清肝益脾，祛风化痰清热，活血通络止痛。处方：柴胡12g，当归15g，川芎15g，黄芩12g，夏枯草15g，白术20g，钩藤18g，白芷15g，法半夏12g，僵蚕15g，全蝎8g，延胡索15g，没药10g，木瓜15g，白芍

25g，甘草6g，4剂（免煎颗粒）。每剂配5袋，每日3次，每次1袋。

7月19日二诊：药后疼痛发作一次，自觉发作次数较前减少，延一诊方再进4剂。

7月26日三诊：诉疼痛程度有减，月经已行，量少色黑、腹痛。延一诊方去黄芩加香附18g。3剂。患者诉中药效果不错，要求带处方回当地继续服用。

【按语】 痛如针刺刀割，暴作暴止，此瘀滞夹风使然。患者脾气暴躁，口苦，舌边尖红，脉弦皆为肝郁化火之象，肝火内盛引动肝风，风火夹痰瘀上扰少阳、阳明经，二经经气受损，不通则痛。肝气过旺必克脾土，脾胃受损、气血生化乏源致患者有面黄肌瘦、纳少等脾虚见症。肝气过旺又致肝血不足、肝火扰心、冲任受损致患者有心烦，睡眠不佳，月经过期不至等症。故本例三叉神经痛，其病理应为肝旺脾虚，风火夹痰夹瘀上扰少阳、阳明经。治宜调肝健脾，祛风化痰清热，活血通络止痛。药用柴胡、当归、黄芩、夏枯草疏肝养血清热，用白术、钩藤、白芷健脾祛风止痛；用僵蚕、全蝎、法半夏搜风化痰通络止痛；用川芎、延胡索、没药行气理血通络止痛，木瓜、芍药配甘草缓急止痛。全方共奏调肝健脾，祛风化痰清热，活血通络，缓急止痛之功。

十三、眩　晕

【概说】 头昏目眩，视物旋转之症，称之眩晕。本病西医分为耳源性眩晕和神经性眩晕，前者为迷路病变引起，如梅尼埃病及部分耳部病变，后者由前庭神经、脑部、颈部血管病变引起，如动脉硬化，颈椎病等。此外，眩晕还为高血压、低血压、高血脂、心动过缓等疾病的临床常见症状。眩晕之病机，责于清窍失养，其因于肝脾肾虚基础之上形成的风火痰瘀作祟，对此历代医家早已有"无痰不作眩"，"无风不作眩"，"无虚不作眩"之论。眩晕临床一般可按肝阳上亢，痰湿中阻，肾精亏虚，气血不足等病机分别施治。事实上，眩晕的发生，主要与肝脾肾之升降失常有关。《内经》说："诸风掉眩，皆属于肝"。肝郁化火、肝血不足、肝风内动升而不降，可发为眩晕，由肝病导致之脾虚又可生痰生瘀，痰瘀浊气不降随肝气上升，脑络受阻又可致眩晕，肾为五脏之根，肝脾不足，肾气亏虚，肾精不足，清窍失养，眩晕亦作。故治疗总以调理肝脾肾，化痰活血降浊，益气升清为主，把握气机升降，清者当升则清窍得养，浊者当降则脑脉通利，是以眩晕可愈也。

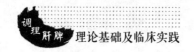

（一）高血压

高血压患者常因血压升高致头昏目眩，此为高血压眩晕，中医称之为风眩。其病因多见肝风夹瘀夹痰上扰清窍，病机为脑窍失养或为脑窍受损，临床表现一般见本虚标实之证，本虚责之于肝肾亏虚，气血不足，标实责之于风火痰瘀。而以上病理涉及气血、涉及痰瘀，此与肝脾直接相关，故调理肝脾为主，在此基础之上或补益肝肾、或疏调气血，或祛风或化痰或散瘀，或几者兼顾，是临床治疗高血压眩晕的基本原则。

【案例1】叶某，男，62岁，2014年3月9日初诊。

患者反复头晕头昏伴失眠半年余，曾在我院诊断为原发性高血压，脑动脉硬化等，未遵医嘱，自行不规则服用降压药。近日因感觉头晕加重来看中医。刻诊：患者一般情况可，诉头晕头昏，夜间多梦，心烦、口干苦，纳少，大便干燥。舌红苔黄，舌下静脉紫黯，脉弦滑。血压：170/92mmHg，中医诊为眩晕，辨证为肝阳上亢，水不涵木，瘀血阻络。治宜平肝潜阳，滋水熄风，活血通络。处镇肝熄风汤加减：石决明20g，磁石30g，代赭石20g，生牡蛎30g，生地25g，白芍18g，黄芩15g，夏枯草15g，天麻15g，钩藤18g，当归15g，川芎15g，丹参18g，杜仲15g，怀牛膝15g。3剂。嘱饮食清淡，戒怒，忌烟、酒。

3月16日二诊：患者觉头晕略减但头昏仍重，口稍干，不思食。大便已不干。舌暗红苔微黄，脉弦滑无力。血压160/92mmHg。此为肝风稍敛而脾虚之症渐显，调整处方：白术15g，泽泻15g，炒麦芽30g，木香10g，延胡索15g，当归15g，川芎15g，白芍18g，葛根30g，荷顶15g，石菖蒲10g，天麻12g，杜仲15g，怀牛膝15g，黄芩12g。5剂。

3月29日三诊：患者服药后感头晕未作且觉头脑渐清爽，纳食睡眠也有好转，口苦心烦亦减，二便正常。舌暗红苔薄白，脉弦，血压145/90mmHg。患者自觉病症已好，不想再服中药。嘱按时服用甲磺酸氨氯地平片，每日1次，每次1片，早上7时服用。

【案例2】李某，男，48岁，2010年5月4日初诊。

患者诉头昏头晕反复发作1年余，情绪波动时常有加重。平素感腰膝酸软，不耐劳作，偶有腹胀，大便软。舌红苔薄少津，脉细弦滑。近日体检发现血压160/96mmHg，血尿酸480μmol/L。中医诊断眩晕，辨证为肾阴亏虚，肝脾失调，湿瘀阻滞，清空受扰。治宜益肾舒肝健脾，活血运湿止眩。处方：生地20g，丹皮15g，淮药30g，杜仲15g，怀牛膝15g，桑寄生20g，郁金18g，香附15g，生麦芽30g，白芍18g，川芎15g，白术15g，茯苓18g，泽泻20g，黄芩

12g。5剂。嘱限盐，忌鱼卵、海鲜、臭豆腐、香肠等含高嘌呤食物，多喝水，适当运动。

5月15日二诊：药后头晕明显减轻，血压降至142/86mmHg。睡眠欠佳，头昏闷。舌淡红苔薄白，脉弦细。延一诊方加葛根30g，荷顶15g。5剂。

以后以二诊方出入又服20余剂后，血压稳定在136~140/84~90mmHg之间，头晕不作，临床诸症亦随之好转。

【按语】镇肝熄风汤为张锡纯治疗肝阳上亢之名方，例1患者，证见一派肝阳上亢、水不涵木之症，选镇肝熄风汤减味加生地等滋水甚为合拍，但因重镇药加用过多，伤及脾胃，患者原已纳减，药后更甚，此乃高脾运不足也，故二诊以调理肝脾为主，用白术健脾，泽泻、麦芽、木香利湿运中，又用当归、川芎、白芍、延胡索养血活血，杜仲、怀牛膝、黄芩补肾清肝，加天麻、葛根、石菖蒲、荷顶息风醒脑升清。脾得健以利肝舒，养血补肾清肝以平风扬，故头晕头昏不作且血压下降明显，其它各症也相应好转，由此说明清肝理脾在高血压眩晕的治疗中确具举足轻重的作用。例2患者头昏头晕，情绪波动则症状加重并反复发作，且有腰膝酸软不耐劳作，又有腹胀大便不实，此为肾阴亏虚又有肝脾失调之症。水亏于下，肝脾失于濡养，复加怫郁，湿气夹瘀热上扰清空，故见头晕头痛且在情绪波动时症状加重。方中生地、丹皮、桑寄生、淮药、怀牛膝、杜仲滋水益肾，郁金、香附、生麦芽、白芍、川芎舒肝解郁、养血活血，白术、泽泻、茯苓、黄芩健脾利湿清热。肾水足，肝体得养，肝脾调达有序，湿瘀得化，清空无扰则血压下降，眩晕不作。

（二）低血压

血压偏低常导致头昏头晕之证。中老年女性多见。临床表现为血压低于正常，伴眩晕，神疲乏力，失眠等。其病机多为气血不足，脾肾阳虚，但临床中兼肝郁脾虚者并不乏多见。故临床治疗不仅需从补气养血、升阳益气着手，调理肝脾气机升降也极为重要。

【案例】柳某，女，56岁，2012年6月9日初诊。

患者53岁绝经，之前患崩漏半年余。平素纳差心烦，头昏头晕时作。近一周因外感咳嗽服消炎药后，咳嗽减轻但觉头昏头晕加重，久坐站起时头晕尤重，甚则眼前发黑。伴纳少多痰，午后双下肢稍见浮肿。就诊时见其面色淡白，少气懒言。舌淡滞苔薄腻，脉细滑无力。血压86/56mmHg。辨证为肝血不足，脾虚痰滞，清阳不升。治以健脾舒肝，养血化痰，益气升清。用陈夏六君合当归芍药散加减：太子参30g，白术20g，茯苓18g，陈皮12g，法半夏12g，

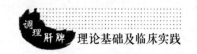

黄芪25g，当归18g，柴胡12g，泽泻15g，白芍12g，荷顶12g，甘草10g。5剂，每剂开水煎3次，药液混合分6次服用，每日3次。

6月20日二诊：药后眩晕明显好转，纳食有增，双下肢浮肿也有减轻，但仍感头昏乏力，时有汗出。脉舌同前。测血压为92/60mmHg。延一诊方去白芍、荷顶加五味子9g。5剂。

7月2日三诊：药后诸症均有好转，测血压为106/60mmHg，给补中汤加五味子、枳壳善后。嘱定期测血压。

【按语】患者有崩漏史，肝血素亏，气血不足。感冒后头昏头晕加重，立起尤甚，心烦纳少，午后下肢浮肿等症，此为外邪扰正，气血亏虚加重，又脾为中土，脾胃虚弱运化无能，土壅木郁，水湿化为痰浊阻滞中焦则清阳难升，脑腑失养，眩晕因作。故选方以陈夏六君合当归芍药散加味，健脾舒肝，养血化痰，利水除湿，升清定眩。随痰化湿除、肝血得滋，清阳上行通畅无阻，脑腑得养，眩晕不作且血压随之逐渐正常。

（三）颈椎病

颈性眩晕因颈椎退变引起暂时性椎动脉供血不足而引起，发病时可有头晕，旋转，摇晃等感觉，或伴颈肩酸痛，手指麻木，胸闷心悸，恶心呕吐，全身乏力，脉搏变慢，血压不稳等。眩晕的发生与颈部活动或姿势改变有直接关系，颈部突然旋转时可如酒醉样摔倒，此为颈性眩晕之重症。本病根据病因、症状、体质以及病史综合分析，一般可归于肝阳上亢夹痰夹瘀，气血两虚肝肾不足。我们认为从临床表现来看，肝阳上亢夹痰夹瘀之病机最为常见。

【案例】张某，男，46岁，2004年4月18日初诊。

患者为纪检干部，工作一贯紧张，平素常有心烦失眠，手指麻木，神倦乏力等，四月前偶尔发现血压偏高，一直未认真治疗。三日前晚上伏案写作结束，立起并转头时突发眩晕，感觉眼前物体晃动，并感恶心，即刻卧下，睡眠不实，辗转至天明。起床后头晕又作，伴呕恶，口干苦，经头颅CT扫描未见异常，颈椎摄片诊为颈3C～7C骨质增生，血压160/90mmHg。诊断：1.颈性眩晕。2.高血压病。已行颈椎牵引、服尼群地平片降压及输液治疗2天。就诊中医时，见其面红目赤，诉头晕闷胀，心泛欲呕，纳少，口苦心烦，尿少色黄。舌黯红苔黄腻，脉弦滑。辨证为肝阳上亢、夹痰夹瘀、上犯清窍之眩晕。治以平肝潜阳，活血化痰，祛风止眩。处方：夏枯草15g，仙鹤草20g，陈皮12g，法夏12g，代赭石18g，竹茹10g，黄芩12g，钩藤18g，泽泻15g，川芎12g，天麻12g，当归15g，丹参15g，白芍15g，葛根30g，栀子12g。5剂。

二诊：输液已停2天，头晕明显好转，口已不苦，但仍纳少，感腰酸，二便正常。血压140/80mmHg。延一诊方加白术15g，怀牛膝15g，枣皮12g。5剂。教给颈椎操一套，嘱每天坚持做一遍，并嘱定期监测血压。

三诊：临床症状基本消失，要求再开二诊方3剂，巩固疗效。

【按语】本患者平素即有心烦失眠，手指麻木，倦怠乏力，血压偏高等木郁化火，脾虚肝阴暗耗表现，体位突变致气血不畅突发眩晕。面红目赤、口苦心烦，舌质黯红苔黄腻，脉弦滑均为肝火上扰、夹痰夹瘀见症。心烦欲呕，食欲不振，神倦乏力，舌苔黄腻又为脾运不足、痰浊化热之象。其病机为脾运不足、肝阳上亢，夹痰夹瘀、上扰清窍。方中用夏枯草、仙鹤草、栀子、黄芩清肝止眩，用陈皮、法夏、竹茹、泽泻祛湿运脾、化痰止眩，用代赭石潜阳止眩，用当归、丹参、川芎养血活血止眩，用天麻、钩藤、白芍祛风平肝止眩。再加葛根解肌升清。全方共奏清肝潜阳、活血运脾化痰、祛风止眩之功。

（四）梅尼埃病

梅尼埃病，亦称内耳眩晕症。本病为眩晕突然发作、伴耳鸣耳聋，一般有受寒或劳累、情绪不稳、失眠等诱因。患者突感头目眩晕，自觉四周景物转动，站立不稳，或感天旋地转，汗出，恶心欲呕，头不能动、眼不能睁，否则眩晕加剧。本证病机虚实夹杂，虚责之肝失疏脾失运，实责之痰火。肝疏脾运失常，聚湿生痰化热，痰气交阻，清阳不升，浊阴不降，发为眩晕。临床常以健脾利湿化痰清热、平肝升清止眩治疗。

【案例】倪某，女，58岁，2014年6月14日初诊。

患者两年前某日起床时突发头晕，视物旋转，耳鸣伴呕恶，动则症状加剧，西医诊断为梅尼埃病，经治疗好转。去年到香港旅游途中头晕又发，当地医生告之为"迷路水肿"，经治效果不佳，眩晕反复发作。4天前再次发病来院急诊后收住院治疗。现自感视物旋转，恶心呕吐，头晕耳鸣，双耳如有物蒙，听力下降，汗出阵阵，面色少华，饮食睡眠尚可，二便正常。舌淡红苔微黄稍厚，脉弦滑。头颅CT未见异常。血压正常。中医辨证为肝脾失调，痰湿中阻，清阳不升，肝风夹痰火上扰清窍之眩晕。治以调肝健脾运中，化痰清热利水，升清止眩。处方：柴胡12g，法半夏12g，黄芩12g，白术15g，茯苓18g，泽泻15g，白芍18g，陈皮12g，天麻12g，荷顶15g，枳壳12g，白豆蔻10g，生姜15g，苏条参25g。3剂（免煎颗粒）。嘱避风寒，忌劳累，调情志。并忌酸冷、油腻甜食。

6月21日二诊：药后头晕耳鸣减轻，呕恶不作，但仍有汗出耳蒙，面色少

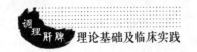

华。舌淡红苔白，脉弦滑无力。治以补中升清，疏肝健脾化痰，活血开窍。

处方：黄芪30g，苏条参25g，葛根30g，柴胡12g，法半夏12g，黄芩12g，升麻6g，白术20g，泽泻15g，川芎12g，当归15g，荷顶15g，陈皮12g，枳壳12g，茯苓18g，石菖蒲10g。3剂（免煎颗粒）。

6月28日三诊：药后除眠差多梦、汗出外，各症均见好转，纳食可。舌暗红苔白，脉弦滑无力。延二诊方加煅龙骨15g，煅牡蛎30g，丹参18g。5剂（免煎颗粒）。嘱多步行，少食肥甘厚味，保持心态平和。

【按语】。《丹溪心法》云："头眩，痰挟气虚并火，治痰为主，挟补气药及降火药。无痰不作眩，痰因火动，又有湿痰者，有火痰者。"本患者眩晕之病机为痰湿中阻，清阳不升，肝风夹痰浊上扰致眩晕反复，痰浊郁而化火生瘀，上扰清窍导致眩晕加重，先以调肝健脾，化痰利水，升清止眩治疗，继则以补中升清，舒肝健脾化痰，活血开窍治疗，使其肝舒脾运，痰瘀无生成之源且无上扰之虑，眩晕之症得以逐渐缓解。嘱患者平素应加强运动，少食肥甘厚味，保持心态平和，以杜绝痰火生成，清除引起眩晕之内因，以期减少眩晕发作的次数。

（五）短暂性脑缺血

短暂性脑缺血发作，为一过性的脑局灶性血液循环障碍，多见于有颈椎病、脑动脉硬化之老年人。临床表现为突然发作的头晕目糊，走路不稳、或见肢麻舌强等，或有一过性黑蒙、或见呕恶等，历时短暂、常反复发作。病应属中医中风轻症，病机多为肝脾肾亏损，髓海不足，风痰上扰，脑络受阻，气血不利，清窍失养。治疗多从调肝理脾益肾治其本，活血化痰治其标，标本兼治。需要强调的是：本病症状反复发作，越发越重，或成为永久性中风，故对本病的发作症状要引起足够的重视，且要积极治疗原发病，并以预防为主。

【案例】田某，女，70岁，2013年10月8日初诊。

患者头晕痛间发3年，曾两次住院治疗，但头晕头痛仍作。CT检查提示：颈椎骨质增生，椎间盘膨出。西医诊断为颈椎病，短暂性脑缺血，椎-基底动脉供血不足等。患者近来眩晕发作次数增多，病发时视物旋转，有头目颈项紧胀感，不敢站立，偶伴眼前黑蒙，且眩晕多发生于突然转头时。平素饮食欠佳，睡眠尚可。测血压正常。舌淡红，苔薄白微腻少津，脉弦细滑。中医辨证为肝脾肾亏虚，髓海不足，风痰上扰，脑络受阻，清窍失养之眩晕。治宜补肝肾益精髓、健脾化痰熄风通络止眩。方选半夏白术天麻汤合左归饮加减。

处方：天麻15g，法半夏12g，白术18g，泽泻20g，陈皮12g，熟地20g，制首乌

20g，白芍20g，枣皮15g，川芎15g，菟丝子18g，木瓜15g，淮牛膝15g，葛根30g，仙鹤草20g，地龙10g。5剂。嘱注意转头不要过快，最好养成转头时身体与头同转的习惯。每日用木梳子从上至下梳后颈部100次以上。

10月22日二诊：药后头晕痛以及头目颈项紧胀感均有减轻。效不更方，延一诊方5剂续服。

11月3日三诊：二诊服药并遵医嘱后，头晕痛未作，颈项紧胀缓解。舌淡红苔薄白，脉细弦。当处补肝肾、解肌活血通络方药长服以减少短暂性脑缺血发作次数：杞菊地黄丸方加葛根、白芍、当归、川芎、丹参、木瓜5剂。

【按语】本患者年已古稀，肝脾肾先虚，髓海不足，风痰上扰，脑络瘀阻，清窍失养，眩晕因作。治用熟地、枣皮、制首乌、杜仲、淮牛膝补肝肾，益精髓，用法半夏、陈皮、白术、泽泻健脾燥湿化痰，用天麻、白芍、葛根、木瓜、川芎、地龙柔肝解肌、熄风通络，用仙鹤草补虚升清止眩。全方共达补肝肾，健脾化痰，柔肝解肌，熄风通络止眩之效。肝脾肾得养、痰瘀得化，脑络得通，清窍得养，头晕痛可止。

（六）慢性脑供血不足

慢性脑供血不足，是指各种原因导致大脑处于整体水平每分钟血流供应减少的状态，因脑部缺血缺氧而出现头晕目眩，失眠健忘等症状。经颅多普勒检查提示脑动脉硬化。本病中老年人多发。其因为气血阴阳之本虚与痰瘀标实合而为患。《内经》说："上气不足，脑为之不满，耳为之苦鸣，头为之倾，目为之眩。"气行则血行，气虚则血行不能，脑失所养则头昏眩晕。肝藏血，肝血不足则生风，风痰上扰清窍亦可致眩。脾统血，脾失统摄气虚血滞则生瘀，脉道瘀阻，气血难于上行，髓海失养，头昏眩晕亦作。

【案例】马某，女，65岁，2013年11月7日初诊。

患者因一年来头昏闷痛反复发作伴神倦乏力来诊。诉常吃药打针未见效果以致心烦意乱。患者带来检查结果：脑MRI提示腔梗、经颅多普勒检查提示动脉硬化。询之患者用过灯盏花，也服用阿司匹林、银杏叶片等，但因记性不好常不能按时吃药。诊见患者气短神疲，呵欠连连，诉头昏头晕，眼花心烦，健忘失眠，纳食减少，口干，二便无异常。舌淡滞苔薄少津，脉弦细。血压126/80mmHg。辨证为气血不足，肝脾失调，痰瘀阻络，清窍失养之眩晕。治以补气益血，调肝益脾，活血化痰，通络定眩。处方：黄芪30g，白术20g，当归20g，川芎12g，白芍18g，柴胡10g，丹参18g，水蛭5g，炙远志8g，菖蒲10g，茯神20g，葛根30g，夜交藤20g，合欢皮15g，荷顶15g。5剂（免煎颗粒）。

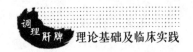

11月16日二诊：患者精神稍好，睡眠改善，头昏眩晕似有减轻，但感饭后饱胀不适。舌脉如前。血压120/75mmHg。延一诊方加神曲20g。5剂（免煎颗粒）。

11月28日三诊：患者诉头脑稍清爽，饮食睡眠也好很多。延二诊方去水蛭加制首乌20g，三七粉5g。5剂。尔后在此方基础上加减出入又调治2月余，眩晕一直未作，自述记忆力也稍有好转。

【按语】张景岳指出"眩晕一证，虚者居其八九"，强调"无虚不作眩"。该老年患者临床症见气血不足，肝脾失调，痰瘀阻络，脑失所养致头昏头晕诸症。故治疗应以益气补血，调补肝脾，化痰活血通络为主。方中黄芪、白术补脾以益气，当归、白芍、柴胡调肝以生血，炙远志、菖蒲化痰以开窍，川芎、葛根、丹参、水蛭活血通络，茯神、夜交藤、合欢皮养血安神，荷顶升清止眩。本方具益气养血，调理肝脾，活血通络，安神醒脑之功。用于慢性脑供血不足患者之各种临床症状的逐步改善有较明显的作用。

十四、中　风

【概说】中风即现代医学之脑血管病，又称为脑血管意外或脑卒中。中风之论始于《内经》，其称之为"薄厥""大厥"等。《素问·调经论》谓"血之与气并走于上则为大厥，厥则暴死"即为本病病机。中医认为中风之因多由于脑怒忧思，过食肥甘酒醇，劳累过度等等致阴亏于下阳亢于上，肝风内动致气血逆乱，痰气火热上冲于脑，经络受损，心窍被蒙而见突然昏扑，半身不遂。临证当明辨：其中经络者轻，属中医真中风，此为脉络空虚风邪入中；中脏腑者重，属中医类中风，此为阳化风动痰火相煽。中脏腑者有内闭、外脱之分，内闭又有阳闭、阴闭之别。阳闭以辛凉开窍、清肝熄风为主，或需加泻下通腑以救其急。阴闭又当辛温开窍、豁痰息风。脱症则需回阳救逆、扶正固脱。同样，在中风后遗症的治疗过程中，虽说一般以活血化痰通络治其标，以滋益肝脾肾，调其气血治其本，但孰轻孰重还需细辨。本节讨论的脑梗死及面神经麻痹，皆以辨证论治为指导取效。

（一）脑梗死

脑梗死属中医"中风"范畴。多见于有高血压动脉硬化、冠心病、糖尿病等病史的50岁以上的老年人，常在睡眠中或早晨起床时发病。病前常有肢麻、头晕、语言不清等短暂脑缺血发作表现，临床表现为偏瘫、失语、吞咽困难、共济失调、少数有不同程度的意识障碍。其病机为脏腑功能失调、痰瘀为患。脑梗死后遗症期求治中医者较为多见，我们治疗本病以活血化痰为核心，并调肝理脾，用四物二陈汤为基础，气虚加黄芪、太子参，瘀血重加桃仁、红花、赤芍，抑郁者加郁金、延胡索，痰湿重加菖蒲、远志、枳实。治疗过程中还酌情选加地龙、僵蚕、全蝎、蜈蚣等虫类药物搜剔除风。

【案例】陈某，男，64岁，1998年2月18日初诊。

患者平素身体尚可，除偶有感冒外未发现其他病症。前天早上起床时自觉右侧上下肢无力，说话困难，头昏晕，家属随即送来就诊，CT提示：左侧基底核区腔隙性脑梗死，皮质下动脉硬化所致脑白质稀疏。拟收入住院。患者因经济困难自行转中医门诊治疗。刻诊：患者右侧上下肢无力，步履艰难，语言謇涩，示头晕，口干而不欲饮，二便尚可。舌质紫暗，苔厚腻而干，脉细涩，血压168/91mmHg。诊断为中风，辨证为肝风引动痰瘀，脉络阻滞，投以四物二陈汤加减。处方：当归20g，赤芍20g，生地黄20g，川芎15g，法半夏12g，茯苓20g，枳实12g，钩藤15g，桃仁12g，丹皮15g，郁金15g，远志6g，石菖蒲6g，全蝎10g，蜈蚣3条。并给尼群地平片10mg，每日1次，嘱早上7时服用。10剂后患者精神好转，头晕消失，语言謇涩程度减轻，后继续服药2月，随证加减，中风病得以治愈。随访3年，患者能参加一般农事劳动，血压稳定，中风病未见复发。

【按语】气血不足，脉络空虚，风邪乘虚而入，风扰脉络，生瘀成滞，或形盛气衰，痰湿素盛，外风引动痰湿，闭阻脉络，最终导致经脉肌肉失养，局部脑组织缺血缺氧，以致充血水肿，变性坏死等病理变化引起脑梗塞一系列的临床症状，这些症状皆由经脉闭阻所产生，而经脉闭阻因痰瘀而致，而痰瘀的形成又与肝脾功能失调有关，方中用当归、赤芍、川芎、生地黄养血以柔肝，法半夏、茯苓、枳实理气化痰以益脾，又加桃仁、牡丹皮、郁金活血，加远志、菖蒲化痰开窍，加全蝎、蜈蚣、钩藤通络并息风。我们认为脑梗死的治疗应以祛风化痰，活血通络调肝脾为主。风静痰化血活，脑梗死始得治愈。

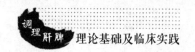

（二）周围性面瘫

周围性面瘫即"特发性面神经麻痹""面神经炎"，属中医之"口僻""面瘫"等。本症多为局部受寒或风吹后突然起病，也常见于感冒后。症见口角歪向健侧，患侧眼睑不能闭合，咀嚼不利，自觉患侧面部麻木不适。究其病机，《诸病源候论》谓："体虚受风，风入于颊口之筋也。足阳明之筋上夹于口，其筋偏虚，而风因乘之，使其经筋偏急不调，故令口歪僻也。"《金匮要略》言其"贼邪不泻，或左或右；邪气反缓，正气即急，正气引邪，歪僻不遂。邪在于络，肌肤不仁。"故其病机为阳明经气不足，风邪趁虚而入，以致经气逆乱，络脉阻滞，气血不利，面肌一侧麻痹所致。治当疏风为主，活血化痰通络。值得一提的是，本病治疗效果与患者就诊时间早迟为正相关，故发病时间越短治疗效果越好。本病可行针灸治疗，因其能促进神经传导功能的恢复及加强肌肉收缩，对本病恢复有极好的治疗作用。

【案例】吴某，男，40岁，2014年3月10日初诊。

患者受寒感冒5天，经治头痛流涕好转，昨日起床漱口时发现口含不住水，家属见其口已歪向右侧，笑时尤为明显，遂陪就诊。患者诉左侧面部肌肉板滞不舒，并觉口干苦，便难溲黄。查见其额纹消失、左侧鼻唇沟变浅，左眼睑不能闭合，口角歪向右侧，不能鼓腮吹气。舌淡滞尖边红，苔中部稍厚腻，脉弦滑。诊断为周围性面瘫。证属外感邪入少阳，风痰阻络，血行不利。先拟和解少阳，祛风化痰，活血通络为治。方拟小柴胡汤加减：柴胡12g，法夏12g，黄芩15g，白芷15g，防风15g，羌活12g，葛根30g，川芎15g，当归20g，蝉蜕8g，僵蚕12g，甘草6g。3剂（免煎颗粒），每剂配6袋，每日3次，每次1袋。嘱外出带口罩，眼罩。避风寒。

3月17日二诊：患者诉面部肌肉板滞略减，口已不苦，二便正常。观其口眼歪斜似有好转，左眼睑仍不能完全闭合，余症同前。舌淡滞苔中部稍厚，脉同前。此少阳症已解，证属风痰阻络，血行不利，仍治以祛风化痰、活血通络。处方：小白附子20g，白芷15g，防风12g，羌活12g，葛根20g，天麻15g，胆南星9g，桃仁12g，川芎12g，当归20g，白芍18g，僵蚕12g，蝉蜕10g，全蝎8g。6剂（免煎颗粒）。

3月29日三诊：患者来诊，喜而告之，面瘫已愈，仅左侧面部有冷凉怕风感，遂以玉屏桂枝汤加当归、川芎善后。经随访，面瘫一直未发。

【按语】该患者周围性面瘫发生于感冒近一周，并有口苦等，此属少阳风痰阻于面部经络，血行不畅，筋脉失养。先用小柴胡汤加减和解少阳祛外风为主合并化痰养血通络并治，外风得解，故病症稍见减轻。因内在病机仍为风痰阻络，血行不畅，故易方牵正散加味对应之。方中小白附子、天麻、胆南星、僵蚕、蝉蜕、全蝎祛风化痰，解痉通络。又"治风先治血，血行风自灭"，故加当归、白芍养血以息风。又痰瘀互化，加川芎、桃仁以活血化痰通络。补血活血化痰、祛风通络并进，使风静痰化血活，则麻痹得解。其中白芷、防风、羌活、葛根药性升浮，上行头目，可载诸药上行头目又有祛风之用。二诊全方共奏祛风化痰，益血活血，通络除痹之效。

十五、胁　痛

【概说】胁痛是指胁肋部疼痛为主证的疾病。包括西医的急、慢性胆囊炎，急、慢性肝炎、肋间神经痛等。胁肋为肝胆之分野，其经脉分布于胁下，肝胆或为湿热所困，或为气机不利，脉络不通，不通则痛。临床胁痛一般按肝胆湿热、肝郁气滞、肝脉瘀阻、肝胃阴虚等辨治。事实上，湿热可导致气机不利，肝郁气滞又可致肝脉瘀阻，气机失畅，郁久化热又可伤及肝胃之阴，故调理肝脾枢机应为胁痛的根本治则。

（一）慢性胆囊炎

慢性胆囊炎由急性胆囊炎反复发作而来，B超检查见胆囊壁增厚，胆囊收缩功能减退，有见合并胆结石者。本病属中医胁痛、胆胀范畴。《灵枢·胀论》云："胆胀者，胁下痛胀，口中苦，善太息"。即为中医对慢性胆囊炎临床症状的描述。患者常有反复发作性的上腹部疼痛或向右侧肩背部放射，进食油腻后疼痛和情绪不佳时症状加重，也有的患者见腹胀、恶心、嗳气等。慢性胆囊炎病位虽在胆，但其病机与肝、脾、胃相关。肝气郁结，湿阻中焦或饮食不节等均会影响脾胃气机升降功能，致使肝胆气机郁滞而发病。由此，在临证中应以疏肝健脾，清热利胆，理气止痛为治。拟方胆道消炎汤（柴胡、黄芩、香附、木香、白芍、枳壳、栀子、郁金、败酱草）。脾虚加苏条参、白术，痛甚加延胡索、川楝子，湿热重加茵陈、金钱草、龙胆草，便秘加槟榔或加大黄。伴结石者加鸡内金、金钱草，瘀重者加川芎等。

【案例】肖某，男，42岁，2013年7月18日初诊。

患者右上腹疼痛，反复发作一年余，症见右胁下胀痛并放射至右肩背部，劳累或饮食稍有不慎则疼痛加重。曾在某医院经B超检查后诊断为慢性胆囊炎，长期服用消炎利胆片，但疼痛仍反复发作、时作时止。2天前进食稍油腻，即感右胁下胀痛加重，痛连右肩背，伴胸闷嗳气，恶心欲呕，口干苦，纳少便秘。体查：胆囊区压痛，莫菲氏征阳性。B超提示胆囊壁增厚，内壁毛糙。由他人举荐就诊中医。诊时见其面色萎黄。舌暗红苔白腻，脉弦滑。诊断：胁痛。辨证为肝胆气郁，脾胃纳化升降失常，胆汁瘀滞。治以疏肝健脾、调其枢机，疏泄胆汁、活血止痛。用自拟胆道消炎汤加减：柴胡12g，黄芩15g，香附18g，木香10g，郁金18g，败酱草25g，川芎12g，白术20g，延胡索15g，川楝子15g，栀子12g，金钱草30g。3剂。

7月25日二诊：患者疼痛次数减少，疼痛程度明显减轻，嗳气不作，但感神疲乏力，大便溏。舌淡红苔白腻，延一诊方去败酱草、栀子加苏条参25g，炒鸡金20g，茯苓18g。前后共服药20余剂，胁痛消失，嗳气胸闷不作。经B超复查，胆囊壁欠光滑，但胁痛一直未作。

【按语】胆腑以疏泄通降为顺，若情志郁闷，饮食不节，或外邪引扰，使胆腑气机通降失常，不通则痛，发为胆胀。我们认为患者有胆囊炎病史，胆汁通降失畅，气机不利，日久必成瘀滞。临床见右胁胀痛，痛连肩背，口干苦，嗳气便难等皆与气滞血瘀从热而化有关。气滞日久，肝木克及脾土，脾胃亦见虚弱，病情表现虚实夹杂。治方以柴胡、黄芩、栀子、败酱草疏肝清肝解热，以香附、木香、郁金、川芎理气活血止痛，延胡索、川楝子利胆止痛，白术、金钱草健脾除湿。全方共奏疏肝利胆健脾，清热化湿活血止痛之功。湿热得清，气畅血活，胆腑功能通降有序，胆囊炎之临床症状得以消除。

（二）慢性肝炎

慢性肝炎大多由急性病毒性肝炎久治不愈迁延而致。由于湿热疫毒长期羁留于体内，侵害肝胆，肝胆气机阻滞，影响脾胃运化，脾胃渐至虚弱，病情迁延难愈而转为慢性。我们治疗本病遵照"见肝之病，知肝传脾，当先实脾"的宗旨，治以疏肝健脾的基础上清利湿热，拟方慢肝解毒汤（苏条参、柴胡、白术、茯苓、佛手、败酱草、蒲公英、黄芩、陈皮、木香、神曲、甘草），并随症加减治疗。

【案例】杨某，女，36岁，1990年4月8日初诊。

患者四年前患无黄疸型肝炎，住院治疗后肝功能恢复正常，以后未复查。平素时有头昏乏力纳差，上腹胀满，月经量少色黑，未认真治疗。近日因外感迁延不愈，乏力纳差症状加重就诊。查肝功能转氨酶轻度增高。舌淡红，苔薄白，脉细弦无力。诊断慢性肝炎，辨证为肝郁脾虚，湿热留滞。治以疏肝健脾兼清湿热。处方慢肝解毒汤加味：柴胡12g，苏条参20g，黄芩15g，白术18g，茯苓20g，当归15g，白芍15g，川芎12g，佛手15g，陈皮12g，木香10g，败酱草20g，蒲公英25g，枳壳12g，焦神曲20g，甘草6g，并辅以B族维生素等，中药随证加减连服10余剂。复查肝功能转氨酶接近正常，月经色量可，给服小柴胡汤合六君汤加减化裁，又10剂后，临床症状消失，肝功能正常。

【按语】慢肝解毒汤以实脾益肝为宗旨，方中苏条参、白术、茯苓、陈皮、甘草健脾以养肝；以柴胡、佛手和解以疏肝；当归、川芎、白芍养血以柔肝；以黄芩、败酱草、蒲公英清热解毒以护肝，又以木香、枳壳、神曲理气以助脾运，脾运功能正常，肝得其养，湿热毒邪得以消除，慢性肝炎可逐步痊愈。

十六、水　肿

【概说】水肿，《内经》称之为水，《诸病源候论》始有水肿之称。此为人体体表肿胀，按之没指之症。其见于西医中功能性水肿，急、慢性肾炎，肾病综合症，慢性心衰，肝硬化腹水，糖尿病肾病等。人体内的水液代谢为肺脾肾三脏气化功能所主。张景岳说："凡水肿等证，乃肺脾肾三脏相干之病。"肺为水之上源，主肃降，通调水道，使水液下输膀胱；脾主升清降浊，使津液输布周身，水湿随二便下行；肾主温化司开阖，既助脾阳运化水湿，又助膀胱气化，使小便通利。三脏之中任何一脏功能失调，均可致水液在体内留滞而成水肿。故水肿成因，以肾为本，肺为标，而脾乃制水之脏，又是导致水肿的关键所在。此外，水肿成因还与肝、心有关，因心主血脉，主气血通达周身，肝为血海，又主一身之气机，经络气血通行不畅，血不利则病水。

五脏相关之水肿，心水必兼心悸怔忡，肝水必兼胸胁胀满，脾水必兼脘腹满闷而纳呆，肺水必兼咳逆上气而作喘，肾水必兼腰膝酸软等。临床应根据五脏肿之特点，从虚实寒热、气血阴阳辨治。或发汗或利水，或温阳化湿消肿，或补气活血消肿，或理气活血消肿等。

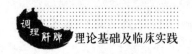

（一）特发性水肿

特发性水肿即无明显原因的全身或局部水肿。临床中本病妇女多见，其发生与肝脾功能的失调相关。如《医宗正传》云："夫水肿证，盖因脾土虚，其而肝木太过，故水湿妄行其中。"治疗本病宜疏肝健脾、通利三焦。肝疏则气机顺畅，健脾则运化正常。三焦得以通利，水津得以四布，水肿自可消除。临床上常用胃苓汤加香附、苏叶、青皮、佛手、橘叶等疏肝理气，健脾除湿消肿。此外，当归芍药散、逍遥散亦为治疗本病的常用方剂。

【案例1】吕某，女，48岁，2001年4月6日初诊。

患者面部及下肢浮肿3年余，时轻时重，服氢氯噻嗪浮肿可消。浮肿似与心情或劳累有关。肿时伴胸闷腹胀，腰酸，四肢绷紧，困乏不适，白带清稀量多。现用氢氯噻嗪利尿疗效已不如从前，药后浮肿虽能暂时消退，但其他症状未见减轻，且停药后浮肿依然。查：面部微肿胀，下肢肿甚，按之凹陷。舌淡红，苔薄白，脉滑。血尿常规，肝肾功能，X胸片，血浆蛋白定量，心电图等检查均未见异常。诊断特发性水肿，辨证为肝郁脾虚之浮肿。治宜疏肝健脾，利水除湿消肿。方用胃苓汤加味。处方：香附15g，苏叶10g，青皮12g，黄芪30g，茯苓20g，白术15g，苍术12g，陈皮15g，厚朴15g，泽泻15g，白芷15g，甘草6g。限盐。服药4剂，水肿渐消，继服8剂诸症消失。

【案例2】晏某，女，40岁，2003年8月4日初诊。

2月来代课繁忙，渐觉乏力纳差，胸闷烦躁，手足心热，月经过期未至，且近一周来发现下肢浮肿，午后尤甚。查得血、尿常规以及肝肾功能均正常。舌红苔薄白，脉弦细。证属脾虚肝郁血弱，治以养血疏肝以通络，益脾调气以祛湿。方用丹栀逍遥散加减：丹皮15g，柴胡12g，赤芍18g，当归20g，川芎12g，茯苓20g，白术15g，泽泻15g，黄芪30g，香附15g，青皮12g，竹叶12g，益母草18g，甘草6g。3剂后月经来潮，浮肿减轻，胸闷烦躁倦怠亦减，唯感手足心热未见好转。舌红苔薄少津，脉细弦。延初诊方去益母草加生地15g续进6剂后，诸症消失。随访1年，水肿未见复发，月经亦正常。

【按语】一般的水肿责之于肺脾肾，因肺为水之上源，脾主运化，肾司开阖也。特发性水肿既无风邪犯肺，肺失通调之机转，又无肾司开阖之功能异常，唯见脾失健运，肝失疏泄致水津不能四布，泛滥肌肤，三焦水道不利，故健脾疏肝通利三焦，或加补气，或兼益血为特发性水肿的主要治则，临床验证疗效较好。例1为肝郁脾虚之浮肿，治用胃苓汤加减，方中以香附、苏叶、青皮、陈皮、厚朴疏肝理气，气行则水行；以黄芪、茯苓、白术，苍术、泽泻、甘草益气健脾，脾健则水利，再加白芷治肿。全方达肝能疏，脾能运，肿得消，不利水而水自行之目的。例2为脾虚肝郁血弱之证，方用丹栀逍遥散加减。方中用黄芪、白术、茯苓、泽泻、甘草益气健脾利水。柴胡、香附、青皮疏肝理气，气行则血行，血行则水行。用当归、丹皮、赤芍、川芎、益母草补血行血，使血利而不为水。竹叶清心除烦而利水。全方共奏疏肝健脾，活血利水消肿之效果。

（二）慢性心衰

慢性心衰亦称为慢性心功能不全。是由于各种心血管疾病发展至一定时期使心室充盈或射血能力受损的一种综合征，临床表现为水肿、呼吸困难，心律失常等，老年人多见。本病属中医水肿、喘证、心悸等范畴。其常见症状为水肿、短气、乏力、心悸、喘促、动则尤甚，或咳吐泡沫痰等。其病机为本虚标实，本虚多见心肺气虚或脾肾阳虚，随着病情的发展，也可出现阴阳两虚之候，其标实为水湿痰饮及瘀血，这些病理产物同时又是致病因素。因气血虚弱及痰饮生成起于脾胃功能失调，气滞血瘀又多责之于肝，故临床上在采用补气活血温阳利水为治则，其已寓于调理肝脾。

【案例】冯某，男，67岁，2012年9月12日初诊。

患者有慢性支气管炎病史10余年，平素咳嗽吐痰已成习惯。感冒时症状加重并有喘促，一般就诊村上卫生所，用过青霉素、头孢、氨茶碱等。症状减轻则不服药。随着年龄增大，感冒渐频繁，精神随之不好，双下肢常见浮肿，且短气、乏力、心悸、咳喘也有加重。四天前劳作当风后周身不适，夜间发热，在卫生院打针两天热退但喘促及下肢浮肿加重到我院诊治，呼吸内科诊断肺心病心衰并感染收住院治疗，因患者无住院准备而就诊中医。诊见患者颜面口唇紫绀。诉寒热不适，头痛，口微苦，喘咳咯吐白色浓痰，气短乏力，心慌，纳少，大便难，尿少。双下肢水肿，按之没指。舌紫黯，苔白厚而干，脉细滑无力。查血常规见淋巴细胞稍增高外余无异常。诊断：水肿、喘证、外感邪入少阳。治则：和解少阳、止咳化痰、平喘利水。处方：苏条参25g，麦冬18g，柴胡12g，黄芩12g，川芎15g，杏仁12g，厚朴18g，法半夏12g，连翘18g，车前子15g，葶苈子15g，槟榔18g，丹皮15g，浙贝15g，鱼腥草30g，白茅根30g。3剂。每剂服5次，每日3次，5日后复诊。嘱避风寒、清淡少盐饮食。

9月18日二诊：患者诉服药有效，寒热不作，精神好转，咳喘减轻，下肢仍肿。舌紫黯、苔白厚，脉细滑。延一诊方减柴胡、黄芩、鱼腥草、白茅根加白术25g，泽泻15g，茯苓18g，当归15g。5剂。

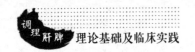

9月28日三诊：患者面色好转，诸症皆有减轻，咳喘大减，纳食一般。舌紫黯程度有减，苔白，脉细滑。患者特别提到原来忘说的心烦胸闷也好了。但下肢水肿未完全消退。给陈夏六君汤合苓桂术甘汤加减以补气化痰、温阳利水兼调肝脾。处方：苏条参30g，麦冬18g，白术25g，茯苓20g，泽泻15g，川芎12g，桂枝15g，陈皮12g，法半夏12g，杏仁12g，厚朴18g，连翘18g，车前子15g，鱼腥草30g，甘草6g。5剂。

一月后因感冒就诊，咳、多痰但未喘。查下肢未见浮肿，处柴荆止咳汤加减3剂。

【按语】肺心病引起的慢性心功能不全，虽其病位在心肺，但其病理与肝脾肾密切相关：气滞瘀血责之于肝，气虚痰饮责之于脾。肾虚不能纳气则喘；饮失温化水泛为肿；水气凌心则为悸。该患者头痛，口苦，寒热不适为新增外感欲传少阳。喘咳，气短乏力，心慌，双下肢浮肿为肺气阴两虚、水气凌心之证。白色浓痰、纳少、大便难，苔厚白而干，脉细滑无力又为脾虚肺热所致。颜面口唇紫绀、舌紫黯则是肝郁血瘀之象。治宜和解少阳、清肺化痰活血、止咳平喘，利水消肿，标本兼顾。方中柴胡、黄芩和解少阳，苏条参、麦冬益肺之气阴，连翘、鱼腥草、浙贝、槟榔、法半夏清肺化痰平喘，厚朴、杏仁降气平喘，丹皮、川芎行血中气而利于气道通畅，车前子、葶苈子、白茅根利水消肿。全方共奏和解少阳、益气养阴、止咳平喘、利水消肿之功。

二诊时外感已愈，喘咳有减，舌脉提示肺热渐减阴液始复而痰瘀较著，故原方去柴胡、黄芩、鱼腥草、白茅根加白术、泽泻、茯苓健脾利水、化痰除湿，加当归、川芎养血活血调肝。三诊时病情进一步好转，改用陈夏六君合苓桂术甘汤加减以补气益阴，化痰止咳，温化水饮，调理肝脾收功。

（三）慢性肾炎

慢性肾炎即慢性肾小球肾炎，病程大于1年。临床表现为蛋白尿、血尿、高血压、水肿等，病情进展缓慢，并伴有不同程度的肾功能减退，最终会发展为肾功能衰竭。本病属中医水肿、虚劳等范畴，病机一般为肺、脾、肾亏虚，但与肝也关系密切，因肝肾存在精血互生关系，肝肾存在精的疏泄与封藏关系，肾水赖肝气的推动，气行则水行。故肾炎水肿，其标在肺，其本在肾，其制在肝脾，脾下制肾水而上培肺金，肝则上助肺之清肃，下制肾之藏泄，中制脾之运化吸收。由此说明肝脾在本病中占重要地位，故治当以调补肝脾肾，活血化瘀，标本兼顾。

【案例】夏某，男，52岁，2013年12月15日初诊。

患者于2年前出现颜面及下肢反复水肿，经本院尿常规检查：蛋白（＋＋＋），红细胞4～6个／高倍，肾功能未见异常。诊断慢性肾炎，以中西药治疗后症状消失。尔后病情时有反复。半月前因家中建房劳累，颜面及下肢又出现轻度浮肿，就诊时诉腰膝酸软乏力，头晕耳鸣失眠，饮食一般，大便干，小便黄。舌质偏红，苔白微腻，脉弦细。查得血压160/95mmHg，尿常规：蛋白（＋＋），红细胞3～4个/高倍，肾功能检测正常。中医辨证为肾阴不足，肝旺脾虚。治宜滋补肾阴，平肝健脾。处方：生地20g，淮药30g，茯苓20g，泽泻15g，枣皮15g，丹皮15g，车前子15g，怀牛膝15g，杜仲15g，白术20g，夏枯草15g，决明子15g，生龙骨20g，生牡蛎30g，白芍18g，墨旱莲18g，白茅根30g。6剂。嘱避免劳累、限盐、保持心情愉快、预防感冒。

12月30日二诊：患者服药后浮肿消退，头晕耳鸣消失，睡眠好转，腰膝酸软及乏力明显改善。舌淡红苔白，脉细弦。尿常规：蛋白（＋＋），血压140/90mmHg。延一诊方去车前子、墨旱莲、白茅根加益母草15g，菟丝子15g，黄芪40g。6剂。

2014年1月10日三诊：患者尿常规：蛋白（±）。血压140/85mmHg。临床症状基本消除，精神较佳，延二诊方加减继续服药12剂后尿蛋白转阴，血压正常，经随访，肾炎半年来未见复发。

【按语】慢性肾炎病程较长，病性复杂，水肿、蛋白尿、高血压等交错出现在整个病程中。该患者颜面及下肢轻度浮肿，此为脾肾气虚，气不化水，水湿停聚。腰膝酸软无力，头晕耳鸣失眠，高血压，大便干，小便黄，舌红，脉弦细均为肾阴不足、阴虚阳亢之象。肾藏精、脾散精。脾肾两虚，气不固精则精微外泄而致蛋白漏下。肝肾同源，水亏则风动，风动则血压升高。方中以济生肾气丸加杜仲滋阴利水、益肾固精，白术健脾，用夏枯草、决明子清肝，生龙骨、生牡蛎平肝敛肝，白芍、墨旱莲、白茅根柔肝止血。全方共奏滋阴益肾固精，清肝敛肝，健脾止血之功效。二诊尿常规未见红细胞故减墨旱莲、白茅根，加菟丝子、黄芪补气固肾，益母草活血利尿解毒。以后经稍事加减，又服药12剂后血压正常，尿常规转阴。

（四）肾病综合征

肾病综合征是由某些原因导致肾脏损害的肾小球病，临床以患者尿中见大量蛋白、血浆蛋白低下、血脂升高和高度水肿的"三高一低"为诊断依据。西医一般以激素治疗为主。本病属中医水肿范畴，证属本虚标实，本虚为肺、脾、肾三脏虚损，标实当责之湿、热、瘀。中医临床以辨证为主，结合激素使

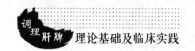

用及撤减阶段的临床表现，以调整脾肾为主，佐以疏肝养血活血等。

【案例】于某，女，46岁，2006年12月2日初诊。

患者一年前感冒治愈后出现面部及双下肢浮肿，在当地医院化验检查后诊为肾病综合征，以激素为主治疗，激素治疗近4月后尿蛋白基本转阴，激素开始撤减，激素减至原用量一半时病情反复，尿蛋白又增至（+++），患者觉治疗无果，心情沮丧。就诊中医时情绪焦虑。诊见患者面部及下肢仍浮肿，询及月经，诉月经不正常已半年余，量多色淡，前后无定期，近来有阵发性烦热汗出。乏力，纳可。舌淡滞边尖稍红，苔白腻，脉细弦无力。证属脾肾两虚、脾虚湿困、肝血不足，治以补益脾肾，化湿调肝，养血活血。处方：黄芪45g，白术25g，茯苓20g，当归20g，白芍18g，川芎12g，柴胡12g，黄芩12g，淫羊藿30g，仙茅15g，知母12g，泽泻15g，车前子15g，益母草30g。10剂。告之患者病来如山倒，病去如抽丝之道理，鼓励患者树立信心，配合治疗。激素按西医方案撤减。

12月20日二诊：药后阵发性烦热减轻，精神稍有好转，月经过期未至，余同前。延一诊方去黄芩、知母，加生山楂30g，怀牛膝15g。5剂。

2007年1月5日三诊：月经将净，色量较前稍正常。浮肿见消。患者心情也见好转。延一诊方减柴胡。10剂。

1月26日四诊：患者尿蛋白已减至（++），推算患者月经当至，延二诊方加柴胡12g，香附18g以疏肝调经。3剂。

2月1日五诊：药后月经来潮，色正常，量稍多，延四诊方去益母草、生山楂加仙鹤草25g。2剂（先服），2007年1月5日方10剂。一月后患者来电说水肿基本消除，查尿蛋白（+）。

【按语】肾病综合征病因脾肾不足，水湿失运，湿性黏滞，病本难除，不仅疗程长，在激素撤减时部分患者可见病情反复，其与本虚标实之病理相关。本例患者年已近绝经期，肾之阴阳亏虚，肝脾失调、气血两虚应是病情反复的重要原因。本着有是证用是药的原则，以调补气血阴阳为要，补益脾肾，疏肝养血化湿为主，药后月经来潮，肾之阴阳得复，肝脾气血调节有系，水湿渐化，水肿渐消。整体阴阳得以调整，肾之阴阳也随之而应。脾肾足，精关固，其尿蛋白随之减少。通过本病例的治疗，说明在一些难治慢性病中，调理肝脾对病变的转归预后起着至关重要的作用。

（五）糖尿病肾病

糖尿病肾病是由于糖尿病糖代谢异常引起的微血管病变，可引起肾小球硬化，也是终末期肾脏疾病发生的主要原因。临床多表现为水肿、蛋白尿、肾功能异常等。属中医消渴、水肿等范畴。其病机与肝脾肾相关，如《灵枢·五变》云："怒气上逆，胸中蓄积，气血逆留，髋皮充肌，血脉不行，转而为热，热则消肌肤，故为消瘅。"指出了肝郁气机失调是糖尿病的重要发病因素。《医宗必读》云："夫人之虚，不属于气，即属于血，五脏六腑，莫能外焉。而独举脾肾者，水为万物之元，土为万物之母，二脏安和，一身皆治，百病不生。"《圣济总录》曰："消渴病日久，肾气受损。肾主水，肾气虚衰，气化失节，开阖不利，水湿聚于体内而出现水肿。"上述论点说明糖尿病肾病与肝脾肾相关，故治当调肝健脾益肾为主，兼以行气活血利水等。

【案例】李某，72岁，2013年9月18日初诊。

患者糖尿病史15年。5年前尿蛋白即见（1+～2+）并有双下肢水肿，曾诊断糖尿病肾病。间断服用过中药，但双下肢水肿时重时轻。去年鼻头长一疖肿，溃破后一直未愈，鼻头见无痛性坏死并有少量流滋。近来感周身困重酸痛，小便短少不黄，口干欲饮，纳食一般，腹胀，大便干。查见双下肢经脉迂曲，皮色紫暗，按之见指印。诉注射胰岛素仍然不能稳定控制血糖。血压偏高。舌质淡暗，苔厚腻微黄，脉弦。辨证为气滞血瘀，水湿内蕴。治则：疏肝行气活血，益气健脾利水。处当归芍药散加味：黄芪30克，苏条参30克，当归20克，赤芍18克，白术25克，茯苓18克，泽泻15克，川芎12克，苡仁30克，益母草20克，柴胡12克，苍术12克，厚朴18克，槟榔15克，白芷15克，怀牛膝15克，葛根30克。4剂。水煎服，每剂煎汁600ml，分5次口服，日服3次。

9月25日二诊：药后自觉轻松舒适，周身困重酸痛不适有缓解，双下肢水肿减轻，小便增多，腹胀有改善，大便仍干。舌脉同前。治法同前。处方：延一诊方加杏仁12g以提壶揭盖，调理肺气，润肠通便。4剂。煎服法同前。

10月9日三诊：诸症缓解，鼻头坏疽已干，大便正常，略感腹胀，双下肢略肿，皮色仍暗，经脉迂曲。舌苔转薄，脉弦。患者诉最近血糖较前容易控制。延二诊方去苍术、槟榔、苡仁、杏仁加枳壳12克，陈皮10克，木香10克，红花6克。4剂。煎服法同前。

【按语】水肿一般责之肺脾肾，但糖尿病水肿当责之于肝脾肾，因肝主调畅全身气机，推动血和津液运行。本病迁延日久，阴虚为本，若肝郁气滞，一致气机紊乱，津液输布失常，化而为水，泛外为肿。二则气滞则血瘀，瘀血阻络，血行不利，化而为水，即《金匮要略》"血不利则病水"之谓。再者肝乘脾土，脾胃失于输布转输，水谷精微混杂趋下，又肝阴被灼，下伤肾阴，封藏失司，致使精微物质随尿液下而见蛋白尿。脾肾受损，水不化气，又是水肿成因。该患者下肢水肿时作，经脉迂曲，皮色紫暗，苔腻，脉弦，病属中医瘀水

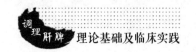

交阻之水肿，病机与当归芍药散方证病机相合，脏腑主要涉及肝脾两脏，故治疗上使用以本方为基础养肝血利水湿。并加柴胡、苍术、厚朴、槟榔、木香、陈皮疏肝行气、醒脾燥湿；黄芪、苏条参益气健脾，白芷燥湿愈疡，牛膝引药下行，葛根阳明经药又载药上行。药后水肿及鼻头溃破均有好转。说明糖尿病肾病的病机变化主要以肝脾肾三脏为主，其肝脾失调，气滞血瘀，水湿内蕴之病机不可忽视。

（六）肝硬化腹水

肝硬化腹水以胁痛，腹大胀满，二便不利为特征，属中医臌胀、胁痛等范畴。《灵枢·水胀篇》中有"鼓胀何如？岐伯曰：腹胀身皆大，大与腹胀等也，色苍黄，腹筋起，此其候也"的记载。《素问·藏气法时论》曰："肝病者，两胁下痛。"《金匮》认为："肝水者，其腹大，不能自转侧，胁下腹痛"。冯楚瞻指出："水肿鼓胀，皆因脾虚所致"。由上说明肝硬化腹水与肝脾直接相关。我们治疗肝硬化腹水常用五苓散加养血疏肝药拟柴胡、当归、陈皮、佛手、茯苓、白术、泽泻、木香、白茅根、车前子为基础方加减。若胸闷易怒，腹满胁胀痛之肝郁气滞甚者，选加香附、青皮、延胡索等舒肝理气；若咽干口燥，烦热舌红少津者，选加生地、丹皮、沙参等以养阴；若见痛如针刺、痛有定处，舌紫黯者，选加桃仁、红花、丹参、三棱、莪术等以活血行瘀；若头昏重，精神倦怠，脘腹闷胀、苔白腻者，选加厚朴、法半夏、大腹皮、苡仁等以理气除湿；若口苦甚，小便黄，大便秘或见黄疸者，选加黄芩、栀子、茵陈、大黄等以清湿热退黄；若乏力纳少者，选加黄芪、苏条参、砂仁等补脾健胃。若体质尚可，但有高度腹水者，以急则治其标，用十枣汤加减突击治疗，待腹水消退，仍以调肝健脾巩固治疗。

【案例】李某，男，32岁，2003年5月12日初诊。

患者10年前曾有身目俱黄病史，在当地用草药治疗后黄疸退尽。半年前重感冒一次后，精神日渐不好，并出现腹胀纳差，神倦乏力，且有下肢浮肿到我院诊治，经B超等检查，诊断为肝硬化失代偿期收住院治疗，20余天后好转出院。今年3月，患者病情反复，因经济困难，无能力再次住院，在当地卫生院持续中西药物治疗未见好转，经熟人介绍来诊。刻诊：诉头昏，全身软弱无力，腹胀，右胁下痛，纳食欠佳，尿少，大便粘滞难解。血压130/80mmHg。心肺听诊无特殊，腹部膨隆，可叩及移动性浊音，双下肢凹陷性水肿。舌红苔白腻，脉细滑。诊断肝硬化腹水，证属肝郁脾虚，疏泄无权之臌胀。治以疏肝健脾，理气宽中，化痰消水，处柴归五苓散加减：柴胡12g，当归15g，茯苓20g，白术15g，泽泻15g，猪苓15g，黄芪30g，大腹皮15g，枳壳15g，陈皮15g，法半夏12g，车前子15g，厚朴15g，黄芩12g，延胡索12g，白茅根30g，炒麦芽30g，焦神曲15g，甘草3g。6剂。

10月18日二诊：患者腹胀稍减轻，小便增多，食欲未见好转，仍乏力。舌红苔薄白，脉细弦无力。延一诊方去枳壳加佛手15g。10剂。

11月10日三诊：下肢浮肿消退，腹胀减轻，胁痛不作，饮食可，血压正常。延二诊方5剂。

11月20日四诊：患者精神及面色逐渐好转，仅大便微溏，调整处方如下：黄芪30g，苏条参20g，白术18g，茯苓18g，陈皮12g，柴胡12g，黄芩12g，丹参15g，木香10g，车前子15g，当归15g，川芎12g，焦神曲15g，甘草6g，连续服用10余剂后，患者自觉已无明显不适，能做一般性的家务劳动。

【按语】肝硬化腹水病机为肝郁脾虚、正虚邪实，单纯利水难以取效，必须在疏肝健脾的基础上佐以利尿，缓慢图治。因为脾虚或肝病及脾，运化失司，水湿不能疏利则胀满为臌。调理肝脾使机体气血和畅，水湿得以运化而无停滞则腹水可慢慢消除。方中柴胡、延胡索疏肝解郁，当归养血柔肝，黄芪、白术、茯苓、泽泻益气健脾利水，腹皮、枳壳、车前子、白茅根理气利水，陈皮、法半夏、厚朴、麦芽、神曲理气化痰消食，甘草调和诸药，全方共奏疏肝健脾，理气宽中，活血化痰消水的功能。根据现代药理学的研究，方中的黄芪、白术、当归、茯苓治疗肝硬化腹水具有保肝促进肝细胞再生、促进白蛋白合成的作用，泽泻有降低门静脉压，且与茯苓、白术、当归、猪苓、车前子等配伍有良好的利尿作用。

十七、淋　证

【概说】淋证是以尿频、尿急、尿痛及尿意不尽等临床症状为特征的疾病，相当于西医之尿路感染、尿道综合征、前列腺炎等多种疾病。中医临床将其分为热淋、血淋、气淋、石淋、膏淋、劳淋。其病机多为邪扰太阳经，犯及膀胱，导致膀胱湿热，气化不利，水道涩滞。久则累及于肾，而致肾虚膀胱热之证。淋证与肝脾密切相关，情志过激伤肝脾，肝郁则疏调气血不力致瘀而成血淋，或郁久化火，火郁于下焦，炼水为石，膀胱气化不力而成石淋；过食肥甘则损脾，脾胃受损则运化失司积湿生热，湿热积滞下焦，膀胱则气化不利又

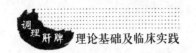

成热淋。若淋久不愈，脾虚气陷，湿热久蕴，清浊不分又为膏淋，故淋证病位虽在膀胱，但病机涉及肝脾肾。

（一）尿道综合征

尿道综合征属中医气淋范畴。更年期妇女多发。主要表现为尿频、尿急、或见尿痛，临床症状与泌尿系感染相似，但理化检查无感染指征。其病程缠绵，反复发作，且兼见更年期的肾虚水不涵木、脾弱、气血两虚等症状，故在本病的治疗中，应养肝健脾补肾为主，稍佐通调。临床上常用逍遥散、补中汤和六味地黄丸化裁组方，疏肝健脾补中，滋阴益肾通淋。

【案例】陈某，女，50岁，2000年1月3日初诊。

自诉3年前外感后有过尿频尿急等症，诊断泌尿系感染，治愈后基本未发。近来月经紊乱，胸闷烦燥，三天前小劳后出现尿频尿急，尿急时感小腹胀痛不适。在某诊所用抗菌素和金钱草冲剂治疗3天未见效果，今来院就诊。刻诊：患者腰腹坠胀不适，小便频急，自感烦躁、纳少、头昏神倦。舌尖微红，苔薄白少津，脉弦细。查尿常规未见异常，中段尿培养阴性，妇科检查正常。诊断为尿道综合征。中医诊为气淋，辨证为肝郁脾虚，肾元不足，中气下陷。给予逍遥散、补中汤、六味地黄丸化裁。处方：黄芪30g，淮山药30g，生地20g，茯苓18g，当归20g，泽泻15g，丹皮15g，柴胡12g，白术15g，枣皮12g，白芍20g，桔梗12g，升麻6g，竹叶12g，车前子15g，甘草6g。服5剂后，患者腰腹坠胀不适及小便频急等情况均有缓解，烦躁减轻，精神好转。延上方加减又服药十余剂，症状完全消失，随访1年，尿频尿急等症未见复发。

【按语】尿道综合征病机，当责之于肝脾肾。更年期肾虚，水不涵木，木乘脾土或长期情志失调，肝郁气滞皆可影响脾肾功能。脾气虚弱，中气不足则转输失利，肾气虚弱又致膀胱气化不利，开阖失司，故致小便频急疼痛，病情缠绵、反复难愈。用逍遥散与补中汤舒肝健脾益气、六味丸滋肾益阴助膀胱气化，临床疗效尚可。我们认为，益肾补中气扶正为主，佐以疏肝通调，是尿道综合征的有效治疗方法。

（二）尿路感染

尿路感染是泌尿系统常见多发病，临床表现为尿频、尿急、尿痛，甚则尿液混浊。尿常规检查可见白细胞、红细胞，尿培养或见有细菌生长等。尿路感染一般多指下泌尿系统感染。属中医之淋证，病机多为下焦湿热，一般用八正散清热利湿通淋为主治疗可收效，但临证中也有不效者。我们认为，下焦湿热难清，只因分消不利，应三焦共管，肝脾同调，确为难治性尿路感染治疗之又一临床思路。

【案例1】施某，女，45岁，2014年6月26日初诊。

患者尿路感染反复发作2年，一直用中西药物治疗，中药处方若干，或清热或利湿或滋肾或养阴、不一而足，但症状一直未能完全控制，由熟人介绍来诊。刻诊：患者诉感冒后寒热不适，小便频急涩痛较前加重，量少色黄，小腹胀满，口干不欲饮，月经衍期，食欲欠佳，大便溏。舌质微红苔薄腻，脉象弦滑。尿常规：白细胞（＋＋），红细胞（＋＋）。患者常规治疗无果，当另辟蹊径。三焦者，津液藏焉，单治下焦不应，合取中上二焦，用辛散苦泄，升清降浊法。处方：苏叶12g，连翘18g，薏苡仁30g，柴胡12g，法半夏10g，黄芩15g，枳实15g，滑石20g（包煎），土茯苓30g，淡竹叶15g，白茅根30g，蒲黄炭12g，车前子15g，荷顶15g，生甘草6g。3剂。

7月3日二诊：患者诉服药后已无寒热不适，小便涩痛感明显减轻，小腹胀满有改善，仍感尿急尿频，月经过期未行。尿常规：白细胞（＋），红细胞（±）余症如前。延一诊方去白茅根、蒲黄炭加瞿麦18g，萹蓄18g。3剂。

7月10日三诊：患者诉药后已复查过小便常规：白细胞（＋）。尿急尚未完全消失，月经未至。舌淡滞、苔薄白。脉细弦无力。处逍遥散加减：太子参30g，当归20g，白术20g，白芍18g，柴胡12g，川芎12g，生山楂30g，香附18g，延胡索12g，怀牛膝15g，瞿麦18g，萹蓄18g，木通6g，车前子15g。4剂。每剂煎三次，药液混合分5次服用，每日3次，忌酸冷。嘱月经净后5天复查尿常规后再诊。以后未见患者来诊。2月后偶遇患者，告之药后经行，经净5日后尿检已正常。

【案例2】林某，女，59岁，2013年3月21日初诊。

患者尿频急1月。7年前因"肾结石"行"激光碎石术"后，尿频急痛等尿路感染症状反复发作，经中西医药结合治疗一年后痊愈。一月前无明显原因又出现尿急尿痛，自服"三金片""氟哌酸"三天后症状略好转，但仍有尿频，解小便后尿道不适，少腹及小腹下坠感，且觉周身燥热。纳可，大便正常。诉平时稍进寒性食物如苦菜则腹泻。观其面色少华，情绪低落。舌质红苔黄腻，脉细弱。4日前尿常规检查：潜血（＋），白细胞（±）。中医诊断：劳淋，辨证湿热下注、中气不足、肝脾失调。治予清热利湿，补气升提兼调肝脾。处方：黄芪30g，苏条参30g，白术25g，升麻6g，柴胡10g，瞿麦18g，萹蓄18g，连翘18g，黄芩12g，车前子15g，滑石20g（包煎），灯芯草2g，木通6g，甘草3g。4剂。每剂水煎3次，药液混合后分5次饭前温服，日3次。

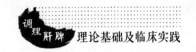

3月28日二诊：尿频、少腹坠胀有改善。仍有尿道不适，下肢酸。劳累后夜尿增加，情绪仍低落。舌红苔黄微腻，脉同前。仍予益气升提，补肾调肝脾，清热利湿。处方调整如下：黄芪30g，苏条参30g，白术25g，柴胡10g，白芍18g，瞿麦18g，萹蓄18g，山药30g，怀牛膝15g，丹皮15g，栀子12g，连翘18g，黄芩12g，升麻6g，甘草3g。4剂。煎服法同前。

4月8日三诊：尿频、尿后不适有改善，少腹坠胀减轻，下肢酸已不明显，劳累后夜尿2次，纳可眠安，大便正常。舌淡红苔薄微黄，脉同前。热象渐解，延二诊方去丹皮、栀子、黄芩。4剂。煎服法同前。

【按语】例1患者属下泌尿系统感染，膀胱刺激症状明显，常规清利下焦湿热而湿热不去，当考虑气机之通达升降。下焦不利必与中、上焦相关，故以辛散苦泄、升清降浊、上中下三焦并治。方中苏叶、柴胡、荷顶升清以畅上焦；法半夏、枳实、黄芩辛开苦降，和胃降逆，理气以运中焦；薏苡仁、滑石、土茯苓、淡竹叶、白茅根清淡渗利以利下焦。连翘善入三焦，通利水道。甘草调和药性。诸药配伍，其升清辛散、苦泄浊降利于湿热分消，药后湿热得清，湿热所致原因之肝脾失调凸显，又以治肝脾调月经及清利下焦同进而获得良好效果。例2患者有肾结石病史，湿热久蕴下焦，后虽湿热症候好转，但病变及治疗均耗伤正气。随着年龄增大，气血逐渐亏虚，肺脾不足，肝脾失调之象渐显，水湿运化障碍，湿邪化热，下注膀胱，膀胱气化失司而使尿急尿痛等症再次发生。故膀胱湿热为病标，肺脾气虚，肝脾失调为病本。一诊急则治标，以清热利湿为重，兼调肝益脾肺。二诊膀胱湿热渐清，气化功能有所恢复，即去淡渗利湿之木通、灯芯草、滑石、车前子，加入补益肾精之品山药、牛膝等。三诊主要给予益气升提兼调肝脾。治疗充分体现了补气升提、肝脾同调治疗淋证的临床思路。

（三）慢性前列腺炎

慢性前列腺炎是成年男性的一种常见病。临床表现为会阴部、腹股沟或小腹及腰骶等部位胀痛，排尿不适且觉尿道灼热及伴失眠烦燥等症状。本病病变缓慢，常反复发作，缠绵难愈。主闭藏者肾也，主疏泄者肝也，肝气不舒，脾运失常，致郁而化热酿湿生浊，湿浊留滞生痰生瘀，湿浊痰瘀同聚于下焦，一致前列腺或有增大，再则影响肾之闭藏，致使膀胱气化失司，故临床见尿频尿急、或小便淋沥不畅、尿道灼热或见尿道口白浊及乏力焦躁失眠等肝脾不调见症。湿热起于肝不疏脾不运，肾虚膀胱气化失司，治当补肾调肝脾、清利下焦湿热瘀滞为治。

【案例】蔡某，男，36岁，2012年5月3日初诊。

患者腰酸，尿频急，小便淋沥不畅，会阴部麻木胀痛，反复发作半年余。曾就诊泌尿专科，前列腺液检查提示：卵磷脂小体（＋0）、白细胞（2＋）、红细胞（＋）。诊断前列腺炎。用过诺氟沙星、罗红霉素等药，自觉症状减轻不明显来诊。诊见患者神情较紧张，诉除上述症状外感神倦乏力，大便偏干。纳食一般。舌质暗红，苔白厚少津，脉弦滑。中医诊断：淋证。辨证：肾阴亏虚，肝失疏泄，脾失健运，湿热积滞下焦。治以益肾疏肝运脾、清利下焦湿热。方用滋水清肝饮加减：生地20g，丹皮15g，淮药30g，土茯苓20g，柴胡12g，白芍18g，王不留行20g，白芷15g，薏苡仁30g，陈皮12g，黄柏12g，土牛膝15g，草薢15g，金荞麦20g，车前子15g。6剂。忌久坐，忌茶。

5月29日二诊：患者诉药后觉症状似有减轻，自行到药房要求按一诊方再取6剂，现药已服完，自觉症状缓解很多，但仍感会阴部麻木胀痛。舌暗红较前有减，苔白稍厚。再以一诊方加延胡索15g，莪术10g。6剂。

6月12日三诊：复查前列腺液正常。诉乏力腰酸、睡眠不实，处知柏地黄汤加减巩固疗效。处方：太子参30g，生地20g，淮药30g，茯神20g，枣皮15g，泽泻15g，丹皮15g，知母12g，益智仁15g，台乌15g，柴胡12g，草薢15g，苡仁30g，菟丝子15g，石菖蒲9g，枣仁25g，合欢皮18g。6剂。

【按语】慢性前列腺炎临床治疗中应以滋肾疏肝运脾治本与清利下焦湿热瘀滞治标同时并进，滋水清肝饮补肾阴疏肝气加运脾化湿药治本，加清利下焦湿热散结诸药治标，其中土茯苓、土牛膝、车前子、黄柏、草薢清热利水、化湿通淋，陈皮、薏苡仁利湿运脾，白芷、王不留行、金荞麦清热消肿散结，全方共奏益肾疏肝运脾，清利湿热，消肿散结通淋之功。

十八、痹　证

【概说】痹者闭也，为四肢关节肿痛酸麻之症。本病大致包括西医的风湿性关节炎、类风湿性关节炎，肩周炎、坐骨神经痛等。其因为机体受外来之风寒湿邪的侵袭，而素体阳虚，气血失和则是病成之本。《素问.痹论》云："风寒湿三气杂至，合而为痹。风气胜者为行痹，寒气胜者为痛痹，湿气胜者为着痹也。"临床中以风寒湿三邪合而为痹者为常见。关节疼痛，或兼肿胀酸麻，此为正气不足，腠理不密，阳气舒布失常，风寒湿邪乘虚侵入，流窜经络，成痰成瘀，阻碍关节气血运行，不通则痛。而肾元亏虚，是邪之所凑的内在条件，也是风寒湿三气难化之因。寒主收引、湿性黏滞，二者均致痰瘀形成。故药多用辛温阳热化湿之品。我们认为：肝主筋，脾主四肢，在临床中四肢麻木疼痛与肝脾相关。肝疏脾运失常非但不能布津化滞，反而加重其痰瘀的阻滞，此也是痹症形成间接之因。故治疗中除温阳散寒除湿通络外，补气健脾化痰，疏肝养血活血也应是治痹的重要法则。

（一）坐骨神经痛

坐骨神经痛是指组成坐骨神经的神经根（腰4～骶3）神经丛或神经干本身受到各种病因影响，引起坐骨神经通路及其分布区内疼痛的一种疾病。临床表现为臀部大腿后侧、小腿后外侧至足外侧疼痛麻木等。属于腰椎病变引起者，腰椎CT检查可以确诊。本病或理气或消瘀，或活血或通络，治则总当以通为治，通则不痛。临床中我们常于主方中加黄芪、白术健脾益气，重加白芍以柔肝，并加当归、川芎以养肝，以脾主四肢、肝主筋故也。

【案例】陈某，男，65岁，2014年8月5日初诊。

患者因反复右下肢疼痛3月加重2天来诊，自诉3月前因上山放羊淋雨后右下肢疼痛难忍，于当地卫生院行局部封闭后症状缓解。以后遇天冷则疼痛发作，夜间时有痛醒。2天前因劳累后右下肢疼痛再发加重。诊见患者四肢活动正常，诉病情时显烦躁。舌淡苔白，脉弦。体查：腰椎活动度正常，右臀部梨状肌下缘坐骨神经出口处压痛及放射痛，直腿抬高试验阳性。我院腰椎CT示：腰椎退行性病变，腰4、5椎，腰5骶1椎间盘轻度膨出。此为寒湿阻络，气血失和之痹症。治以散寒除湿、理气活血通络。处方：附片30g（开水先煎1小时），桂枝15g，细辛6g，独活10g，防风12g，白芍18g，当归15g，川芎15g，威灵仙15g，木瓜15g，白芷15g，蜈蚣2条，延胡索15g，怀牛膝15g，甘草9g。3剂。开水煎服，日3次，每剂药服2天。嘱注意休息，避免劳累及受寒，忌食酸冷及豆类，睡硬板床。

8月12日二诊：患者诉服药后右下肢稍觉舒适，虽夜间已不至痛醒，但酸麻胀痛仍较明显。且觉胃脘部闷胀不适，乏力纳差。舌淡苔白，脉弦缓无力。延一诊方加黄芪30g，柴胡12g，白术15g，透骨草15g，伸筋草15g，神曲20g。4剂。

8月20日三诊：患者来诊时表情明显轻松，诉药已服完，疼痛大减，酸麻也好很多，要求开二诊方两剂并索要处方以备不时之需。

【按语】临床中痹证一般以风、寒、湿三邪杂至为病者居多，治疗应辨三邪孰重、缓急施治。痹证日久，脉络阻滞，疼痛频作难愈夜间痛醒，此邪气行于阴也，又肝主筋，脾主四肢，故治痹除主针风寒湿三邪，如药用附子、桂枝、细辛、独活、防风，苡仁温阳祛风化湿外，又可用当归、白芍、川芎、延胡索、木瓜等药舒肝柔肝，用黄芪、白术等补气益脾。盖土强可以胜湿，肝疏可以化滞。寒湿除，痰瘀化，经脉通，则痹可除也。此外，透骨草、伸筋草、威灵仙为祖传治痹三味，加入治痹方中，效果良好。

（二）类风湿关节炎

类风湿性关节炎是一种自身免疫性疾病，其通常以关节慢性炎症病变为主要临床表现。其病理变化主要为反复发作的受累关节腔滑膜炎，继而引起关节软骨破坏和骨浸蚀，造成关节畸形。本病属中医顽痹范畴，病机多为本虚标实，肝脾肾虚为本，风、寒、湿、热外邪为标。急性活动期可行中西医结合治疗，急性期过后可按中医药调补肝脾肾、活血化痰、通络止痛等原则治疗。

【案例】马某，女，43岁，2014年10月18日初诊。

患者于2006年冬因四肢多关节疼痛就诊我院，经类风湿因子、抗"O"、C反应蛋白、血沉等多项检测后确诊为类风湿性关节炎，经西医药治疗后疼痛缓解，但停药后则病情反复。刻诊：双手手指、双腕、双肩、双膝等多处关节疼痛，晨僵，关节屈伸不利，双手中指关节可见梭形肿胀，头昏乏力，纳呆食少，心烦，腰膝酸软，大便溏。舌淡苔薄白，脉细弦。中医辨证为肝肾不足、脾运失常，筋骨失养，痰瘀凝滞关节。治以调肝理脾益肾为主，佐以祛风化痰，消瘀通络止痛。处方：黄芪30g，白术20g，桂枝15g，当归20g，白芍18g，川芎15g，桑寄生30g，杜仲15g，威灵仙15g，白芷15g，羌活12g，地龙12g，蜈蚣3条，昆明山海棠12g，延胡索15g，没药10g，甘草6g。3剂，每2日服1剂，水煎服。嘱忌酸冷豆类，注意关节保暖，少食海鲜等。

10月25日二诊：患者药后感疼痛略有减轻，余症同前。延一诊方加薏苡仁30g，木瓜15g，伸筋草15g，透骨草15g。6剂。以后患者又自行购药2次，共服药15剂。

11月29日三诊：患者关节疼痛明显减轻，晨僵已不明显，手指屈伸可，心烦也减。饮食二便正常，但时有头昏乏力，腰膝酸软。舌淡红苔薄白，脉细。处独活寄生汤加减：黄芪30g，白术20g，茯苓20g，桂枝15g，白芷15g，桑寄生30g，当归20g，熟地20g，川芎12g，怀牛膝15g，杜仲15g，淫羊藿30g，威灵仙15g，伸筋草15g，透骨草15g，延胡索15g，甘草6g。6剂。

【按语】类风湿性关节炎病程绵长，反复发作，患者多有抑郁不快，气血

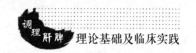

失和。本病治疗一般发作期以祛邪为主，静止期以扶正并活血化瘀为重。肝主筋，肾主骨，脾为气血化生之源，肝肾不足、气血失和，筋骨失养，肝脾肾功能失调，久则生痰生瘀。筋骨本已失养，复加痰瘀阻滞故见关节僵而肿硬、屈伸不利。治疗以肝脾肾三脏同调，养肝以舒筋缓急；益肾以生髓强骨；健脾胃以和气血并杜绝痰瘀生成。患者精神状况好转也利于全身气血的运行，再加活血化痰、通络止痛，标本同治。本患者所用处方以黄芪、白术、茯苓、甘草补气健脾化痰，当归、白芍、川芎调肝养血，桑寄生、杜仲、续断补益肝肾，强筋壮骨，威灵仙、透骨草、伸筋草祛湿通络，暖经透骨。白芷、苡仁、羌活、木瓜祛湿通络消肿，地龙、蜈蚣、延胡索、没药搜风消瘀止痛。方中用桂枝者一是取其"以枝达肢"之意，二是取其"能和营卫、暖肌肉、活血脉，俾风寒自解，麻痹自开，因其味辛而且甘，辛者能散，甘者能补，其功用在于半散半补之间也。"《医学衷中参西录》。

（三）糖尿病性周围神经病变

糖尿病性周围神经病变，其发病机制主要与糖尿病脂肪代谢紊乱、纤溶系统活性降低、高血糖导致蛋白质糖基化过程加剧等因素有关。本病病机又与一般痹证不同，由于其因并非风寒湿等外邪而致，而是在糖尿病发展到一定阶段的并发症，治疗上应考虑糖尿病与肝脾相关之病机。糖尿病阴虚为本，燥热为标，肝血原已不足，肝郁化火，火性伤阴，肝血益亏，木不疏土，脾运无力，则气血生化乏源，肝疏泄失常，人体气血则不能运行周身，气血亏虚复加运行失畅，必生痰生瘀，痰瘀痹阻四肢经络则麻木疼痛，治疗上除活血化痰通络止痛外，调理肝脾应贯穿在治疗的全过程。

【案例】王某，女，50岁，1995年2月18日初诊。

患2型糖尿病近10年，服二甲双胍等药物，空腹血糖控制在6～8mmol/L。半年前渐之出现四肢麻木疼痛，且有口渴、汗自出、大便干。除降糖药续服外，多次中西药治疗无明显效果。诊时见：形体消瘦，面色少华，精神倦怠，食欲不振，四肢麻木疼痛。舌质紫暗，苔白少津，脉弦细。查：空腹血糖12.6mmol/L，尿糖（+++），诊断糖尿病性周围神经病变。辨证为肝郁脾虚，脉络瘀阻，治以疏肝健脾，活血通脉。处方：玉竹30g，柴胡12g，当归20g，川芎12g，延胡索12g，郁金15g，赤芍20g，白术24g，黄芪30g，蜈蚣2条（烤干碾粉兑入药汤），桑寄生30g，丝瓜络12g，豨莶草15g。6剂。水煎服，每天1剂。

二诊：四肢麻木疼痛稍有减轻，口仍渴，大便难。舌红苔薄少津，脉细弦。复查空腹血糖9.4mmol/L，尿糖（＋）。处方：黄芪30g，淮山药30g，柴胡12g，当归20g，僵蚕12g，丹参18g，石斛15g，香附15g，延胡索12g，生地黄25g，葛根30g，豨莶草15g，桑寄生25g。10剂。水煎服，每2日1剂。药后空腹血糖降至6.5mmol/L，尿糖（－）。

【按语】肝藏血，主筋，脾胃为气血生化之源，主四肢。肝脾两经调节着人体气血的运行，主宰着四肢经脉的通利。肝脾不调，气血不畅，久则生痰生瘀，痹阻四肢经脉而产生麻木疼痛，此为糖尿病性周围神经病变之痹的主要病机，因此，治疗该痹求本之法，是以调理肝脾而达疏理气血之目的，通过调理肝脾使气畅血活、经脉通利。药后血糖下降，四肢麻木疼痛亦随之减轻。复诊处方以补气活血益肾，生津止渴，理气通络标本兼治，药后气畅血活络通，不仅四肢麻木疼痛缓解，血糖也近正常。

本病例在疏肝健脾通络的基础上加用了黄芪、蜈蚣。加黄芪者，利用其补气荣筋骨，增强益气活血之力，兼去"诸经之痛"《本草纲目》。加蜈蚣者，利用蜈蚣"走窜力最速，内而脏腑，外而经络，凡气血凝聚之处皆能开之"《医学衷中参西录》以祛风通络治其标。两药相用取其标本兼顾也。

十九、肿　瘤

肺癌是呼吸系统常见的恶性肿瘤，属中医之肺积。本病好发于45～75岁之间。由于环境污染等因素，本病的发生呈逐渐上升的趋势。患者早期可无症状，多为体检中发现病灶。临床最常见的症状是咳嗽，胸痛，咯痰，气急喘促，咯血，消瘦乏力或见声哑、背痛等。X片、CT可以确诊。本病病位在肺，但由于脏腑功能的相互影响，其病机与其他四脏相关，尤其是肝脾肾。其痰瘀热毒可由内而生，也可由外而致，肺气阴受损，在此基础上各种病邪痰瘀储于肺部，成为积而难消的癥积。故治则应为补肺肾之气阴、调肝健脾、化痰清热散结消癥。据此治则，我们拟方益肺散结汤如下：黄芪、苏条参、白术、淮药、女贞子、天冬、黄芩、佛手、陈皮、重楼、薏苡仁、白花蛇舌草、茜草、金荞麦。在应用过程中，据患者临床症状加治标药物，如胸痛加瓜蒌壳、延胡索等，咳血加白茅根、白芨、藕节等。发热加柴胡、赤芍、石膏等，痰多加浙贝、冬瓜仁等，纳少加枳壳、神曲等，便秘加槟榔、莱菔子甚或大黄，以保证邪有出路。

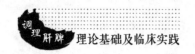

【案例】樊某，男，62岁，2009年9月7日初诊。

患者青年时开始吸烟，有慢性咳嗽史近5年，一年前因老伴车祸过世，惊吓悲伤过度，曾病失眠2月余，经治疗后症状稍有减轻，但感冒频作，感冒则咳嗽加重。3月前因背痛在当地对症治疗效果不好行胸片检查，发现右肺下叶不规则块影，按医嘱先行抗炎治疗，输液一周后自觉症状无明显改善且咳嗽加重，咯吐浓痰。到我院行CT检查提示肺癌，收住院治疗。因受家庭经济条件限制后选择中医治疗。诊见：面色青白，诉背痛，咳吐黄色浓痰，气短纳少，寒热不适，偶有头痛。舌黯红苔稍厚少津，脉弦滑无力。中医诊断：肺癌。辨证：肺肾气阴两虚，肝脾失调，痰热瘀阻。治则：补肺肾之气阴，调肝健脾，化痰清热散结。处自拟益肺散结汤加减：黄芪30g，苏条参30g，白术25g，淮药30g，天冬18g，女贞子18g，柴胡12g，黄芩12g，延胡索15g，赤芍18g，浙贝15g，重楼12g，连翘18g，苡仁30g，白花蛇舌草30g，茜草15g。威麦宁（我院研制抗肺癌制剂，主要成分为宣威金荞麦）5粒，每日3次，随药汤服用。7剂。忌酸冷、辛燥、茶。

9月23日二诊：患者儿子来为父索方，诉威麦宁已服完，其父服药后感精神好转，背痛稍减，请求停服威麦宁并给中药处方回当地服用。处一诊方加金荞麦30g。

2010年4月6日三诊：患者亲自来诊。观其面色较前好转。诉已照方服药三、四十剂。背痛已减，仍时咳，有痰黄白相间，寒热不作，纳可，未发现有胸痛咯血等症。舌黯红，苔薄白，脉细滑。延二诊方去延胡索、柴胡、赤芍，加冬瓜仁30g，桃仁10g。7剂。并给处方嘱继续服用。

2011年5月8日四诊：其子再次来取药，诉其父一切尚可，能从事一般家务活，但多汗，偶咳，仍有痰。延三诊方加麦芽30g，煅牡蛎30g。7剂。并给处方。以后未见患者来诊。

2013年6月10日：其子带小孩来诊，诉其父一年来仅间断持方服用，今年过年时受寒感冒后死于高热、头痛、呕吐不进食。在家未进医院而终。

从确诊肺癌开始，单纯中药治疗，存活3年余。

【按语】肿瘤是整体疾病的局部表现。其发生发展与脏腑功能有密切关系，其由瘀血、积滞、痰湿、热毒在一定的条件下，相互聚结而成。而五行之中，肺属金，主一身之气，肺主气功能与各脏腑气化升降失常有关，肺之宣降功能失常，则脾失健运，肝失疏泄，水谷精微不能正常运化，痰浊必从内生，反之，脾运不足，肝之疏泄失常，也影响肺之宣降，所以在肺癌的治疗中，要把顾护正气放在治疗的首位。要调整人体的各脏腑功能，在解毒清热、消痰散结等局部治疗的同时，更要发挥整体对局部的调控作用，这就是扶正，而扶正的内容，我们认为其不仅包括健脾益气养阴益肾等，而且包括疏调肝气，《丹溪心法》云："忧怒郁闷，昕夕积累，脾气亦阻，肝气横逆，遂成隐核"，所以治疗中应清除致病因素肝气不舒。现代医学动物实验证明，癌症的发生发展和转移与情绪忧郁，压抑，心理失衡等社会心理因素密切相关。长期不良的精神刺激可以耗散人体正气，导致人体脏腑功能失调，由此又导致气滞、痰凝、湿浊、瘀血、热毒，邪积日久，经络阻滞，势必成癌。我们观察过，在临床中，很多肺癌病人在发病之前，都有这样那样或长或短的精神创伤。故在肺癌症的临床治疗中，调肝健脾与补气阴益脾肾同等重要，此皆为扶正。通过扶正，力求人体的正气能与邪气抗争，达到延长生命，提高生存质量之目的。本病例治疗的临床思路，即是以此而设。

二十、其他杂病

【概说】中医门诊临床，涵盖了外感内伤，四肢百骸，头面五官皮肤等各科杂病。其虽致病原因各异，病变部位不同，病情表现也绝然不同，但中医之异病同治之奇妙在此临床中可见一斑。本杂病部分除内科郁证、脂肪肝、遗尿外，还包括了眼、耳、鼻、喉、口腔、皮肤各科的部分病证。"有诸内必形诸外"，人体肌表及各脏腑孔窍与各脏腑功能在生理病理上息息相关，肝之主筋络遍及全身，脾运化之水谷津精濡养周身，肝主血运，脾主气生，人之脏腑体表，四肢百骸，五官七窍之正常功能，皆赖气血濡养，靠肝疏血运，经络通利，气畅血活。反之则诸病生焉，故这些疾病的发生发展无不关以肝脾二者功能失调，所以虽病名病情各异，临床中均可通过肝脾调治取效。

（一）郁证

郁证为中医病名，是以心境低落为临床特征，伴失眠、烦躁、乏力、纳差，间或头痛，烦躁等一系列症状的疾病。见于现代医学之神经官能症、神经衰弱、焦虑症、抑郁症、癔病等。主因情志不畅，气机郁滞。正如《证治汇补·郁证》所说"郁病虽多，皆因气不周流"，故本病病机以肝失疏泄，气郁为主，脏腑与心、肝、脾相关。或兼痰阻，或夹肝火，或伴血瘀。痰、气、火、瘀皆可扰乱心神，又可致脾失健运，肝失疏泄，郁火、痰火扰心、以致出

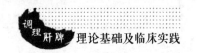

现神明不作主的局面。本病治疗遵《证治汇补·郁证》治郁"法当顺气为先，开提次之，至于降火、化痰、消积，犹当分多少治之。"之原则，在调理肝脾的基础上解郁为主，或理气开窍解郁，或化痰开窍解郁，或活血开窍解郁。

【案例1】陈某，女，57岁，2006年1月3日初诊。

患者原系小学教师，性格内向，子女3人均在外地工作。平素工作认真，较受学生欢迎，后退休在家，接触外界之机会骤然减少，心情倍感孤寂，以渐致失眠，心烦意乱，寐食难安，坐卧不宁。曾就诊于神经内科，烦躁症状有所好转，但渐转呆坐，表情忧郁，对周围事物不感兴趣，每日极少主动说话，家务懒做，纳少，有时饭亦懒吃，大便难。停服西药已有月余，症状不减而就诊中医。就诊时见表情忧郁呆滞，双目低视前方，所问多由其夫代答。舌淡苔白厚，脉细弦。辨证为肝郁气滞，痰气扰心。治以疏肝理气解郁，化痰畅中开窍。处方：柴胡12g，当归20g，白术20g，郁金15g，香橼15g，菖蒲9g，合欢花12g，槟榔18g，莱菔子20g，枳壳12g，厚朴18g。5剂，每2日1剂。并嘱其丈夫要配合妻子的治疗，多与之交流。

1月15日二诊：大便通畅，每日一次，余症同前，上方加川芎12g，炙远志6g。5剂。

1月26日三诊：面部表情较前开朗，偶愿抬头应答，但速度缓慢。舌淡红苔白，脉弦细。其夫诉其药后纳食稍有增加但多汗，对周围事情仍不感兴趣。沿二诊方加浮小麦30g，丹参18g。5剂。其夫要求给处方外配续服。

1月后再诊，诉上方又在药店取药10剂服完。见表情应答较前明显好转。其夫诉说在家已愿主动做捡菜淘米等家务，此时患者脸上出现了几月来从未见过的微笑，其夫始眉头舒展。再次强调其夫要配合妻子的治疗，多与之交流。仍处原方加白芍又进7剂。前后治疗近3月。再诊时表情应答等均已正常。看病结束时会主动感谢医生。因患者性格内向，言辞素少，嘱多与其夫一同外出参加老年人健身、旅游等活动，患者表示遵嘱。再处逍遥散加枣仁、合欢皮、丹参，连服5剂以巩固疗效。

【案例2】张某，女，31岁，2005年6月8日初诊。

患者恋爱多次均未成功，心中郁闷。其为家中姊妹排行第三，其姐妹皆有较高学历，工作亦体面，每每攀比，自觉形秽，终日不欢，以致夜不成寐。白天有时整日无语，甚至吃饭均要父母反复呼之，精神懒散，无故悲伤哭泣已近3月。父母先是以百般哄劝以暂得缓解，后觉症状益重才想到就诊。诊时见其面色淡白，唇淡，问一句答一句，有时竟闭口不答，问及病情则眼圈发红，继之垂泪。诉胸闷，口苦，不思饮食，尿黄。舌尖边红，苔薄少津，脉弦细数。辨证为肝郁血虚，心神被扰。治以清肝解郁，养血宁神开窍。用甘麦大枣汤合百合地黄汤加减，处方：甘草10g，小麦30g，大枣15g，百合18g，生地20g，白芍15g，郁金15g，竹叶10g，栀子10g，合欢皮15g，香附15g，当归20g，青皮12g，石菖蒲6g。5剂。

二诊：口苦尿黄好转，悲伤哭泣较前减少，面色同前，唯表情已较前开朗，上诊方继进5剂。

三诊：病情稍好转，偶见笑容，亦愿主动与人说话。诉经期已到而月经未行，处逍遥散加延胡索、香附、益母草、生山楂、怀牛膝3剂。药后月经即行。

四诊：月经已净。诉头昏，处一诊方加荷顶10g。5剂。其间多次与患者交流关于恋爱，家庭，自身价值方面的看法。鼓励患者凡事自己多作努力，正确对待各自机遇。且给连续服用甘麦大枣汤合百合地黄汤加减方与逍遥散交替两月余后，饮食睡眠均好，情绪稳定正常。

【按语】社会心理因素是抑郁症发生的主要原因，但不排除患者自身体质、周围环境、生活条件及性格等因素。从临床观察来看，处于更年期即退休前后的女性发病较为集中，因为由中年向老年过度，身体本身的种种不适就可引起思想的不愉快，加上由于从国家职工到家庭妇女角色转换的不适应，使其对所处的生活不感兴趣，感觉生活无乐趣渐致情绪低落，随之而来出现的烦躁、失眠、乏力、纳差等一系列证候，这一系列证候皆由肝失疏泄，气机失畅而起，气机失畅导致痰瘀内生，痰瘀阻滞必然导致脑脉不利、心窍闭塞。案中二例皆因情绪变化而起，治疗上当以治肝为先，即以疏肝解郁为大法，根据标本虚实灵活佐以化痰、活血、养血之法。二例均用郁金、菖蒲解郁化痰以开窍，使之气血调和，痰瘀得化，心窍得通，以致全身气血畅达，阴阳调合而神志达于常态。在临床实践中，我们通常以上述二型的病因病机作为治疗郁症中的基本思路，取得了满意的疗效。郁证的临床治疗中，在辨证用药的基础上加以心理疏导，使之肝郁得解，亦为此病向愈的关键。吴鞠通曰："吾谓凡治内伤者，必先祝由。详告以病之所由来，使病人知之，而不敢再犯，又必细体变风变雅，曲察劳人思妇之隐情，婉言以开导之，庄言以振惊之，危言以悚惧之，必使之心悦诚服而后可以奏效如神……"，心理疏导的重要性由此可见一斑，此在郁症的治疗中尤应重视。

（二）脂肪肝

肝细胞内脂肪重量超过肝重的5%以上者称为脂肪肝，其因为肝内脂肪氧化减弱，肝内脂肪酸的摄取、合成与运转、利用失其平衡，使脂肪酸增多，引

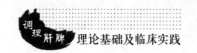

起肝细胞内脂肪蓄积。本病初期在临床上可无任何症状，继则出现精神倦怠，食欲减退等，或兼有恶心，嗳气，右胁不适，或偶有右胸胁胀痛感，极个别患者可发展为肝硬化。B超及血脂检测可明确诊断。中医学认为，脂肪肝多由饮食不节，劳逸不当，或肝病后调养失宜，以致肝脾失调，气血不畅，水谷不能转化精微而积聚成痰成瘀，留滞于肝内而导致本病。依此，治疗当以疏肝健脾治其本，活血化痰治其标为原则。

【案例】林某，男，46岁，1996年3月13日初诊。

患者2年前健康体检时B超提示脂肪肝，查血脂正常即未重视治疗。半年来体重增加，近1月时感右胁胀满不适，甚则隐痛，渐觉精神倦怠就诊。诉腹胀，纳差，痰多口苦，便难，小便微黄。舌暗红，苔白腻，脉弦滑。生化检验结果：胆固醇7.56mmol/L，三酰甘油3.28mmol/L，B超仍提示轻度脂肪肝。中医辨证为肝郁脾虚，痰瘀阻滞。处方：柴胡12g，泽泻25g，香附15g，枳壳15g，丹参18g，赤芍15g，郁金15g，陈皮12g，法半夏12g，大黄9g，白术20g，生山楂30g，麦芽20g，荷叶20g，冬瓜仁30g。并嘱其适量运动。服药10剂后，患者自觉精神好转，纳食有增，咯痰减少。舌红苔薄白，脉细滑。原方去法半夏加茯苓15g，再服10剂后改汤为散剂服药2个月。再诊时体重下降，仅肝区偶有不适，但肝脏B超提示改善不明显。复查生化检验结果：胆固醇5.46mmol/L，三酰甘油2.14mmol/L。患者又继续服药两个月，临床症状消失，经生化及B超复查，血脂、肝功能及肝脏B超未见异常。

【按语】我们认为脂肪肝的形成非一朝一夕，临床亦只能缓慢图治，且治疗过程中必须注意情绪与饮食的调节，劳逸适度。治疗原则应以疏肝健脾为重点，佐以活血化痰。肝之疏泄脾之运化正常，痰浊无滋生之源，肝络无瘀阻之患，脂肪无蓄积之虑，脂肪肝才得以痊愈。

（三）遗尿

遗尿指睡眠中小便自行排出的症状，儿童多见。其病机为膀胱失约所致。清代林佩琴云："小便不禁，虽膀胱见证，实肝与督脉三焦病也"。肝气不调，疏泄失司，督脉虚衰失于固摄。或上焦心气亏虚，心肾不交，肺虚治节无权，不能约束下焦；中焦脾气不足，中气下陷，水液无制；下焦肾虚开合失常，均可致膀胱失约而致遗尿。在年龄稍长的患者中，患者往往心理负担较重，此种负面情绪常常加重其脏腑功能失调而见肝脾失调之证，故调理肝脾、开提肺气、重视三焦气化在遗尿的治疗中都具相当的意义。在本病的治疗中，我们常用祖传四子金芍汤加减，以补肾益肺、调理肝脾，疗效尚好。

【案例】史某，女，23岁，1998年4月25日初诊。

诊时见：语声低微，面色少华，形体消瘦，面现愧色。自诉遗尿近20年，多则1夜2次，少则2～3天1次，少时父母曾带其看过中医，因服药不效即未再给诊治，任其每天自晒垫盖。半年来论及婚嫁，精神紧张，病情加重，睡眠不好，每夜遗尿达2次以上，自觉腰膝酸软，四肢无力，月经逾期，量少色淡。舌淡，苔薄白，脉沉缓。尿常规未见异常，B超示膀胱无结石，X线摄片未见骶椎隐裂。证属肝郁脾虚，肾虚膀胱失约。治以调肝健脾，益肾缩尿，处予祖传四子金芍汤加减：桔梗15g，白芍20g，鸡内金15g，补骨脂15g，韭菜子15g，菟丝子15g，覆盆子15g，远志6g，龟板20g，柴胡12g，太子参30g。水煎服，每日1剂。5剂。二诊：精神好转，腰酸无力改善，遗尿次数减少，经期已过十天尚未来潮。舌淡，苔薄白，脉细弦。给予逍遥散加川芎、益母草、桔梗、鸡内金。3剂后月经来潮，遗尿未作。改投补中益气汤加桔梗、白芍、鸡内金5剂以巩固疗效。随访半年，遗尿未作且婚后即孕，尔后生一女，母女均健康。

【按语】祖传验方四子金芍汤中以桔梗、白芍、鸡内金配伍韭菜子、菟丝子、覆盆子、补骨脂等治疗遗尿症。此为用桔梗开提肺气，以振水之上源，鸡内金健脾缩尿，白芍平肝解痉而助肾益膀胱，据现代药理研究其作用可能与缓解膀胱紧张度及对中枢神经有镇静作用有关。经临床验证疗效尚可。本患者遗尿多年，且伴月经后期、量少色淡，就诊时见明显肝脾失调之症，用四子金芍汤加调肝健脾药，以后又以逍遥散疏肝健脾为主，不仅月经正常来潮，多年遗尿病也彻底治愈。

（四）干眼症

干眼症是指各种原因造成的泪液质或量异常以及动力学异常而导致泪膜稳定性下降，并伴有眼部不适或眼表组织损害的一类疾病。属中医之白涩症，其表现为白睛无异常，但感眼内干涩而痒或见眼疲，不能久视，且有异物感，甚则视力下降。《审视瑶函》对该病病名和症状的描述是"不肿不赤，爽快不得，沙涩昏朦，名曰白涩"。肝开窍于目，目得血则能视，血为肝藏为脾统，而肝肾同源，故虽五脏之精气皆上注于目，但若脾虚不能化生津液，肝肾精血不足，气血、阴精渐亏，眼睛失于濡养则可见畏光、视物昏花、干涩发痒。故干眼症病因以肝脾肾失养为主，而调理肝脾肾也是本病的主要治疗原则，临床上我们以健脾养血、舒肝益肾治疗，拟方眼舒汤，药用白术、苍术、淮山药、当归、白芍、熟地、枸杞子、菟丝子、刺蒺藜、菊花、密蒙花、甘草，效果尚

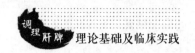

好。大便秘者，熟地改用生地、再加决明子；痒甚者加蝉蜕；肝郁甚者，加柴胡、麦芽；眠差者，加合欢皮、枣仁。

【案例】张某，女，51岁，2012年5月10日初诊。

患者有慢性胃病史，3年前丈夫意外身亡后，心中一直烦闷，晚上电视看得较多，睡眠经常不好。近1月来感双眼发痒，干涩疲痛、异物感，畏光，不耐久视，现已十多天未看电视，但症状有增无减。经眼科检查已排除睫毛倒入，诊断慢性结膜炎，点过托百士、鱼腥草等多种眼药水，疗效欠佳。诊见眼睑稍红，白睛无异常。诉大便干。舌边尖红苔薄白，脉弦细无力。拟诊干眼症，先以眼痒为肝胆风论治，以清利肝胆风邪为主。处方：桑叶15g，防风12g，羌活12g，黄芩12g，决明子15g，生地20g，白芍15g，菊花10g，蝉蜕6g，刺蒺藜15g，甘草6g。3剂。嘱忌辛辣香燥。

5月17日二诊：患者诉服药后除大便较正常外双眼症状无改善。观患者心情焦虑，诉饮食懒进，神倦乏力，眠差。舌淡红，脉细弦。辨证当为肝脾失调，肝肾精血亏虚，目失所养。改处眼舒汤加柴胡、炒麦芽、蝉蜕。处方：白术20g，苍术12g，淮山药30g，当归20g，熟地15g，白芍18g，枸杞子15g，菟丝子15g，刺蒺藜15g，菊花10g，密蒙花15g，炒麦芽30g，柴胡10g，蝉蜕6g，甘草6g。3剂。

5月22日三诊：患者自觉双目明显舒适，纳食有增，唯睡眠改善不显。延一诊方加合欢皮15g，枣仁25g。4剂。

尔后患者又连续服用此方6剂。双目已无不适，睡眠饮食可，心情也有改观。

【按语】《素问·宣明五气》云："五脏化液……肝为泪。"《审视瑶函》谓："真血者，即肝中升运于目，轻清之血，乃滋目经络之血也。"《兰室秘藏·眼耳鼻门》说："夫五脏六腑之精气，皆禀于脾，上贯于目……故脾虚则五脏六腑之精皆失所司，不能归明于目矣。"本例干眼症，肝郁在先，肝脾失调、肾水亏虚才是主要病机。初诊效果不佳，因重标而轻本之过。二诊方用当归、白芍、熟地、柴胡、炒麦芽舒肝养血以润目；用枸杞子、菟丝子补益肝肾以滋目；用白术、苍术、淮药、甘草健脾和胃以养目；用密蒙花、菊花、刺蒺藜、蝉蜕祛风止痒以明目。因舒肝养血健脾、益肝肾明目方为正治，故坚持服药达到了预期疗效。

（五）神经性耳鸣

神经性耳鸣是指听觉异常，外界无声源而患者自感耳内鸣响的一种耳病，患者多伴有听力下降、乏力、焦虑烦躁等临床症状。《灵枢·脉度》篇云："肾气通于耳""肾和则耳能闻五音"。故耳鸣多责之肾。《素问·玉机真脏论》曰："其（脾）不及则令九窍不通"。脾胃乃气血生化之源，脏腑诸窍皆赖以为养。若脾胃虚弱，气血生化乏源，耳窍失养，发为耳鸣。或生湿化痰，痰湿阻于中焦，清阳不升，湿浊上逆蒙蔽耳窍，耳鸣亦作，故耳鸣又当责之于脾。由于肝胆之经上通于耳，因此，耳鸣实关于肝脾肾。《名医杂著》曰："耳鸣之症或鸣甚如蝉，或左或右。时时闭塞，世人多从肾虚论治不效。殊不知此是痰火上升，郁于耳中而为鸣，郁甚则壅闭矣。"说明耳鸣病本虽在肾，但与肝脾密切相关，治疗亦当调肝理脾益肾开窍并行。

【案例】唐某，女，70岁，2014年7月22日初诊。

患者耳鸣伴心烦半年余，耳鸣如蝉，夜晚明显，口干咽燥，西医诊断为神经性耳鸣。服过多种药物（药名不详）无明显效果，近一月来耳鸣已影响睡眠，吃饭也有减少。舌红苔薄腻少津，脉弦细。中医辨证为肾元亏虚，肝脾不调，清窍失养，治以补益肝肾，健脾化痰，升清开窍。方选六味地黄丸、逍遥散合方加减：生地20g，丹皮15g，泽泻15g，枣皮12g，淮药30g，茯苓15g，枸杞子18g，柴胡12g，法半夏12g，黄芩12g，白术20g，当归18g，葛根30g，蝉蜕6g，石菖蒲10g，荷顶15g。4剂（免煎颗粒），每剂配3袋，每日2次，每次1袋。嘱忌劳累，畅情志。

7月29日二诊：服药后耳鸣未减，但口干心烦好转，吃饭睡眠稍有改善。延一诊方加磁石30g，五味子9g，陈皮12g，神曲15g。5剂（免煎颗粒）。

8月4日三诊：药后耳鸣稍有减轻。舌淡红，苔薄白，脉弦细。延二诊方加丹参20g。6剂（免煎颗粒）。

8月14日四诊：药后仅晚上还有耳鸣，鸣声也较前减小。舌淡红苔薄白、脉细弦无力。延三诊方加太子参30g。5剂（免煎颗粒）。

【按语】耳鸣之患在临床中极为普遍，一般耳鸣初起多以清肝开窍为主治疗，耳鸣日久则多以肾虚辨治，但疗效往往不尽如人意。足少阳胆经起于眼外角，经额角至耳后至肩，肝胆表里，经络连属提示我们，在耳鸣的临证治疗中必需考虑肝脾失调之病理因素。该患者舌红少津拟诊肝肾阴虚，又见苔腻脉弦、纳少眠欠之肝脾失调症状，故选六味地黄丸合逍遥散加减补益肾阴、调理肝脾，并加法半夏、黄芩清胆除湿，又加石菖蒲化痰开窍；加蝉蜕解痉通络开窍；加葛根、荷叶顶升清开窍，全方以调理肝脾肾及开窍为重。加陈皮、神曲者，意在畅达中焦，以防磁石久用损及脾胃。加丹参、太子参，旨在益气活血益心气也。耳鸣虽系小恙，但日久或成耳聋，故早期治疗尤为重要。

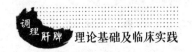

（六）鼻衄

鼻衄即鼻出血。临床常见于干燥性鼻炎，高血压，血液病、妇科的经行鼻衄等。其病机总以火相关，或为肺经燥热，或为邪热犯肺。临床中因肝经郁火、木火刑金或肝火犯胃、胃经实热以致阳络伤而血从上溢者最为常见。亦有虚火上炎者。

【案例】刘某，男，40岁。2011年6月12日初诊。

患者为送水工，嗜酒，且有习惯性便秘。今日午饭时喝酒少量，中午送水时与客户发生不愉快。午后突然鼻衄难止来诊。症见鼻血量多色红，口气臭秽，口干喜冷饮，大便2日未行，小便黄少。舌红苔黄厚而干，脉弦数。辨证为肝火犯胃，胃经火热炎上，肺络受损。治宜清泻肝胃之火，凉血止衄。用祖传清下止衄汤（大黄、石膏、黄连、栀子、牡丹皮、桑白皮、黄芩、生地黄、麦冬、白茅根、藕节、鲜侧柏叶炭）加减：石膏30g，大黄10g，黄连8g，栀子12g，白芍18g，龙胆草10g，生地30g，丹皮15g，黄芩12g，白茅根30g，藕节30g，鲜侧柏炭12g。服药1剂后血止便行。按患者要求再开一剂巩固，上方去大黄再进一剂。嘱饮酒减量、尽量避免情绪过激。以后未再鼻衄。

【按语】本例症见鼻衄量多，血色鲜红，口气臭秽，烦渴饮冷，便秘溲黄。舌红苔黄厚而干，脉弦数。证属胃经实热、郁火引动，火热炎上，损伤肺络，血从上溢则鼻衄暴出。用祖传清下止衄汤加减，其中大黄、石膏、黄连清胃泻火为君，栀子、龙胆草、黄芩清肝解郁火为臣，生地、丹皮、白芍凉血敛阴为佐，白茅根、藕节、鲜侧柏叶炭清肺凉血止血为使。全方共奏清胃泄肝火、敛阴凉血止血之功。

（七）复发性口腔溃疡

口腔溃疡，中医谓之口糜，又称口疮。复发性口腔溃疡，为病人反复发作的口唇牙龈及两侧颊部、舌下、舌尖及舌面或两侧见数目不等圆形或椭圆形表浅溃疡，其白色或见微黄，周围红晕，可伴不同程度的疼痛。患者常兼见倦怠乏力或便秘，纳少等。现代医学研究认为本病与病毒感染及自身免疫功能低下有关。张景岳说"口疮连年不愈者，此虚火也。"临床所见的确如此。但我们认为本病成因与脏腑功能尤其是肝脾失调和在此基础上形成的湿热毒邪有关，治疗也需在调理脏腑功能的基础上清热除湿愈疮。

【案例1】林某，女，45岁，2012年8月8日初诊。

患者反复口腔溃疡近3年，本次发作已1周。诊见牙龈舌边多个小溃疡，溃疡面表浅，色白，微感疼痛，月经常提前1周左右，平素常易感冒，精神欠佳。舌淡红苔白，脉细弦无力。中医辨证为气血不足，肝脾失调，内有湿热。治以补气益血，调肝理脾，清热除湿愈疡。处方：黄芪30g，太子参30g，白术25g，柴胡12g，当归15g，茯苓15g，白芷15g，连翘18g，炒鸡金15g，丹皮15g，升麻6g，黄连6g，枸杞子18g，白鲜皮15g，甘草6g。5剂。

8月27日二诊：服药后口糜消失，精神好转，本次月经仅提前4天。舌脉同前。处一诊方3剂巩固疗效。

【案例2】李某，女，35岁，2014年10月9日初诊。

患者反复口腔溃疡近半年，以月经后为重，半年前因不育离异，心情极度沮丧，当时正值经期，月经过后口腔溃疡即作，未经治疗自愈。一月后溃疡又发，服维生素B$_2$溃疡痊愈。以后口腔溃疡反复发作，且均发于经期或行经之后，服维生素B$_2$已无效果。就诊时诉经净已2天，口腔溃疡再发已1周，伴乏力纳少，心烦失眠，口干便难。其口腔内可见牙龈、下唇内侧及舌边尖有大小不一溃疡面四处，疡面色微黄，最大者如绿豆大小，周边呈红色，自觉疼痛，感口干。舌红苔薄腻而干，脉细弦。中医辨证为肝脾失和，湿热壅滞，化火伤阴。治以养阴润燥，调肝理脾，清热化湿愈疡。处方：苏条参30g，柴胡12g，淮药30g，当归20g，土茯苓25g，白芍18g，女贞子15g，生地20g，丹皮15g，连翘18g，白芷15g，黄连6g，白鲜皮15g，竹叶12g，合欢皮18g。5剂。

10月14日二诊：药后口腔溃疡基本消失，大便正常，心烦失眠等证亦见好转，原方再进3剂。给处方并嘱下次月经前照方再服5剂。经随访，经期口疮已愈。

【按语】复发性口疮临床极为常见但不易治愈，反复发作的口疮成因与体内湿热毒邪及脏腑功能失调有关，各种原因导致气血不足或肝肾亏虚、肝脾失调进而产生的机体阴阳失调，以致湿热熏蒸，灼伤肌膜引起。案中例1症见中虚脾弱，肝血不足，兼有湿热，用黄芪、太子参、白术、茯苓、当归、柴胡、枸杞子、甘草以补气血调肝脾，用黄连、丹皮清热凉血，加用祖传经验用白芷、白鲜皮、连翘愈疡生肌。方药对证，疗效良好。例2口腔溃疡始于经期，肝血不足复加情志过激致肝郁化火，脾虚失运，湿热循经上越于口，肌膜为湿热阻遏，气血不和则化脓作腐见溃疡于经后发作，并见心烦眠差等一系列肝郁血虚化火伤阴之证。方中苏条参、柴胡、淮药舒肝健脾，当归、女贞子、白芍、生地养血兼补肝肾之阴，丹皮、竹叶清肝泄火，黄连、土茯苓清热除湿，连翘、白芷、白鲜皮愈疡生肌，合欢皮解郁安神。全方共奏舒肝健脾，养阴泄火，清热化湿愈疡之功。

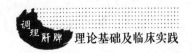

（八）咽喉神经官能症

咽喉神经官能症，属中医梅核气。临床表现为患者自觉咽喉部似有异物梗塞，吐之不出，咽之不下。妇女多见。一般认为是胸膈痰气相搏，阻塞于咽喉所致。《金匮要略》云："妇人咽中如炙脔，半夏厚朴汤主之。"但以该方治该证或有不效时。我们认为因情志不畅导致本症的较为多见，因郁则气结，津液不化，聚湿成痰，气滞则血行不利成瘀，痰瘀互结胶着咽喉，以致患者自觉似有物梗塞，吐之不出，咽之不下。治宜疏肝理气，活血化痰。

【案例】 颜某，女，43岁，1998年7月13日初诊。

患者有慢性咽炎病史已2年，自觉咽喉有痰粘着，吐之不出，咽之不下，感冒时症状加重，间断治疗无明显效果。1月前因一邻居患食道癌病故，思想高度紧张致病情加重就诊。诊时见患者表情痛苦，形体消瘦，自诉咽部有物阻塞未有半刻松时，自认为咽喉已生癌，心情紧张已致彻夜不眠、食之无味。查之见咽部淡红，其间可见紫红色血丝，咽后壁有滤泡增生，余无异常。舌质淡滞，舌右边见黄豆大小瘀斑2个。苔微黄，脉细涩。诊断为慢性咽炎。中医辨证为肝郁气滞，痰瘀交阻之梅核气。因患者坚决要求检查，为解除患者疑虑，给喉镜、胃镜检查，结果未见异常。治以疏肝理气，活血化痰。处方：柴胡12g，赤芍18g，当归15g，赭石20g，厚朴18g，陈皮12g，法半夏12g，僵蚕10g，红花10g，郁金18g，苏叶10g，茯苓18g，浙贝15g。3剂。每2日1剂。同时给患者心理疏导，以解除其紧张情绪。

8月16日二诊：患者服药后咽喉稍感舒适，余症如前，延一诊方5剂。

8月22日三诊：患者咽部异物感减轻，舌质微红，舌边瘀斑缩小变淡，要求照原方服药，再处5剂。

2月后追访病人，咽喉异物感自服药后逐渐消失。观其舌质微红，瘀斑已消，苔薄白。嘱其仍需保持心情愉快，忌食香辣辛燥动火之物。

【按语】 咽中如有物，吐之不出，咽之不下，见于慢性咽炎及咽喉神经官能症，西医治疗效果欠佳。临床中如见痰气交阻，舌淡苔白腻或滑者，可用半夏厚朴汤治疗，但临床中本病常迁延日久，痰气交阻，气病及血，血因气滞而成瘀，痰瘀交阻滞于咽喉者，往往见舌暗红或舌有瘀点，或咽喉有紫红血丝缕缕，或见咽后壁滤泡增生，此应给活血化痰，疏肝理气消滞并行治疗，效果较好。值得一提的是，对患者的恐癌心理，除做必要的理化检查排除相应病变外，还必须加以心理疏导，方能取得预期疗效。

（九）脱发

脱发为临床常见病。发为血之余，又为肾之外候，毛发生长赖于血充肾足。脾统血、肝藏血，肝脾失调，气血生成不足，肾精必见亏虚。肾精不足、气血亏虚则头发失其濡养而脱落。我们常用调肝健脾补肾法治疗脱发，临床有效。

【案例】徐某，女，15岁，2004年3月12日初诊。

患者半年前头发大量脱落，继之全部脱光，自诉脱发与升学考试紧张有关，屡经中西药治疗无果来诊。刻诊：患者脱帽后可见头部光亮无发。感心情焦虑，饮食睡眠均差，且觉烦躁，伴记忆力减退。舌淡滞苔薄白，脉细弦。辨证为肝郁脾虚，肾精不足。治以疏肝健脾益肾，养血生发。用逍遥散合首乌丸加减。处方：柴胡12g，当归20g，白芍15g，郁金15g，茯苓15g，白术20g，炙首乌25g，墨旱莲15g，女贞子15g，菟丝子15g，黄芪30g，丹参15g，炙远志6g，合欢皮15g，陈皮12g，熟地20g，砂仁10g，每2日1剂。连服15剂。鲜侧柏叶泡酒一周后取少量温后外擦，指导按摩头皮。并给予心理慰藉，增强治疗信心。

4月21日二诊：患者头上已见细绒新发，纳食睡眠已好转。延一诊方去郁金加黑芝麻25g，又服15剂。

患者服药共30余剂，头上普遍长出新发，质地细软。再处二诊方15剂，嘱每隔三天服药2剂。2月后，见其满头头发已润泽黑亮。

【按语】心情紧张，肝气郁结，横逆犯脾，肝脾失调，气血化生无能，肾亦不足致头发普脱。方以逍遥散舒肝健脾而生气血，以熟地、女贞子、墨旱莲、菟丝子濡养滋补肝肾而生发；以黄芪、当归、丹参补血养血活血以生发。用郁金、合欢皮、远志以解郁安神。睡眠改善，肝血得养，亦为头发生长之关键。再取首乌含铁质乌发之性。全方共奏舒肝解郁健脾，补肾养血安神生发之功。侧柏酒外擦及头皮按摩可改善局部血液供给，激活毛囊生发功能。内外合治，收到良好效果。

（十）带状疱疹

带状疱疹属中医"缠腰火丹"，又称"蛇窜疮"，由疱疹病毒感染所致。临床表现为皮肤突然发生集簇性水疱，排列成带状，沿一侧周围神经分布区出现。皮疹多见于两胁，亦有发于头面、四肢或腰背部等。并有刺痛或灼痛，其

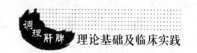

疼痛多出现在皮疹之前，亦有与皮疹同时出现者，也有的发生在皮疹之后。体弱或年长患者或表现灼痛缠绵，迁延难愈。我们根据《内经》"诸痛痒疮，皆属于心""火郁发之""木郁达之"，又据疱疹为水湿热毒积滞肌肤，气血失和之特点，以清泻心肝之火、除湿解毒，活血止痛为主治疗本病。

【案例】余某，女，22岁，2014年3月16日初诊。

患者右胁及右上腹疼痛1天，同时发现疼痛部位皮肤发红，继之出现水疱簇集成片，服止痛药及抗过敏药无效。就诊时见右胁处皮肤潮红，有绿豆大小的水疱3片成串排列，诉痛如针刺、热辣难耐。舌红苔薄黄稍腻，脉弦。诊断带状疱疹，辨证：外感邪毒引动心肝之火，湿热积滞肌肤。治以清泄心肝之火，除湿解毒，活血止痛。处方：柴胡12g，竹叶12g，牡丹皮15g，郁金15g，栀子10g，黄芩15g，板蓝根20g，连翘20g，紫花地丁20g，白芷15g，土茯苓25g，苡仁20g，延胡索12g，没药12g，白芍18g，甘草6g。4剂，免煎颗粒，每剂配5袋，每日3次。忌腥辣香燥、茶。

3月22日二诊：药后疱疹红色变淡，部分泡疹开始干瘪，疼痛减轻。舌红苔薄少津。延一诊方去竹叶、苡仁加白茅根30g。4剂。剂型服法同前。

3月29日三诊：疱疹几近消失，疼痛已止。稍觉疲倦。此湿热毒邪伤肝脾，仍以清热除湿为主，佐以养血健脾。处方：柴胡12g，黄芩12g，连翘18g，板蓝根18g，牡丹皮15g，苏条参20g，白术18g，白芷15g，土茯苓30g，郁金18g，白芍18g，当归15g，甘草6g。2剂。

【按语】带状疱疹因外感邪毒引动心肝之火而起，湿热毒邪蕴积肌肤而成，故应治以疏肝清热泄火、解毒除湿为主，佐以活血止痛。方中柴胡、丹皮、郁金、栀子、黄芩、竹叶疏肝清热泻心肝之火，以连翘、紫花地丁、板兰根清热解邪毒，以白芷、土茯苓、苡仁除湿解毒，延胡索、没药活血定痛，白芍、甘草缓急止痛，全方共奏清热泻心肝之火、除湿解毒止痛之功。本方临床上用于带状疱疹，加减亦可用于病毒性疱疹及水痘等病毒感染性疾病。

（十一）荨麻疹

荨麻疹俗称"风疹块"，是一种过敏性皮肤病。为皮肤黏膜因血管扩张及通透性增加而出现的局限性水肿反应。主要症见全身或局部出现高出皮肤白色或红色的疹块风团，或见皮肤划痕症，常瘙痒难忍，反复发作。属中医"瘾疹"。病因属感受风邪所致。我们在临床中观察到慢性荨麻诊患者因病情反复发作，瘙痒难忍常使其心烦意乱，性情暴躁且常伴失眠多梦，纳食减少，神疲乏力等症状，这些症状可归于外邪袭扰、肝脾失调，肝火扰心。通过临床验证，慢性荨麻疹患者先以调肝理脾清心、除湿解毒、祛风凉血止痒治疗，继以固表养血祛风解毒，效果较好。

【案例】付某，女，26岁，2014年11月11日初诊。

患者两年前外出郊游后四肢与腰背部起风疹块，色红，瘙痒难忍。在我院皮肤科诊断荨麻疹，用激素等治愈。以后病情反复发作。三天前吃虾后全身又起风团疹块，用氯雷他啶等效果不好而看中医，诊见患者疹块以腹部及四肢为多，色红，高出皮肤，成块成片。诉瘙痒难忍，伴心烦意乱，失眠多梦，纳差便秘。舌红苔薄白，脉滑稍数。此为风邪伏表，肺失宣肃，肝气升发过度，肝火扰心，脾土受损之症。治宜调肝理脾清心，除湿解毒，祛风凉血止痒。处方：柴胡12g，黄芩15g，赤芍18g，竹叶12g，苡仁25g，白术20g，陈皮12g，紫草15g，生地20g，连翘20g，重楼12g，白芷15g，丹皮15g，白鲜皮15g，地肤子25g，荆芥12g，防风12g，甘草6g。5剂（免煎颗粒），每剂配3袋，每日2次，每次1袋。

11月20日二诊：疹块风团基本消退，纳可，二便正常。唯睡眠改善不明显。舌淡尖红，苔薄白，脉细弦。应以固表养血祛风除湿解毒为治。调整处方如下：黄芪30g，白术20g，防风12g，刺蒺藜15g，地肤子30g，连翘18g，紫草15g，白芷15g，黄芩12g，陈皮12g，竹叶12g，当归15g，白芍18g，合欢皮18g，代赭石20g。5剂。经电话随访，疹块未起，睡眠亦可，停药。

【按语】荨麻疹发病特点一是风团痒疹部位变化不定，消退不留痕迹，瘙痒异常等，此与风邪之"善行而数变""风盛则痒"特性相同。二是其病变为局限性皮肤水肿，反复发作且缠绵难愈又与湿邪之"湿盛则肿""湿性黏滞"特性相同。外邪袭扰致肝脾失调，肝火扰心，故见患者皮肤病变以外又见心烦意乱，失眠多梦，纳差便秘，舌红，脉弦等症。方中用柴胡、黄芩、赤芍、竹叶调肝清心，用白术、陈皮、白芷、苡仁健脾除湿消肿，用生地、丹皮、紫草、连翘、重楼解毒凉血止痒，用荆芥、防风、白鲜皮、地肤子祛风止痒，甘草调和诸药。全方共奏调肝清心，健脾除湿解毒，祛风凉血止痒之效。二诊处方以固表养血祛风，除湿解毒为治，此一为针对慢性荨麻疹为风为湿之病因，调理肝脾。二为益脾肺而防御外风再袭也。

（十二）痤疮

痤疮俗称"青春痘"，多发生于男女青春发育期，其因皮脂腺分泌过旺，排出不畅，阻塞毛孔，局部呈炎性反应，或过食辛辣、燥热及油腻食品以致内生湿热蕴于肌肤，轻者形成红色丘疹，重则因感染造成局部脓疮、炎症结节或

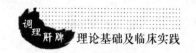

囊肿样皮肤损害。前人以"肺风粉刺"为病名，多从肺经风热、脾胃湿热、肝郁血热、火热毒邪等论治。从临床实践中看，无论是外邪内因，痤疮成因皆与肝脾胆胃肺脏功能失调相关，据此以验方清肺愈痘汤加减治疗。肝火偏重者选加栀子、白花蛇舌草，胆胃湿热偏重者加黄连、茵陈、皂刺，肺经热重者加桑白皮、金银花，下焦湿热者加黄柏，便秘者加大黄，痒者加荆芥、刺蒺藜。

【案例】郑某，女，19岁，2014年7月5日初诊。

患者自幼喜食辛辣，前额及面部两侧及背部痤疮近1年。疮呈红色大小不等，最大的有如绿豆大小，感轻微瘙痒疼痛，部分疮面上可见脓头，患者治疗心切，常自行挤压，挤时有少量黄白干脓排出，其后遗留棕暗色素沉着。就诊时诉心情烦躁，眠差，口鼻干燥。大便2、3天1次，干结难解。月经周期常有提前，量少色黯红。舌边尖红，苔薄黄，脉弦稍滑。辨证为肝脾失调，肺胃湿热壅塞肌肤。治以疏肝除湿运脾，清肺胃热。处验方清肺愈痘汤加减：柴胡12g，黄芩15g，桑白皮15g，蒲公英30g，丹皮15g，赤芍18g，薏苡仁30g，土茯苓30g，黄连10g，紫花地丁25g，白花蛇舌草30g，连翘18g，重楼12g，白芷15g，黄柏10g，皂刺10g，生大黄8g，甘草6g。7剂（免煎颗粒）。嘱忌过甜、过辣、油腻食物及茶。保持心情平和，坚持服药。

7月15日二诊：患者药后觉心情好转，面部痤疮新起明显减少，口鼻干燥减轻。舌红苔薄黄，脉同前。询之大便仍较干但基本为1天一次，延一诊方去桑白皮，大黄减量为6g，再加金银花18g。7剂。服法禁忌同上。

【按语】痤疮虽是多见于青春期男女的皮肤病变，但临床中青中年患者也常见。"郁乃痤"之明训自古就有。一是足少阳胆经、足太阳膀胱经过面颊、口周、目系、前额、背部。青年男女，肾气已充，情志过激，肝阳易亢，胆火易炽。二是过食辛辣肥甘厚味，损伤脾胃，酿湿生热，肝胆郁火夹湿热循经上犯，扰及手太阴肺、足太阳膀胱经以致头面、胸背皮肤气血壅滞，郁而成痤。本患者嗜好辛辣，日久必酿湿生热，湿热蕴中则生瘀，正值青春，肝气偏亢，肝胆火夹湿热瘀浊循经上扰其面，痤疮乃成。治方以柴胡、黄芩、桑白皮、蒲公英、紫花地丁清肝肺之热，以丹皮、赤芍散血中之瘀，以苡仁、土茯苓、黄连清脾胃湿热，以白花蛇舌草、连翘、白芷、重楼、皂刺、金银花祛风解毒散结，以大黄、黄柏通腑泻热除湿，甘草调和药性。全方以清热除湿解毒散瘀为主，肝脾肺同调，湿热瘀滞得清，则痤疮可除。

（十三）男性乳房发育

男性乳房发育症属于中医乳病范畴，其临床特点以乳晕下稍微隆起、触之有结节甚至如女子已发育乳房，伴局部胀痛、压痛和触痛，乳晕颜色加深，甚则有溢乳现象。我们以疏肝健脾，活血化痰，软坚散结，通络止痛治疗本病。

【案例】陈某，男，32岁，1999年4月16日初诊。

患者一月前感觉左侧乳房胀痛，扣之发现乳房较右侧增大，触之乳头下有一如杏核大小肿块且疼痛遂致心绪不宁。因出差在外未及时诊治。近两天觉胀痛加重来诊。查：左侧乳房增大，乳晕颜色较右侧加深，乳头下可触到直径约2cm的圆形肿块，质软可移动，触痛明显，腋下淋巴结无肿大。舌质稍红，苔滑腻，脉弦。诊断为乳疬病。辨证为肝郁脾虚，痰瘀互结。治以疏肝健脾，活血化痰，软坚散结。处方：柴胡12g，法半夏12g，橘核12g，香附15g，枳壳15g，川芎15g，莪术12g，陈皮15g，浙贝12g，威灵仙15g，重楼15g，白芥子15g，当归20g，赤芍20g，海藻18g，僵蚕12g，延胡索12g。上方服药3剂后，疼痛减轻，乳房肿块未见缩小，仍处上方并加甲珠10g，白芷15g，再服6剂后，疼痛消失，触之肿块缩小，药已见效，守二诊方再服10剂。药后疼痛消失，左侧乳房肿块消散，两侧乳晕颜色一致，病告痊愈。

【按语】男性乳房发育病机多为肝气郁结，气血运行不畅，痰瘀互滞结于乳络形成肿块结节，治方以柴胡、橘核、香附、当归、川芎、赤芍、枳壳、陈皮疏肝养血活血，调中理气止痛。以法半夏、浙贝、白芥子化痰，以威灵仙、莪术、海藻、僵蚕、重楼散结。疼痛者加延胡索。肿块难消者再加甲珠、白芷或夏枯草。经临床反复应用，疗效满意。

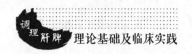

妇科疾病

一、月经病

【概说】月经病是与月经有关病症的统称。包括月经先期、后期、先后无定期，崩漏，痛经，闭经，经前紧张证，经断前后诸证等。妇人以血为本，经水为血所化。心主血、脾统血，肝藏血。肺主气，血随气行，肾藏精，主冲任，故妇女月经与五脏相关，其中以肝脾肾为主，因肝为妇女先天，主疏泄，主藏血，司血海；脾为后天之本主生血、主统血，主摄血。肾藏精，主冲任二脉，而冲为血海、任主胞胎。在脾生血，肾藏精，冲任二脉经气旺盛的情况下，经血由肝疏正常血液下注胞宫而成，若肝疏脾运失常，气血失和，肾虚冲任不固，则可见月经诸病，故临床中月经病的主要治则以滋肾补肾、疏肝养肝、健脾和胃、调理气血为主。临床所见，各种月经病中，肝疏脾运失常之病机最为常见。

（一）月经不调

月经不调是妇科最常见的疾病，其主要是指月经的周期或经量的异常改变。临床分月经先期、后期、先后无定期，量多、量少及经行腹痛等。肝藏血，脾统血，肾藏精，精化血，经水为血所化，月事不调直接与肝脾肾相关，其中月经与肝之关系最为密切，无论肝郁、肝火、肝血不足、肝气偏亢均可致月经不调，故曰："月经不调先治肝"，我们在临床中的体会是：一般先期量多为热为实；后期量少为寒为虚，但其中多兼肝脾失调而见气虚气滞、血虚血滞等。

【案例】李某，女，20岁，2014年2月9日其母带至初诊。

患者素嗜咸辣，脾气怪戾，饮食素少。一年来月经周期无规律，忽前忽后，B超妇科检查未发现异常。刻诊：患者本次月经提前10天而至，现经行第

2天，经行前3天起即感双侧乳房胀痛。现心烦，口干苦，小便黄，大便干，腰酸，少腹胀痛，面部痤疮色红有脓点。经量偏多，色红且夹有紫黯血块。舌红苔薄黄，脉弦微数。此乃肝郁化火，冲任受损，气血逆乱，治宜舒肝解郁泻火，固冲养血调经。方用丹栀逍遥散合知柏地黄汤加减。处方：柴胡12g，白芍18g，当归15g，知母12g，栀子12g，丹皮15g，淮药30g，陈皮12g，生地25g，女贞子15g，黄芩15g，黄柏10g，蒿草炭15g，延胡索15g，甘草6g。3剂。

2月16日二诊：药后月经渐止，其他症状也有所减轻。唯面部痤疮消退不明显，大便干。脉弦细，舌正红苔薄少津。此肝肾初调而肺胃湿热渐著，当继续调肝肾与清肺胃两经湿热为治，处方：苏条参20g，柴胡12g，黄芩15g，黄连10g，白芷15g，连翘18g，生地20g，丹皮15g，当归15g，女贞子18g，赤芍18g，土茯苓30g，白花蛇舌草30g，黄柏10g，甘草6g。6剂。

3月1日三诊：患者自己来诊，面部痤疮明显好转，诉药后疮疹已无新起，大便正常。舌淡红苔薄白，脉细弦。又一个月经周期将至，据脉舌症调其月经。处方：黄芪30g，苏条参25g，白术20g，柴胡12g，栀子12g，丹皮15g，茯苓15g，当归15g，赤芍18g，白芷15g，黄芩12g，甘草6g。3剂。中旬患者再次来诊，要求再开痤疮药。诉本月月经仅提前2天，色量尚可。

【按语】患者素嗜咸辣，湿热蕴中，面起痤疮，郁怒不解，肝郁化火，疏泄失司，损及冲任，故见脾虚血滞，肝火扰及心肺，肾水不足致月经失调等一系列临床症状。方用丹栀逍遥散清肝解郁健脾，用知柏地黄补肾滋水清火，肝脾肾同调，冲任得养，月事得调。二诊在原治则上加清肺胃经湿热，痤疮见好。三诊以补中汤和丹栀逍遥散加减健脾疏肝调经，月经渐趋正常。

（二）崩　漏

崩漏为月经期或非经期阴道出血不止的疾病。一般来势急、出血量多者为崩，出血量少淋漓不断者为漏。如《济生方》云："崩漏之疾，本呼一证，轻者谓之漏下，甚者谓之崩中"。一般而言，崩漏为气虚冲任不固，不能制约经血而致。但据临床观察，我们认为崩漏的病因病机较为复杂，实应以气虚、肝脾失调、冲任受损、血热血瘀等兼而有之最为多见。临床常见患者经血暴下如注或淋漓不断，并有胸胁胀满，心烦意乱，四肢倦怠，食欲不振、口干便秘等症。治宜补气固摄平肝健脾，清热凉血消瘀，固冲止血。方用验方抑崩止漏汤加减，加减药味选择见该验方条下。

【案例】杨某，女，41岁。2013年6月21日初诊。

患者今年2月份无明显原因经期延长，未予注意，次月月经提前而至，历时十余天未尽，就诊妇产科行刮宫术，术后血止，血止后不到十天复又出血，再次作刮宫术，两周后仍又出血，因惧怕清宫寻中医治疗，效果欠佳。现已出血两月余，经他人介绍来诊。诊见患者面白无血色，纳少心烦，腰酸便难，出血时多时少，有时带紫黑血块。舌淡滞，苔薄少津，脉细弦无力。中医辨证为气虚冲任不固，肝脾失调，瘀血留滞，血热妄行。治以补气调肝脾，固冲凉血散瘀止血。处自拟抑崩止漏汤加益母草、血余炭。处方：黄芪30g，太子参30g，白术25g，柴胡12g，白芍18g，生地20g，粉丹皮15g，黄柏12g，续断18g，蒲黄炭15g，荆芥炭12g，仙鹤草25g，血余炭15g，益母草25g。3剂。每剂3煎分5次服用，日服3次，嘱不可过劳，忌辛辣热性之食品。

6月27日二诊：药后血止经尽，心情愉快，微感乏力腰酸，给补中汤加熟地、白芍复旧善后。

【按语】崩漏一证，病机复杂，历代医家有从气虚论，有从热论，有从过劳冲任损伤论，其治则有从肝治、有从脾治、有从热治。我们认为崩漏一证实为虚实夹杂，临床上所见肝脾失调兼气虚、血热、血瘀冲任不固所致之崩漏最为常见，抑崩止漏汤即按此思路而设。方中黄芪补肺益气，太子参、白术健脾和中，柴胡疏肝兼升少阳清气，白芍敛肝和营，生地、丹皮清肝行瘀，黄柏补水治相火偏亢，续断调冲任使肾之水火相济，加仙鹤草益气止血，加荆芥炭、血余炭、蒲黄炭、益母草祛瘀止血。通过大量临床验证，本方加减对崩漏治疗均有较好疗效。

（三）闭　经

闭经为正常行经妇女月经3月以上未行。闭经有虚实两因，虚者多责之于肝脾肾不足和气血虚弱，实者多责之于气滞血瘀与痰湿阻滞等。女子以血为本，以肝为用，脾胃为气血生化之源，肾为五脏之根。肝藏血，肾藏精，肝肾不足，脾之化源受损，生成不足，则血少经闭。临床观察，我们认为情志失调以及在此基础上形成的肝脾肾气血之虚、痰湿瘀血之实皆包含其中。此类闭经者常兼见精神不振，性情抑郁或烦躁，饮食乏味，胸胁胀痛。舌淡苔白，脉弦细等肝郁脾虚表现。治以疏肝健脾助肾、活血调经。又有肝气久郁，瘀血阻于胞脉致闭经者也为常见。治疗又当以疏肝活血，散瘀通脉为主。

【案例1】钱某，女，38岁，1996年3月2日初诊。

患者自14岁初潮后月经一直正常，24岁结婚生子后月经量稍有减少但周期正常，近一年来因生意诸事劳心劳力，月经常延后，一般40至50天方至。现因月经闭止3月余就诊。患者诉心中郁闷烦燥，神疲纳少、腰酸腿软。诊得舌淡红苔薄白，脉细弦。辨证为肝郁脾虚，冲任失调。治以疏肝健脾，调和冲任，活血通经，用自拟方调肝理脾助肾通经汤。处方：柴胡12g，当归25g，赤芍20g，川芎12g，枳壳12g，白术20g，怀牛膝15g，益母草30g，香附15g，生山楂30g，延胡索12g，红花10g，菟丝子18g，甘草6g。3剂未服完，月经已行，但量少色黑。食欲增加，心烦减轻，处以八珍汤加益母草、柴胡3剂。

【案例2】金某，女，30岁，2012年12月20日初诊。

患者第二次怀孕因妊娠高血压危象而终止，心情郁闷，月经已近10月未至。现情绪低落，烦躁易怒，胸胁胀满疼痛，少腹胀痛。血压140/85mmHg。舌紫黯，苔薄微腻，脉弦。中医辨证为肝气郁结，气血瘀滞。治宜疏肝解郁，活血化瘀通经。方选柴胡疏肝散合桃红四物汤加减：柴胡12g，赤芍18g，枳壳12g，香附18g，当归20g，苡仁30g，川芎12g，桃仁10g，红花10g，川牛膝15g，益母草20g。3剂。

12月25日二诊：患者服药后仅感胸胁胀痛减轻，月经未至且食少口淡。舌脉同前。此肝郁日久，瘀阻较盛，脾气受损。延一诊方加淮山药30g，炒鸡金20g，莪术12g，益母草加至30g以健脾和胃、消瘀通经。3剂。

2013年1月3日三诊：患者诉药未服完月经即来潮，但量少色暗夹有小血块，少腹微痛。现月经已净。处方：太子参30，柴胡12g，当归25g，白芍18g，茯苓18g，淮山药30g，熟地20g，枣皮12g，砂仁9g，菟丝子20g，红花6g。4剂。疏肝健脾，益肾调经。

【按语】。例1因肝郁脾虚、冲任失调，治以疏肝健脾、调和冲任，活血通经。用自拟调肝理脾助肾通经汤。我们认为，临床中闭经的治疗，调理肝脾活血助肾法最为常用且效果亦佳，肝调脾运、肾足生血有源且血无积滞则月经自调。调肝理脾助肾通经汤即以此思路而设。例2因肝气郁久，滞而生瘀，瘀滞内阻，胞脉不通则经血不下，方用柴胡疏肝散合桃红四物汤加益母草活血疏肝理气解郁、活血化瘀调经，川牛膝引药下行，药后月经未行且添口淡纳少，此为肝郁日久瘀阻较盛并脾运不足，故加大益母草用量及加用莪术活血通经，再加淮山药、炒鸡金脾肾双补。药后月经来潮。

（四）痛　经

痛经即妇女经行腹痛，见于子宫发育不良，子宫内膜异位，宫颈管狭窄等。从中医角度来看，不论何种因素导致的痛经，皆因气血运行不畅，不通则痛。临床中虽可按气滞、寒凝、脾虚、肾虚等辨证施治，但根据临床观察，我们认为肝郁脾虚兼寒，虚实夹杂者居多。临床见行经前或行经时小腹胀痛，两

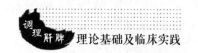

胁及乳房胀痛不适，或有月经后期、量少、色黑有紫黑血块等症状，同时伴心烦、纳差神倦等。我们多选自拟舒肝调经止痛汤（柴胡、当归、白芍、川芎、白术、砂仁、肉桂、炒小茴香、台乌、艾叶、延胡索、没药、甘草。）疏肝健脾，温通调经止痛。

【案例】黄某，女，21岁，2013年3月3日初诊。

患者有乳腺小叶增生病史，经治后乳房疼痛减轻。半年前因行经期间坐卧湿地后月经提前停止，次月月经过期而至，量少色黑并感腹痛，以后每次月经来潮前均有小腹剧痛并牵扯腰痛、汗出肢冷，服过中药疗效不好。诊时患者月经刚至，量少且夹有黯黑血块，小腹发胀冷痛不可忍，腰痛，胸胁乳房胀痛，大便稀溏，面白唇青。舌淡红，苔薄白，脉弦。中医辨证为肝脾失调，寒凝胞宫，气滞血瘀。治以疏肝健脾活血，祛寒理气止痛，用自拟疏肝调经止痛汤加减。处方：柴胡12g，香附15g，延胡索15g，炒小茴香15g，干姜12g，肉桂10g，台乌15g，炒艾叶15g，当归15g，白芍18g，没药10g，五灵脂15g，苍术12g，茯苓20g，砂仁10g，甘草6g。 2剂（免煎颗粒），每剂配5袋，每日3次。嘱注意腹部及下肢保暖，忌酸冷。

3月8日二诊：药后痛除，其余症状亦见好转，月经昨日已净，大便正常。给补中汤去升麻加炮姜、白芍3剂。并给一诊处方，嘱25天后照方服3剂，经后用二诊方3剂。如此调治三个月经周期后，痛经得愈，其相关症状亦一并消除。

【按语】气血以通为用，经行腹痛，亦不通则痛也。通则不痛，故治疗总以通为主：或散寒温通，或理气消滞，或祛瘀活血。以上治则虽涉及气、血、寒，实则为调肝脾温肾所用。案中患者有乳腺小叶增生病史，肝脾原已失调，经期坐卧湿地受寒，寒凝胞宫，冲任受损、气血阻滞而见诸多肝郁脾虚肾寒证候，方用柴胡、香附、延胡索、炒小茴香疏肝理气以止痛；干姜、肉桂、台乌、炒艾叶温肾散寒以止痛；当归、白芍、没药、五灵脂柔肝养血，活血祛瘀以止痛；苍术、茯苓、砂仁、甘草健脾利湿以止泻和中。诸药合用，使肝脾得调，寒邪去，瘀血化，气血通而痛经得止。

（五）经行头痛

妇女行经前后或经期发作性头痛称为经行头痛，此种头痛常伴有精神紧张，烦躁胸闷，乳房胀痛，月经紊乱等症状。本病的发生多由于经前及行经时阴血下注胞宫，肝经阴血偏虚致肝经阳气偏旺，若再遇恼怒、劳累、寒冷等因素致气血运行不畅，肝气夹瘀上扰清窍，头痛乃作。《傅青主女科》谓"经欲行而肝不应，则拂其气而痛生"，据此临床中我们常用验方清肝养血止痛汤健脾清肝、养血止痛。心烦舌红者加栀子、菊花，痛剧如针刺者加红花、全蝎，痰多呕恶者加法半夏、厚朴，兼外感者加防风、羌活等。

【案例】郝某，女，30岁，1998年9月16日初诊。

患者经行头痛已3年，起因由经期与男友分手致彻夜不眠所致，此后每逢经行前2~3天头痛即作，痛甚则如针刺刀劈，伴失眠，月经衍期，常后推一周以上，经多方治疗均无明显疗效，患者苦不堪言。刻诊：患者经净20余天，昨天因稍受风寒感头身痛，恶寒不适，自服感冒胶囊后身痛恶寒减轻但头痛加重，痛以两太阳穴为主，痛剧时如针刺刀劈，难以忍受，伴心泛呕恶，纳少，全身不适。舌淡红，苔薄白，脉弦细。证属肝郁脾虚，郁火上扰清空，治以疏肝健脾，清肝养血止痛。处验方清肝养血止痛汤加减：柴胡12g，当归15g，川芎15g，白芍18g，黄芩15g，白芷15g，蔓荆子15g，刺蒺藜15g，白术15g，泽泻15g，代赭石30g，延胡索12g，红花10g，全蝎6g，郁金15g，益母草18g，怀牛膝15g。3剂。每剂煎三次后混和分五次服用，每日3次。

9月22日二诊：药后头痛减大半，月经已行，色量尚可，延一诊方去怀牛膝、红花续服2剂。

9月25日三诊：头痛消失，月经已净。处逍遥散加太子参、代赭石、郁金、合欢皮。3剂。嘱20天后再诊。诊时处一诊方3剂后月经来潮，月经前头痛虽仍发，但可忍受。如此调治3月，经行头痛痊愈，月经周期正常。

【按语】妇女易为情志所伤，是故肝郁之证较为常见。木旺土虚，运化失司，气血化源不足，加之月经将至或行经之时，阴血下注胞脉，肝气夹瘀上干清窍而致头痛。清肝养血止痛汤以清肝健脾养血通络止痛为主，加解郁清热解痉止痛诸药，用于经行头痛及一般神经性头痛均有较好疗效。

（六）经前期紧张症

经前期紧张症是月经来潮前出现的胸胁胀痛，甚或头痛眩晕，心烦易怒，失眠多梦，或发热身痛，浮肿腹泻，食欲不振等肝脾失调的一组症候群。我们临床中治疗本病多采用疏肝调畅情志，健脾助肾以利气血生化的原则，方选当归芍药散，心烦失眠者加远志、酸枣仁、郁金，乏力纳少者加黄芪、砂仁，浮肿重者加车前子、陈皮、苡仁，尿频腰痠者加菟丝子、黑故脂等以疏肝健脾，助肾安神。

【案例】谭某，女，35岁，1996年3月21日初诊。

患者15岁月经初潮，有痛经史，结婚后痛经有所好转。半年前正值经期

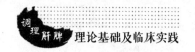

与其夫争吵后外出雨淋导致感冒发热,头身疼痛,月经提前闭止。感冒经治而愈,但从此后每月行经前数日即感胸胁胀满,头昏神倦,纳少,心绪不宁,自觉周身肿胀不适,尿频但尿检正常。虽经多方治疗,但以上诸症仍然要延续到月经净后数天方能逐渐减轻。诊得舌淡红,苔薄白,脉弦细。中医辨证为肝郁脾虚,血虚肾弱,气不化水。治以舒肝健脾,养血助肾行水。用当归芍药散加味治疗。处方:当归25g,白芍20g,茯苓20g,白术20g,柴胡12g,川芎15g,泽泻15g,香附15g,郁金15g,白芷15g,苡仁30g,黄芪30g,菟丝子15g,陈皮12g,砂仁10g,甘草6g。6剂后症状明显减轻。后以此方加减治疗3个月经周期,经前不适症状全部消失。随访1年,月经前未见明显不适。

【按语】 妇女以肝为先天,肝血赖肾精滋养,肾充血足则月经正常行止而无所苦,若肝木偏亢犯及脾土反侮肾水,则可出现血虚脾湿肾弱导致的经行前多种临床症状,当归芍药散改散为汤加味养血柔肝,健脾益肾,肝脾肾各司其责,经前紧张症则可消除。

(七)绝经期综合征

绝经期综合征中医称为经断前后诸证,临床中患者常表现植物神经功能失调和情绪障碍,如阵发性潮热,烦躁汗出,同时伴有胸闷气短,心悸失眠,头痛头晕,关节疼痛,乏力纳少,健忘,焦虑忧郁、甚或恐惧不安等症状。此虽由肾精亏虚,冲任不足而产生,但临床表现见肝脾失调诸证。故我们将此组症候辨为肝旺脾弱兼有肾虚,认为更年绝经期综合征应先调肝脾,后再言补肾或肝脾肾同治较单纯补肾为好。

【案例1】 张某,女,50岁,2010年11月26日初诊。

患者月经先后不定期近半年,量时多时少,色黯伴行经前烦躁。一月来觉阵发性烦热,热后汗出,且感头昏眠欠,纳少口干苦,现经行已第5天,量多色黯有块。舌暗红苔薄少津,脉弦细。测血压为150/88mmHg。诊断绝经期综合征,辨证为肾精亏虚,肝旺脾弱,瘀血留滞。治以舒肝健脾,滋阴补肾,祛瘀止血。处方:柴胡12g,赤芍18g,白芍18g,黄芩12g,当归20g,白术20g,生地25g,黄柏12g,乌梅15g,女贞子18g,续断18g,蒲黄炭15g,茜草炭12g,仙鹤草25g。3剂。水煎服,每2日服1剂。

12月3日二诊:药后月经已净,感腰酸,头眩,仍有阵发性烘热汗出,调整处方如下:柴胡12g,黄芩12g,白芍18g,赤芍18g,当归20g,白术20g,女贞子15g,黄柏10g,白薇15g,知母12g,淫羊藿30g,巴戟15g,煅牡蛎30g。6剂。

12月20日三诊：诉药后诸症消失，血压正常。但觉精神不济。处补中益气丸合知柏地黄丸善后。

【案例2】胡某，女，51岁，2014年4月12日初诊。

患者性格内向。近1月来感头昏不适，重则如有物缠绕头部，记忆力明显减退，烘热汗出，面红，烦躁易怒，时有悲伤欲哭，伴乳房胀痛，眠差多梦，耳鸣。末次月经：2013年12月10日。纳差，二便正常。舌淡红苔薄黄，脉弦。诊断绝经期综合征。中医辨证：肝气郁滞，郁火扰心。治则：疏肝清热，解郁宁心安神。以丹栀逍遥散合酸枣仁汤合方加减。处方：丹皮15g，栀子12g，玉竹30g，柴胡12g，白术25g，白芍18g，当归20g，川芎12g，酸枣仁25g，知母12g，合欢皮15g，夜交藤25g，延胡索15g，磁石30g，五味子9g，炙远志6g。3剂。

4月27日二诊：药后睡眠较前改善，但停药后睡眠又不好且觉乏力，大便2~3次/日，质偏软。夜间前胸出汗。舌淡红苔薄黄，脉弦滑。延一诊方加柏子仁18g。3剂。

5月10日三诊：服药后烦躁症状明显减轻，睡眠改善，仍有胸前、头部汗出，口干。舌淡红苔薄黄，脉弦滑。以疏肝健脾、解郁化痰、养血宁神为治。处方：太子参30g，柴胡12g，白芍18g，白术25g，茯神20g，夏枯草15g，法半夏12g，当归20g，五味子9g，龙骨15g，煅牡蛎30g，合欢皮15g，夜交藤25g，百合18g，炒麦芽30g。5剂。

【按语】绝经期综合征，临床中常表现出自主神经功能紊乱的一系列症状。《素问·上古天真论》有"妇人五七阳明脉始衰，……七七任脉虚，太冲脉衰少，天癸竭"之说。妇女肝为先天，易为七情所困，肝旺必致脾虚，又年过七七，肾精已虚，故临床上多见肝旺脾弱肾亏冲任不固之病机，治疗多以平肝健脾为主，佐以补肾调冲任。例1月经量多色黑，此为肝脾失调，瘀血留滞，冲任不固，治以柴胡、白芍、当归、乌梅、白术调理肝脾为主，又用生地、女贞子、黄柏、续断等补肾调冲任，以赤芍、黄芩、蒲黄炭、茜草炭、仙鹤草清肝祛瘀止血。月经止后则在调理肝脾的基础上加淫羊藿、巴戟、白薇、知母等着重调整肾之阴阳。最后以补中丸合知柏地黄丸补气血调肝脾益肾收功。例2患者平素性格内向，值绝经期则情绪焦虑、烦躁、郁闷之症交替出现，辨证当为肝郁脾虚，心失所养。治用丹栀逍遥散合酸枣仁汤加减，方中以丹栀逍遥散疏肝健脾，解郁除烦，以酸枣仁汤加玉竹、夜交藤、合欢皮养血安神，清热除烦，再加磁石、远志、五味子镇静收敛宁神。全方达肝调脾健，清热除烦，养心安神之效。

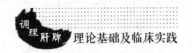

二、带下病

【概说】带下病是中医妇科常见病，又作为妇科常见症状，见于阴道炎、宫颈炎、盆腔炎等各种疾病中。带下一般根据其色、质、气味从脏腑虚实寒热辨证治疗。我们宗缪仲醇："白带多是脾虚，肝气郁则脾受伤，脾伤则土湿之气下陷，是脾精不守，不能输为荣血，而下白滑之物，皆由肝木郁于地中使然"之说。认为本病以肝郁脾虚型为最多见，其带下色白或黄，或浓或有异味，量多，或兼见脘闷腹胀，纳少便溏，口苦心烦等。治宜调理肝脾为主，疏肝健脾，清热止带。方用柴胡平胃散加减。此外，带下在临床中还有脾肾两虚型，湿毒流滞下焦型。但其中往往都兼有肝脾失调因素。

【案例1】王某，女，46岁，2005年6月10日初诊。

患者素有胆囊炎病史。近2月来白带量多、质清稀色淡黄。自述带下后头昏眼花，腰酸脚软，乏力纳少，且时有呕恶便溏，口干苦不思饮，烘热阵作。白带检查结果提示：白细胞（+），清洁度Ⅱ度，诊断细菌性阴道炎。舌淡尖边微红、苔白滑，脉弦滑无力。此为肝郁脾虚，湿热下注，治以健脾舒肝、清热除湿止带。处柴胡平胃散加减方：柴胡12g，法半夏12g，黄芩12g，白芍15g，白术20g，苍术12g，白豆蔻10g，厚朴15g，陈皮12g，茯苓18g，茵陈15g，白芷15g，车前子15g，薏苡仁30g，萹蓄15g，黄柏10g。 5剂。

二诊：药后带下减少，口苦呕恶，便溏烘热均有好转。仍感乏力，头昏脚软，纳少。处陈夏六君汤加车前子、白芍、白芷、炒鸡金、柴胡。3剂后诸症悉除。

【案例2】张某，女，42岁，2014年3月9日初诊。

患者诉近2月来月经干净后白带量增多，呈凝乳状，味腥臭，外阴灼热、瘙痒明显，小便频数，于2014年2月15日到我院妇科行白带常规检查示：霉菌性阴道炎。尿常规：隐血（2+），予"制霉菌素栓"外用2周。用药5天后觉白带减少，瘙痒缓解，后继续用药达10天。3天前因进食羊肉火锅及烧烤后，带下伴外阴灼热不适、瘙痒又作，已服用"妇炎康片"及外用"复方莪术油栓"。诊时诉白带仍量多，阴痒。舌红苔白腻，脉细滑。中医辨证：中虚气弱，肝郁脾虚，湿热下注。治则：补中益气，疏肝健脾，清热燥湿。处方：黄芪30g，苏条参25g，白术25g，升麻6g，柴胡12g，白芍18g，白芷15g，丹皮

15g，瞿麦18g，萹蓄18g，土茯苓30g，薏苡仁30g，白茅根30g，车前子15g，滑石25g（包煎），黄芩12g，甘草6g。3剂。

3月16日二诊：服药后白带较前减少，外阴灼热减轻，但仍感外阴骚痒，纳眠可，二便调，查尿常规未见异常。予上方去白茅根、滑石，加茵陈18g，白鲜皮15g。3剂后外阴搔痒不作。

【按语】例1患者诊断细菌性阴道炎，因其素有胆囊炎病史，肝胆湿热内蕴可知。年近四九，脾虚运化无力，木郁土虚，水湿运化不及流于下焦故带下量多、便溏。肝气夹湿滞于中焦，气机受阻，胃气不降，故见呕恶。脾虚湿盛故见乏力。肝郁化火与湿相搏，故见带下色黄，且有口干苦，烘热阵作。头昏眼花、腰疫脚软亦是肝火夹湿上扰清空、下浸脾肾所致。方中柴胡、黄芩、白芍疏肝清热，法半夏、苍术、白术、厚朴、陈皮、茯苓、白豆蔻除湿健脾和中，车前子、茵陈、白芷、苡仁、黄柏、萹蓄清热化湿止带。全方共奏舒肝健脾运中、清热除湿止带之功。例2患者诊断霉菌性阴道炎。此由念珠菌引起，临床见白带量增多，色白或淡黄，质黏稠或呈豆腐渣样，气味腥臭，伴外阴或阴道瘙痒不适。该病湿邪为患，病位在脾，与肝相关。肝郁脾虚，湿热循经下注是其重要病机。本例患者对证治疗虽已2月，但症状反复，提示中运失常，土壅木郁则湿邪难消。治疗需在益气运中，疏肝健脾的基础上清热化湿，以解土壅木郁。方中黄芪、苏条参、白术、升麻益气健脾，柴胡、白芍、丹皮、黄芩疏肝清热，白芷、土茯苓、车前子、薏苡仁化湿止带，瞿麦、萹蓄、白茅根、滑石清利湿热，甘草调和药性。诸药合用，乃收健脾疏肝、清热燥湿止带之功。

三、妊娠病

【概说】妊娠病为妇女妊娠期间与妊娠有关的疾病即恶阻、腹痛、滑胎等。一般而言，妊娠期间，血聚养胎，肝血相对不足而肝气相对偏亢，血不足则需脾生血功能旺盛，而肝郁则脾虚，此子盗母气，脾运失司，生成不足，运津乏术，水湿化为痰饮，随肝气上逆则成恶阻。肝郁气机阻滞而见腹痛，肝脾失调，脾肾两虚，气虚下陷，胎无以系而见滑胎。而人工中止妊娠，当属外因所致，恶血留滞不去，致肝脾肾之功能受损，出现恶露不止之瘀血见症。以上各症皆与气血相关、与肝脾肾相关，故治疗皆以补气养血调肝脾为主，或兼理

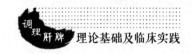

气化痰，或兼疏调气机，或兼补肾固冲任，或兼活血化瘀。总之，肝脾肾疏调有序，是妊娠得以顺利完成的重要保证。

（一）妊娠恶阻

妊娠头3月、亦有整个孕期食入即吐，或非进食亦呕吐不止，吐出所进食物以及痰涎之症。此多见于妊娠妇女较敏感者，我们认为此病或兼有肝郁，或兼有脾虚，临床多见二者兼有者。辨证多属肝郁脾虚，胎气上逆。以疏肝健脾，和胃止呕安胎，方用柴芍六君汤加味。

【案例】黄某，女，25岁，2004年5月10日初诊。

患者结婚半年，月经较规律，每月经周期一直提前5天。平素口苦纳少，因家务琐事时时心烦。此次月经延期半月未至，感心泛呕恶，小便妊娠试验阳性，诊断早孕。近日因外感而呕吐加剧，每见饭菜甚至闻及气味也呕吐不止，食物吐完后，继吐清水痰涎，且有腹痛，寒热不适。就诊时已行输液2天，诉发热稍退但呕恶未减，口干苦，纳少，心烦意乱。查体温正常，舌尖红，苔白腻，脉弦滑无力。辨证为肝郁脾虚，胎气上逆。治以疏肝健脾，和胃降逆安胎，用柴芍六君汤加味。处方：柴胡10g，白芍15g，苏条参20g，白术20g，茯苓15g，陈皮12g，法半夏10g，砂仁10g，黄芩12g，苏梗12g，生姜12g。3剂后口苦心烦消失，呕吐症状已减大半，腹痛不作，仅见自己不喜欢之饮食则仍有呕恶，又服2剂，呕吐停止，后足月顺产一男婴。

【按语】患者平素已有肝旺脾弱，表现口苦心烦纳少。受孕之后，血聚养胎，肝血亏虚加重，以致肝经郁热。肝气夹胎气上逆而致呕吐；脾胃虚弱，胃失和降也致呕吐。加之外感，气机不利，故寒热不适，呕吐加重。用柴芍六君汤加味，健脾疏肝清热，和胃止呕，亦兼解外。临床上屡用本方治疗妊娠呕吐，不论有无表症，均可用之且疗效显著。

（二）妊娠腹痛

妊娠期间小腹胀痛，反复发作，称为妊娠腹痛。有血虚者，有宫寒者，有郁滞者，但临床上肝郁血虚者较为常见。因肝藏血而喜条达，孕后血聚养胎，肝血相对不足，故肝气容易郁滞，气滞又可使血行不畅，胞脉受阻则易产生疼痛，临床常见腹痛腹胀牵引两胁，或见嗳气吞酸，并可见烦躁易怒等情志变化。治当养血舒肝解郁，理气止痛安胎。

【案例】杨某，女，25岁，干部，1999年8月12日初诊。

患者妊娠8月，无明显原因出现腹痛，伴纳少心烦，少腹坠胀，眠欠，胸胁不适1天。舌质淡红，苔薄白，脉弦细滑。中医辨证为肝脾失调，胞脉失养之妊娠腹痛。以调理肝脾，养血安胎为治。处方：柴胡12g，太子参25g，白术20g，茯苓20g，当归20g，白芍20g，香附15g，艾叶12g，续断12g，砂仁10g，甘草6g。2剂。

8月16日二诊：药中疼痛渐止，睡眠好转，下腹坠胀减轻，仍纳食不香，处柴芍六君汤。2剂。药后诸症悉除。后足月顺产1女，母女均健康。

【按语】妊娠腹痛，肝郁血虚者多见，多以调理肝脾为治，以上病例即是。因自古素有胎前多热之说，阳虚宫寒致痛者少见，其轻症偶有见于妊娠早期者，此种疼痛常可不药而愈，重症胎元难保。妊娠中还有因受寒湿之气，正邪相争伤及胞络而见腹痛者，此为寒邪内外相合，则又当以香苏散加砂仁茯苓之类散寒除湿，安胎止痛。

（三）滑胎（习惯性流产）

妊娠2～3月，反复胎坠者，称之滑胎。我们认为气血两虚，肾虚冲任不固，脾虚肝旺血热者，皆易患之。其临床表现为妊娠早期阴道少量流血，腰酸腹坠，神疲乏力，或见口干心烦，尿黄。舌尖边红，苔薄白，脉弦滑无力。证为肝旺兼热，气血不足，脾肾两虚，冲任不固，难以系胎。治以舒肝清热补气血，益脾肾而固冲任，安胎。

【案例】李某，女，30岁，2001年8月2日初诊。

患者结婚4年，第3次怀孕。月经停止50天。第1、2胎均于怀孕2月余流产。本次月经过期未来，诊断早孕后即停止工作休息在家，以卧为主，但3天前又有阴道流血，量少色黑红，已用过绒促性素、维生素E等针药，出血未止，经其友劝说以中药保胎，遂来诊。患者诉心烦纳少，小便黄。查得舌边尖红，苔白，脉细滑无力。辨证为肝旺气血不足，脾肾两虚，冲任不固，难于系胎。治以疏肝补气血，益脾肾，固冲任，安胎。处方：黄芪30g，苏条参25g，白术25g，柴胡12g，白芍15g，黑芥穗10g，黄芩12g，菟丝子18g，砂仁10g，续断15g，苎麻根15g，桑寄生15g。连服6剂，药后出血基本停止，食欲渐好。舌淡苔白，脉细滑。续服原上方3剂后，自觉一般情况良好。一日外出行走稍多，大便时前阴又有少量出血，处原方去柴胡、黑芥穗，加阿胶10g（兑服），墨旱莲15g。3剂。并嘱仍要以卧床休息为主。药后出血停止。以后每周服药3剂，前后调治近2月，自觉无明显不适，停药。后足月顺产一女婴。

【按语】肝脾失调，脾肾不足，冲任不固，难于系胎。以致出现屡孕屡

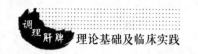

流之证。方用黄芪、白术、砂仁、苏条参、菟丝子、续断、桑寄生补脾益肾安胎；用柴胡、白芍、黄芩疏肝清热安胎；用苎麻根、黑芥穗止血安胎。药后流血基本停止。原方去柴胡、黑芥穗，加墨旱莲养阴止血，阿胶补血养血止血。脾肾得补，肝血得滋，冲任得养，习惯性流产得以纠正。说明滑胎者，因其内脏功能失调以致成胎难系，调整脏腑功能，实治疗滑胎之根本也。

（四）人工流产或药物流产后出血不止

意外妊娠或因某种原因需要在受孕12周内中止妊娠者，目前有用手术刮宫或服药清除宫内胚胎两种途径，临床上一般药流后宫内残留致出血者较为多见，也有胚胎着床位置特殊人工手术不全清除者，我们认为此种出血即中医离经之瘀血，此时瘀血不除，出血难止。在患者不愿清宫或清宫效果不满意者，中药治疗有一定优势。临床上常用自拟宫缩汤：当归、川芎、赤芍、桃仁、三棱、莪术、益母草、柴胡、蒲黄、苏条参。以本方为基础，舌淡二便正常腹痛者加炮姜，舌红口干尿黄者加黄芩，纳少神疲者加白术。一般服药后见流下紫黑血块或少量胚胎组织，继之流血停止，也有服药后血即止者。

【案例】陈某，女，33岁，2004年11月8日初诊。

患者2月前带环受孕，在当地取环同时人流，10余天后仍流血不止，经行清宫术后出血仍未停止，当地疑节育环尾丝损伤子宫内膜出血，用抗炎止血，也用益母草等收缩子宫药物，但出血反复。又用微波作局部治疗，出血仍未控制，历时已近2月，患者焦虑异常，饮食睡眠均差，面色萎黄，感腹痛阵作，到市一院妇产科检查，彩超提示宫内有残留物，诊断不全流产出血。因反复治疗，病人惧怕清宫，妇产科医生建议先行中医治疗。给自拟宫缩汤加减，处方：当归20g，川芎12g，赤芍18g，桃仁12g，益母草18g，莪术12g，三棱9g，柴胡12g，红花9g，炮姜9g，五灵脂15g，蒲黄15g，白术18g。3剂。

二诊：患者复诊诉服药两剂后阴道流下黑色血块，再1剂后下内膜样组织一块，继之出血量多色暗红。询其以往月经日期，估计为月经来潮，处补中汤加白芍、荆芥炭、续断。2剂。

三诊：患者欣喜相告，药后出血停止，纳食增加，睡眠亦见好转，见其面色已较前润泽。患者已诊妇产科，经彩超复查，宫内未见异常，已准备返回原地工作。因反复流血，患者血色素偏低，处归脾汤5剂带回服用。

【按语】自拟宫缩汤以生化汤、逍遥散化裁而来，其中三棱、莪术、益母草称下瘀三味，先祖陈洛书先生惯用其加味治疗产后恶露不绝。我们临床中加减运用于药流、人流后阴道出血不止，有促进子宫收缩以清除宫内残留物的作用。人流之后尤其是人流术后宫内残留物导致出血不止者，情志大多不畅。此肝不藏血、脾不统血由瘀所致，本方从局部的活血化瘀，促进子宫收缩到舒肝健脾的全身调节，使恶血得清，新血归经，不仅出血停止，腹痛消失，且失眠等症亦可随之而愈。经临床反复应用，疗效可靠。

四、其他女性常见杂病

【概说】老年性阴道炎，乳腺小叶增生，乳汁不足，不孕症，多囊卵巢综合征及子宫肌瘤，是女性常见杂病，虽临证表现有各自特点，但病机或间接或直接皆与肝脾肾相关，肾精亏虚、湿热下注是老年性阴道炎病机，湿热成因离不开肝火与痰湿。而痰湿积滞成瘀结块又是乳腺小叶增生、子宫肌瘤的主要病因，而此痰瘀形成又与肝气郁滞、脾运失常相关。乳汁不足，乃气虚血弱兼肝郁而致。不孕虽关冲任失调，但又多兼气滞血瘀。而多囊卵巢综合征，其病理变化直接涉及痰瘀、肝脾肾。故这些疾病的治疗总离不开调理肝脾，或兼益肾，或兼化痰活血，或以补气益血，或理气消滞通络等。

（一）老年性阴道炎

老年性阴道炎，属中医阴痒范畴。《医宗金鉴·妇人心法要诀》说："妇人阴痒，多因湿热生虫，甚则肢体倦怠，小便淋漓，宜服逍遥散"。我们根据这一观点，常用丹栀逍遥散加减治本病。气虚者加黄芪，苏条参，肾虚者加菟丝子、枸杞子、淮山药，湿热下注者加二妙散、萹蓄、白芷、茵陈等。

【案例】黄某，女，55岁，2013年5月12日初诊。

患者绝经4年余，一年来时有黄白色带下，未作治疗，近半月觉外阴干涩且痒并有阵发性灼热感，带下不多但异味较重。平素血压偏高，性情较急躁，近来因下身不适烦躁加重，睡眠不好。白带常规未见异常。诊断老年性阴道炎，用雌激素局部用药治疗后外阴干涩似有减轻，但带下仍黄、异味不减，外阴仍痒。妇科医生建议患者转中医治疗。诊见患者表情焦灼，面色苍黄略现虚浮，自述因下身热痒不止感心烦焦躁，口苦咽干，眠差食少。舌尖红苔白滑，脉细弦滑。辨证为肝脾不调，湿热下注。治以平肝健脾，清火除湿，用丹栀逍遥散加减。处方：苏条参25g，柴胡12g，白芍18g，白术20g，苍术12g，黄柏

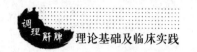

12g，丹皮15g，萹蓄18g，车前子15g，栀子12g，竹叶12g，连翘18g，土茯苓30g，白芷15g，黄芩12g，白鲜皮15g。服药5剂后，白带减少、颜色变白，外阴热痒已止，但又觉干涩，且口淡纳呆。调整处方：太子参25g，白术20g，淮山药25g，柴胡12g，当归20g，白芍18g，沙蒺藜15g，枸杞子18g，枣皮12g，女贞子15g，菟丝子18g，炒鸡金粉15g（调服），甘草6g。5剂后诸症消失，心情愉快。

【按语】老年性阴道炎究其病因病机当为肾虚肝木失养，脾虚湿热下注，肾虚肝脾不调是其本，湿热下注是其标，治疗一般先治其标，清其湿热，待湿热清后，又在健脾舒肝养血基础上加用益肾生精药物，通过临床观查，健脾舒肝养血补肾精方药似有补充雌激素样作用，对消除外阴干燥等症状有较好的疗效。

（二）乳腺小叶增生症

乳腺小叶增生症属中医之乳癖、乳病等范畴。其多由体内激素内环境失衡，导致内分泌紊乱而产生。我们认为该病多由情志内伤，损及肝脾，使肝气郁滞，失于疏泄，脾不健运，冲任受损，气血痰瘀闭阻乳络，以致乳房结块胀痛。治宜疏肝健脾、活血化痰散结标本同治。用验方宁乳散结汤：柴胡、赤芍、当归、夏枯草、白术、苡仁、延胡索、海藻、甲珠、浙贝、重楼、橘核、白芷、香附、生牡蛎。

【案例】张某，女，60岁，2014年7月1日初诊。

患者绝经近10年，平素善保养，常吃枸杞子炖小母鸡等。体检时发现乳腺增生，虽经钼钯确诊为良性增生，但患者仍感心情紧张。诊时见患者神情焦虑，诉睡眠不好，纳谷不香，大便偏干。近两天甚至觉乳房发胀并有轻微疼痛。舌红滞苔白腻，脉细弦滑。诊断乳癖，辨证为肝脾失调，痰瘀凝结于乳络成癥。拟疏肝健脾，活血化痰，理气消癥。处以宁乳散结汤加减：柴胡12g，赤芍18g，当归15g，白芷15g，香附18g，延胡索15g，郁金18g，橘核15g，白术20g，法半夏12g，夏枯草15g，土茯苓30g，莪术12g，瓜蒌壳15g，生麦芽30g，合欢皮18g。6剂。开水煎3次，每次20分钟，药液混合后分6次服用，每日3次。忌酸冷、鱼虾、茶，停服枸杞子炖小母鸡。

7月18日二诊：患者药后乳房胀痛消失，睡眠有改善，延一诊方去香附，加海藻18g，生牡蛎30g，甲珠10g。6剂。

7月29日三诊：患者来诊，表情轻松，诉纳食睡眠均好，又延二诊方去郁金加重楼12g，僵蚕12g。10剂。嘱患者药后若无不适可停药。

【按语】乳腺小叶增生为妇科最常见病，经B超、红外光等普查结果显示，50%以上妇女均见此症。临床中有乳房行经前疼痛加重者，有伴月经失调者，也有部分无症状而经体检发现者。明·龚居正在《外科活人定体本》中言"此症生于正乳之上，乃厥阴阳明经之属，……何为之癖，硬而不痛，如玩核之类，过久则毒。"清·余景和在《外证医案汇编》中也说"乳中癖核，乃肝脾二经气滞血凝而成。"乳房属脾，肝脉循经乳房，肝旺则脾虚，脾虚则生痰，痰湿久聚阻络而成瘀结块，临证中根据脉、舌、症相参，均见肝郁脾虚，痰瘀阻络证候，故疏肝健脾，活血化痰消癥是乳腺小叶增生的基本治则。自拟宁乳散结汤方中以柴胡、夏枯草、香附、橘核疏肝通络，以白术、苡仁、浙贝健脾化痰，以当归、赤芍、甲珠、延胡索活血通络，再加消癥散结之海藻、牡蛎、重楼、白芷。全方共奏疏肝健脾，活血化痰，消癥散结之功。经反复验证，疗效确切。

（三）乳汁不足

乳汁不足为产后泌乳障碍。《傅青主女科》认为："乳汁乃气血之所化而成，无血不能生乳汁，无气亦不能生乳汁"。说明乳汁的分泌与气血关系最大，而气血的生成与肝脾相关，情志所伤，肝气不舒，肝脾失和致使乳汁减少者在临床中也极为多见，其往往伴有胸胁胀满，食欲不振，焦虑烦躁等症状。治宜调理肝脾为主，佐以益气养血，方用自拟方疏肝通乳汤（柴胡、白芍、当归、太子参、白术、黄芪、桔梗、香附、石斛、麦冬、王不留行、甘草）。母猪蹄壳7个先煎汤入药。

【案例】王某，女，25岁，2003年10月6日初诊。

患者自诉产后乳汁分泌尚可，但快满月时无明显诱因自觉心情不舒，乳汁随之减少，且感胸胁胀满，饮食减少，口苦。诊时见舌淡红，苔薄白而干，脉细弦。辨证为肝郁脾虚，气血不充，乳汁化生无能。治宜疏肝健脾，佐以益气养血通乳。用疏肝通乳汤加减：柴胡12g，当归25g，太子参30g，黄芪30g，白术20g，王不留行15g，合欢花12g，香附15g，桔梗12g，白芍18g，石斛15g，麦冬15g，母猪蹄壳7个（先煎）。3剂后，乳汁逐渐增多，原方去猪蹄再服2剂后，乳汁足够哺乳婴儿。且其余症状亦消失，情绪正常。

【按语】我们认为当今社会经济发展很快，人民生活富裕，孕产妇营养充足，产后乳汁不足单纯因为气血亏虚者并不多见，而每每见于肝郁脾虚气滞者。妇女初产后，本有气血不足，又由于体内激素水平的变化，情绪波动较大，易患忧郁伤肝，肝血不足，肝气偏亢，横逆犯脾，以致脾胃受损，纳化失

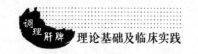
常，水谷精微不能化生气血而导致乳汁分泌不足。本方疏肝健脾，佐以益气养血，使肝郁得舒，脾运得健，气血旺盛而乳汁自下，产后抑郁症亦可随之而解。母猪蹄壳7个煮汤煎药为先祖治产后缺乳习用，先祖认为，以甲代甲，功似甲珠有通络催乳之用，煎汤色白又有成乳之义。

（四）不孕症

妊娠的条件，在男性生殖机能完全正常的情况下，排除生殖系统先天性生理缺陷和畸形，女子必须是具有肾气旺，精血充，冲任足，月经正常者，方能受孕。陈士铎把不孕的病因分为十种，即"一胞胎冷，二脾胃寒，三带脉急，四肝气郁，五痰气盛，六相火旺，七肾水衰，八督任病，九膀胱气化不行，十气血虚而不能摄"。我们将其病理变化总结为或实或虚，多与肝脾肾相关，认为痰湿瘀血兼夹其中，各种病机交错出现，故临床中以病为纲，以证为目进行辨治，现分述如下。

1. 输卵管阻塞不孕

症见：婚后久不受孕。月经周期不规律，或前或后，经行少腹疼痛，或见排卵期腹痛，月经量少色黑，或赤白带下，经前乳房胀痛等。舌淡红，脉细弦或细涩。妇科碘油造影等检查可以确诊。证属肝脾失调，血瘀阻滞，用自拟通管汤（柴胡、赤芍、香附、桂枝、路路通、土鳖虫、丹皮、莪术、当归、白术、苏木、延胡索）加味治疗。

【案例】刘某，女，27岁，2005年3月4日初诊。

结婚近3年未孕，婚前有黄带过多及痛经病史，曾以消炎治疗，白带基本正常但痛经未愈。婚后3月正值月经刚至，冷水沐浴，月经遂止未行，感少腹疼痛，经治后次月月经来潮，量少色黑，少腹痛。后行妇科检查，证实双侧输卵管阻塞，经服药、外熨等多方治疗未效，一直心情不佳，现月经先后无定期，量少色黑，经行腹痛，痛以两侧少腹为重，双侧乳房胀痛，伴眠差。舌淡滞，苔白，脉细弦。辨证为脾虚肝郁血滞，寒凝经脉。治宜舒肝健脾散寒，活血通脉。用自拟通管汤加味。处方：柴胡12g，赤芍18g，桂枝15g，茯苓15g，丹皮15g，香附18g，延胡索12g，白术20g，路路通15g，当归20g，莪术12g，苏木12g，土鳖虫10g。滴酒为引。连服10剂（经期停服），药后痛经减轻，月经周期趋于正常。再服10剂，月经规律正常，后又服10剂，遂怀孕，足月产一女婴，体健。

【按语】输卵管阻塞不孕多见于附件炎、盆腔炎、以及人流药流后炎症导致的输卵管阻塞等。本例不孕原因当推究于婚前，其时已有黄带过多以及痛经等症，此湿热滞于下焦历时日久可知。湿热壅滞，气机受阻，瘀滞内生，经脉受阻则输卵管不通，不通则痛，故见少腹疼痛。加之婚后月经将行之时，入冷水致寒凝经脉，月经当行未行，经血闭止导致经脉瘀滞加重。另一方面因久不受孕，情志抑郁，肝脾失调，气血不利，瘀滞亦成，故见经行乳房胀痛、少腹痛、月经先后不定期诸症。通管汤加味中以柴胡、香附、延胡索、茯苓、白术疏肝理气健脾、活血定痛，以当归、赤芍、莪术、丹皮、苏木、土鳖虫活血散瘀，桂枝散寒温通，路路通通络。全方共奏疏肝健脾，活血理气，温经通脉之功。使闭阻之输卵管得以通畅，输卵正常而有利受孕。

2. 排卵障碍不孕

症见：婚后久不受孕。月经后期或先后不定期，量少色淡或色黑，神疲乏力，腰膝酸软，或见尿频、便溏，带下清稀，或有纳少腹胀。监测基础体温连续3月未见双相。舌淡苔白，脉细弦或细滑无力。辨证为肝郁脾虚，肾元亏损，冲任不足。治以疏肝健脾，益肾助精，调经种子。方选加味五子衍宗丸合柴胡疏肝散加减。

【案例】王某，女，28岁，2009年8月21日初诊。

患者结婚3年未孕，其夫检查未见异常。本月月经过期一周尚未来潮。平素纳少神疲眠欠，食后腹胀，嗳气时作，腰膝酸软，白带量少，月经每每后延10日半月不等，且月经量少色黑，经行腰腹疼痛。查基础体温未见双相。舌淡苔薄白，脉细弦无力。辨证为肝脾失调，肾虚冲任不足。治疗拟调肝健脾、益肾补冲任。给柴胡疏肝散合五子衍宗丸加减。处方：太子参30g，白术20g，柴胡12g，枳壳12g，延胡索12g，当归20g，川芎12g，菟丝子15g，五味子9g，沙蒺藜15g，枸杞子15g，淮牛膝15g，炒小茴香12g，香附18g，红花10g。 6剂。

9月5日二诊：药后月经来潮，色量较前有好转，调整处方如下：太子参30g，白术20g，柴胡12g，当归20g，菟丝子15g，枸杞子15g，五味子10g，沙蒺藜15g，淫羊藿30g，仙茅15g，巴戟15g，九香虫10g，鱼螵胶15g。连续服药20余剂，以后以上述处方剂量加倍并加紫石英18g，研粉炼蜜为丸，每丸重6克，每日两次。历时3月，诸症消失，月经正常。尔后怀孕，足月顺产一男婴。

【按语】排卵障碍不孕多见于内分泌失调，孕酮分泌不足，卵巢、黄体功能不良无黄体生成。《医部全录》云："今妇人无子者，率由血少不足于摄精也……又有脾胃虚损，不能荣养冲任……有肾虚精弱不能融育成胎者……"。傅青主女科则有解郁助孕汤治疗肝郁不孕者。本例脾胃虚弱，纳少乏力，又有血虚肾弱，腰疲腿软、月经量少。加之婚后日久不孕，肝郁气滞，肝脾失调，故治当调肝健脾，益气养血，补肾生精。气机利，气血足，肾精旺，使其排卵功能恢复，故能受孕。

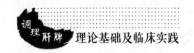

（五）多囊卵巢综合征

多囊卵巢综合征是一种卵泡发育障碍性疾病，B超提示卵巢多囊性改变、性六项检测可见睾酮升高，雌二醇、孕酮降低等。临床可见月经异常、不孕、多毛、肥胖等，其属中医学之闭经，月经过少，月经后期，崩漏，不孕等范畴。肾虚肝脾失调与痰瘀夹杂，是形成卵巢多囊性改变的病理基础，以致临床所见的月经失调、卵泡发育不良、或卵巢排卵障碍，或肥胖、痤疮等。我们认为，多囊卵巢综合征治法以补肾为主，但疏肝健脾、活血化痰应贯穿始终。因本病病程较长，据以上治则，临床中方药的选择应于经前经后及经间期有所侧重：经前期宜健脾舒肝活血调经为主，佐以补肾；带经期舒肝健脾，温阳活血为主；经后期则以补肾精滋肝血为主，佐以化痰开窍；经间期则用补肝肾活血通络之药，以助优势卵泡形成及正常排出。

【案例1】陆某，女，32岁，2012年7月19日初诊。

患者以继发性不孕反复治疗近两年无果来诊。有"甲减"病史4年余，一直服用"优甲乐"。曾在某医院行B超检察提示双侧卵巢一个切面均探及十二个以上卵泡，诊断为多囊卵巢综合征，中西药物治疗一直未见效果。诊得患者面色淡白，诉一年来月经量减少，月经周期均后延，现月经已近4月未行，性六项提示：睾酮0.88，孕酮8.36，雌二醇220.8，促卵泡生成激素0.92。平素经色黯，偶见黑色血块，常感恶寒，神倦乏力，心烦意乱，纳少，睡眠不好，腰酸腿软。舌淡红苔薄微腻，脉细弦无力。中医辨证：气血两虚，肝肾不足，脾失健运，瘀血留滞。治以补气血益肝肾，健脾活血。处方：景岳小营煎加味：黄芪30g，白术25g，当归25g，白芍18g，熟地20g，淮药30g，柴胡12g，香附18g，延胡索12g，红花10g，桃仁10g，菟丝子20g，枸杞子20g，肉桂10g，炒鸡内金20g，甘草6g。6剂（免煎颗粒），每剂配5袋，每日3次。

7月30日二诊：药后月经未至，但精神稍好，时有烦躁眠欠。脉舌同前。延一诊方加川牛膝15g，枣仁25g。4剂。

8月12日三诊：服药3剂后月经来潮，药已吃完。现月经第2天，量少色黑，稍有腹痛，大便微溏。脉细弦，舌淡苔薄白。此寒凝血瘀，肝脾不调。治以健脾疏肝、温阳活血。处方：太子参30g，白术25g，柴胡12g，当归20g，川芎12g，白芍18g，益母草25g，延胡索12g，肉桂10g，香附18g，菟丝子20g，茯苓20g，淮药30g，陈皮12g。2剂（免煎颗粒），每剂配5袋，每日3次。

8月15日四诊：月经已净，纳食睡眠尚可，治疗当补肾滋肝血为主，佐以健脾化痰开窍以利优势卵泡形成或排出。处方：淮药30g，菟丝子20g，紫石英

18g，覆盆子15g，桑葚子5g，淫羊合25g，巴戟天15g，黄芪30g，太子参25g，茯苓18g，熟地25g，当归25g，香附15g，石菖蒲9g。5剂。

8月26日五诊：患者面色有好转，诉稍事劳累则体力不支，带下色白量多。舌淡滞苔薄白、脉细滑无力。此中虚湿滞，肝脾失调，处补中益气汤加减：黄芪30g，太子参30g，白术25g，苍术12g，法半夏12g，茯苓20g，白芍18g，淮药30g，柴胡12g，陈皮12g，当归20g，芡实15g，车前子15g。3剂。

9月2日六诊：患者精神好转，带下减少，脉舌同前。仍以补气血益肝肾佐以活血促月经来潮：延一诊方加川牛膝15g。　5剂。

9月13日七诊：药后月经来潮，量少色黑，延五诊方去芡实、车前子加菟丝子20g，红花6g。3剂。以后基本按以上规律处方服药，一年以后怀孕，后足月顺产一子。

【案例2】于某，女，25岁，2014年2月25日初诊。

患者14岁初潮后月经一直不正常，量偏少。有"乳腺小叶增生"病史。3年前结婚后孕前检查诊断为"多囊卵巢综合征"。在服用促排卵药过程中怀孕，但孕后第八周无胎心行人工流产。此后月经量持续减少并有过期不至，常2、3个月来潮一次，形体逐渐发胖，在未避孕的情况下至今未孕。现为经期第四天，量少色黑，一般经期为7天。舌淡苔薄白微腻，脉缓。中医辨证属肾精不足，肝失疏泄，脾失健运，痰瘀阻滞。治予补肾益精，健脾化痰，疏肝活血。处方：黄芪30g，太子参30g，柴胡12g，当归25g，白芍18g，菟丝子18g，枸杞子18g，淫羊藿25g，五味子9g，熟地20g，川芎12g，山茱萸12g，茯苓18g，怀牛膝15g，苍术12g，法半夏12g，益母草30g。4剂，每剂煎汁600ml，分5次口服，日服3次。

3月6日二诊：月经已净。舌质淡，苔薄白微腻，脉缓。治法同前。延一诊方加小剂量红花6g养血。4剂。煎服法同前。

3月13日三诊：患者精神体力皆可，末次月经2月22日，一般经期均推后10天左右，量少。舌质淡，苔薄白，脉细弦。现按正常周期距月经来潮前一周，应增强行气活血通经。治以补气益精血，疏肝健脾，行气活血通经。处方：黄芪30g，太子参30g，当归25g，白芍18g，白术25g，茯苓18g，菟丝子18g，枸杞子18g，淫羊藿25g，山药30g，山茱萸12g，益母草20g，生山楂30g，延胡索15g，红花10g，香附18g。　4剂。煎服法同前。

3月20日四诊：患者服用上方后，自觉无月经来潮征象，自行至医院行B超检查，提示有成熟卵泡。白带不多，纳可便调眠安，舌脉同前。疏方两首，处方一补肾开窍，行气助排卵：黄芪30g，当归25g，香附18g，菟丝子18g，枸杞子18g，覆盆子15g，车前子15g，五味子9g，淫羊藿25g，巴戟天15g，菖蒲

9g，九香虫12g，甘草6g。2剂。处方二疏肝健脾，活血通经：黄芪30g，太子参30g，白术25g，柴胡12g，赤芍18g，当归20g，茯苓18g，香附18g，生山楂30g，益母草20g，菟丝子18g，枸杞子18g，怀牛膝15g，桃仁10g，红花10g，木通6g，熟地20g，甘草6g。3剂。先服一方促排卵，续服二方行气活血通经。

4月10日五诊：患者一方服完，二方才服2剂即月经已来潮（3月26日），此次月经量增多，但经期较长，为10天，4月4日方净。按正常情况下推算，近两日当属排卵期，舌质淡苔薄白，脉略弦。治予补肾开窍行气助排卵。延四诊处方一。6剂。

5月6日六诊：今日出现少量褐色分泌物，感胃稍痛。舌淡苔薄白，脉弦。治以疏肝健脾和胃，活血通经，兼养血补肾。处方逍遥散加减：黄芪30g，太子参30g，当归20g，柴胡12g，白术25g，香附18g，川芎12g，熟地20g，延胡索15g，益母草20g，菟丝子18g，枸杞子18g，木通6g，赤芍18g，怀牛膝15g，甘草6g。4剂。

5月22日七诊：月经已净一周，胃痛好转，两侧乳房胀痛缓解，舌质淡红，苔薄白，脉弦，给予补肾开窍，行气助排卵。方用四诊处方一继续调治。

此后，仍按经前期-经期-经后期-排卵期施方调治，月经渐行正常。

【按语】多囊卵巢综合征以肾元亏虚、肝脾失调、痰瘀阻滞为主要病机。肝肾同源，肾精亏虚则肝血不足，肝血不足则土壅难运，土壅失运则生痰瘀。命门火衰，气血运行不畅，血寒凝滞成瘀。或肾虚蒸腾失司，脾虚不运，津液水湿则化为痰浊。叶天士说："妇人善多郁，肝经一病，则月事不调。"肝郁血虚则冲任血海不能充盈，月事则不能按时而下。经观察，此类患者均有不同程度的肝郁气滞、痰瘀内阻等病理变化。痰瘀既是病理产物，又是新的致病因素，其影响脏腑功能，阻碍气血运行，加重肾精亏虚，胞宫失养，冲任失调，导致月经失常，甚而不能摄精成孕。故在本病的治疗中要抓肾虚、肝脾失调为本，及在此基础上的活血化痰，且需结合现代医学对月经分期的认识，在不同的时期给以不同的治疗侧重，但我们认为调理肝脾应贯穿于治疗的全过程，因肝脾失调既与痰瘀生成相关，又直接导致肾及冲任之功能不足。例1患者甲减在先，有畏寒乏力等脾肾阳虚见症，久治不孕，忧郁不快，肝血瘀滞，月事衍期，日久则成肾虚肝脾失调、血瘀痰阻之势，先选景岳小营煎加味温阳活血补肾佐以调理肝脾促月经来潮。经行见肝脾不调，寒凝血瘀证，处逍遥散加活血温肾药，以疏肝活血、健脾温肾。经后期以补肾为主，佐以补气益血，舒肝健脾化痰，以促优势卵泡形成或排出，经前期又重复促月经来潮之温阳活血补肾佐以调理肝脾之小营煎加减，经上述有规律之调整，患者月经正常，终得一子。例2患者年龄25岁，为多囊卵巢好发年龄，曾孕未成且月经量少并后期，提示先天肾精亏虚，气血不足，冲任不调，胞脉失养；后天脾运不健，痰湿生成，肝失疏泄，气机不畅，痰瘀阻滞，经脉不通，导致月经过期不至；气血不足、肾精亏虚故经血稀少，经色暗淡；痰湿滞留，故身体逐渐臃肿肥胖。舌淡苔薄白微腻，脉缓为气血不足兼湿滞之象。故治疗以补益精血，疏肝解郁，健脾化痰，调补冲任为主，并按月经经前、经间、经后期各有侧重的临床治疗思路而获效。

（六）子宫肌瘤

子宫肌瘤是妇科常见的良性肿瘤，属中医"癥积"范畴。《灵枢·水胀篇》云："石癥生于胞中，寒气客于子门，子门闭塞，气不得通，恶血当泻不泻，血以留止，日以益大，状若怀子，月事不以时下。"我们认为"女子以肝为先天"，肝藏血，肝气不舒，血行不利，气与血阻于胞络，日久遂成癥积。肥胖之人，多湿多痰，痰湿积滞阻于胞络，日久亦结块成癥。综观其临床表现，寒则凝，气不行则滞，寒凝气滞均能引起血瘀，寒邪伤阳，阳虚水湿不化，聚而生痰，痰气交阻，又生瘀滞。所以我们认为痰瘀是其最主要的病理因素，活血化痰当为其治疗基础，而化痰消瘀又当调理肝脾。根据其病因病机，再把握其致病因素气、郁、寒等。子宫肌瘤的临床中一般可分为三型论治，即寒凝血瘀型，气滞血瘀型，痰瘀成积型。寒凝血瘀型治以温化为主。气滞血瘀型、痰瘀成积型则重在调理肝脾。现将此两型分述如下：

1. 气滞血瘀型

症见：经行少腹胀痛，月经量少，色黑有块，胸胁乳房胀痛，口苦心烦。舌青红，苔薄微黄，脉弦细滑。B超确诊为子宫肌瘤。治宜疏肝理气健脾、活血散结消癥。

【案例】汪某，女，36岁，2006年7月30日初诊。

患者结婚10年，以月经不调，经行腹痛伴双侧乳房胀痛3月就诊。B超提示：子宫多发性肌瘤。红外线扫描示双侧乳腺小叶增生。自诉月经量少，色黑有块，经行腹痛，双侧乳房胀痛于月经前加重，口苦，纳差，眠欠，心烦。舌淡滞、苔薄黄，脉细弱。辨证为肝气不舒，气滞血瘀成癥。予理气活血消癥为治。处方：柴胡12g，枳壳12g，郁金18g，香附15g，当归20g，白术24g，赤芍18g，五灵脂15g，蒲黄15g，海藻18g，白芷15g，鳖甲15g，生牡蛎25g，重楼12g。连服15剂，月经来潮，量稍增，色泽转红，腹痛及乳房胀痛均减轻。守方加甲珠10g，橘核15g，又服12剂，再诊时诉心情舒畅，睡眠好，乳房未见胀痛。上方又进12剂后月经正常。B超复查子宫附件未见异常。红外线扫描双侧

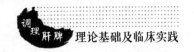

乳房未见异常。

2. 痰瘀成积型

症见：月经量多，色黑质稠，经期延长，形体肥胖，或见浮肿，纳少乏力。舌淡青，苔滑腻，脉滑。B超确诊为子宫肌瘤。治宜健脾疏肝祛痰，活血化瘀，散结消癥。处方：白术、茯苓、当归、赤芍、川芎、柴胡、浙贝、重楼、黄芩、海藻、三棱、莪术、白芷。随症加减。

【案例】刘某，女，48岁，1999年3月7日初诊。

患者自觉下腹坠胀4月余，近半月觉寒热不适，汗出心烦，月经量多，经期延长，色暗质稠，且有不规则流血。体重增加，午后下肢浮肿。检查发现血脂偏高：三酰甘油3.3mmol/L、总胆固醇6.5mmol/L。B超提示子宫增大，宫体6.2cm×6.2cm×6cm，宫内回声不均，可见5个强光团，最大的26mm×22mm，最小的8mm×10mm，妇科建议手术治疗。因患者惧怕手术，要求先行中医治疗。症见形体肥胖，面色苍白，纳少乏力，时有头目昏眩。舌淡青，苔黄滑。证属脾虚肝郁痰瘀交结成癥，治以健脾疏肝化痰，活血化瘀，散结消癥。同时给甲基睾丸素5mg，2次/日，于月经后开始，连服20天。中药给健脾益气佐以疏肝、活血化痰消癥为治。处方：黄芪30g，白术24g，茯苓18g，当归20g，川芎12g，柴胡12g，浙贝12g，重楼12g，黄芩12g，海藻18g，三棱12g，莪术12g，白芷15g，泽泻20g。3天服2剂，月经来潮时去三棱、莪术加蒲黄炭15g，五灵脂15g。经后原方续服，守方15剂，自觉临床症状减轻，不规则出血以及下腹坠胀均消失。下肢已不浮肿，寒热汗出减轻，守方又服15剂，临床症状消失。B超复查子宫附件未见异常。血脂：三酰甘油2.3mmol/L，总胆固醇5.8mmol/L。

【按语】子宫肌瘤的形成，现代医学认为与雌激素，胎盘生成素，免疫因素及炎症等有关，过多的雌激素能刺激子宫平滑肌细胞的增生，肥大，肌层变厚，子宫增大，内分泌失调则月经紊乱等。临证中患者多以月经不调或痛经就诊。妇检可以发现，B超可以确诊。中医治疗及中西医结合治疗有一定优势。我们认为子宫肌瘤多为机体气滞血瘀、寒湿痰凝日久积聚而成。责其脏腑，与肝脾两脏关系最为密切，盖瘀血、痰浊等皆在肝脾功能失调之本虚上形成。故治法为在调理肝脾的基础上活血化痰、散结消癥。妇女以肝为先天，只有肝疏脾运，痰瘀才可化，癥积方可消。无论疏肝为主还是健脾为重，均以调理肝脾为法。方中加入白芷一味，可提高疗效。治疗中应鼓励患者树立战胜疾病的信心，坚持连续服药30剂以上，方可取得预期的疗效。

儿科疾病

一、小儿发热

【概说】小儿发热临床较常见。一般多为外感和伤食引起。小儿为稚阴稚阳之体，不耐寒热，肺叶娇嫩，易感外邪，且肝易旺而脾多弱，故外感可致发热，伤食或受惊恐等因素也可致发热。祖传小儿退热方（柴胡、黄芩、僵蚕、桔梗、连翘、赤芍、枳壳、薄荷、竹叶、甘草）为我们临床所惯用。咽部红肿疼痛者加重楼、板蓝根；喘咳者加桑叶、苦杏仁；舌苔厚腻者加厚朴、槟榔；舌红口干者加沙参、麦冬；大便不通者加大黄等。

需要提及的是，小儿病情变化迅速，临床诊治小儿发热，应密切观察病情变化，如高热兼见皮疹、惊厥、吐泄激烈等应及时到医院就诊。

【案例1】吴某，女，3岁，1998年7月6日初诊。

患儿感冒发热5天，早轻晚重，曾用青霉素、头孢氨苄（先锋霉素Ⅳ）等治疗，热不退，转中医治疗。诊见其儿面红耳赤，精神不振，咽红微咳，其母诉儿食少。舌尖红，苔垢腻，脉细数。血、尿、大便常规检查均正常，体温39℃。用祖传小儿退热方加减。处方：柴胡6g，黄芩6g，僵蚕6g，桔梗6g，槟榔6g，枳壳6g，竹叶6g，薄荷6g，连翘6g，赤芍6g，厚朴6g。水煎服。1剂后体温降至37.4℃，精神好转，但饮食仍少。舌尖微红，苔薄腻，继以六君子汤加柴胡、黄芩、僵蚕，服2剂，体温降至正常。后予异功散调理善后。

【案例2】杨某，男，7岁，2014年10月12日初诊。

患儿因发热伴呕吐就诊。昨晚随父参加婚宴，可乐荤菜杂进，饭后回家途中觉冷。夜间体温升高达39℃并伴呕吐，用退热贴及保和丸后，热度稍减，后又呕吐一次，今早未进食。就诊时见患儿精神痿靡，口唇殷红，诉头痛，口干不思饮，大便2日未行。舌尖边红苔白厚而干，脉滑数。诊断外感夹食，治以解表消食退热，处小儿退热方加减：柴胡9g，黄芩9g，苏叶6g，连翘9g，法半夏6g，赤芍9g，竹叶9g，白芷9g，枳壳9g，厚朴9g，槟榔9g，白豆蔻5g。2剂

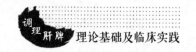

（免煎颗粒），每剂配5袋，每日3次。

3天后复诊，热退身凉，呕吐已止，仅吃饭欠佳，处六君汤加焦三仙、柴胡2剂善后。

【按语】小儿为稚阴稚阳之体，易感外邪，也易伤食，外感可致发热，伤食也可致发热，且在发热之中多见肝胃不和之象，祖传小儿退热方透表清热，调肝和胃，临床较为常用。热势轻浅时及时应用，表邪解，腠理开，热势自退，例1患儿即是如此。小儿外感发热，食湿二滞常同时为患，例2患儿发热起于伤食复受寒，故有呕吐、苔腻等中焦湿滞症见，湿滞于中焦，脾胃受损，用小儿退热方减味加化湿和胃消食诸药，药后热退。说明治小儿发热一般均应顾及肝胃，肝升胃降正常，患儿因外感伤食等导致的发热均可消退。

二、小儿久咳

【概说】小儿久咳属中医之顽咳、内伤咳嗽等，其病程较长，病因病机复杂。小儿肺叶娇嫩，易受外邪侵袭，肝易旺而脾多弱，肝火易起而脾胃易伤。《杂病源流犀烛》曰："肺不伤不咳，脾不伤不久咳"。一是患儿一般体质差，感冒后往往是余邪未尽，正虚邪恋，导致肺气不顺而致久咳；二是脾胃受伤，健运不能，食积内停，痰湿内生，上逆犯肺，导致肺气不顺而致久咳；三是肝郁化火，气火循经上逆犯肺，导致肺气不顺而致久咳。故在临床中治疗小儿久咳，除一般宣肺止咳之外，当顾及小儿肝旺脾弱之特点，取消食化痰，清肝润肺，通便畅中等治疗。

【案例】陈某，男，3岁半，2013年1月15日初诊。

患儿素体较弱，常反复感冒咳嗽。6月前感冒后一直咳嗽不断。昨日受寒后流清涕且咳嗽加重，咳为阵发性并有痰音，晚上睡眠中亦咳。纳食一向较差，瘦弱面青，便秘溲黄。舌质红、苔薄白少津，脉浮数。辨证为风寒伏肺化燥，肝肺郁热，肺失宣肃。治以益气解表，清肝泻肺，化痰止咳。用自拟方柴荆止咳汤加减：苏条参9g，柴胡6g，黄芩6g，荆芥6g，防风6g，川芎6g，桔梗6g，枳壳6g，密蒙花6g，牛蒡子6g，重楼6g，杏仁5g，枇杷叶8g，川贝母末6g（兑服），神曲10g，甘草6g。2剂（免煎颗粒），每剂配3袋，每日服2次。

1月18日二诊：服药后，咳嗽有减轻，纳食仍差，舌脉同前。予清肝泻肺、化痰止咳为治。延一诊方去防风、川贝母，加连翘6g。3剂。

1月22日三诊：服药后咳嗽已好转，但仍鼻塞，流清涕，纳食不香。舌红，苔薄白，脉细滑。治以益气健脾，宣肺清肝和胃。处方：黄芪12g，荆芥6g，防风6g，柴胡6g，黄芩6g，桔梗6g，连翘6g，白芷6g，陈皮6g，神曲10g，焦楂10g，白术10g，焦栀子5g，甘草3g。3剂。

2月后患儿母又带子来诊，诉孩子咳嗽基本不作，要求开增强抗病能力之药调理。根据患孩体质弱，常感冒，纳差，便干，舌红，苔白微腻，脉细滑等证情。治予养阴益肺健脾，行气通便，消食助运。处方：沙参10g，莱菔子10g，焦山楂10g，炒麦芽10g，白术6g，陈皮6g，法半夏6g，茯苓6g，柴胡6g，黄芩6g，连翘6g，枳壳6g，厚朴8g，甘草3g。3剂。

【按语】患儿反复外感且咳嗽日久不止，此为脾肺气虚复加外感后宿寒蕴肺，肺气不足，金虚木辱，肝火乘肺，炼液为痰，肺失宣肃，故作呛咳、睡眠中亦咳。治疗过程中用参、芪、术扶正，用荆芥、防风、白芷、桔梗、杏仁、川芎祛风解外宣降肺气，用密蒙花、柴胡、黄芩、连翘、焦栀子、牛蒡子清肝火泄肺热，用枇杷叶、陈皮、法半夏、川贝母、重楼化痰散结，用莱菔子、麦芽、焦山楂消食化积，用枳壳、厚朴行气通便。一诊方偏于解表散邪宣肺，四诊方以益肺养阴健脾，清肝和胃收功。治疗层次分明，充分体现了治疗小儿久咳"治肺、治脾、治肝、治痰、治食、治便"的临床思路。收效满意。

三、小儿扁桃体炎

【概说】小儿急性扁桃体炎中医称之为乳蛾，本病冬春二季多发。临床表现为高热，咽红，扁桃体肿大，其表面或有点状或片状浅表脓性分泌白膜为主要症状。中医认为此为外感风热上熏咽喉，或体内积热，肝火素旺，木火刑金，痰火相搏，结于咽喉。其病因以火热为多。我们在临床所见，外邪侵袭，肺胃积热，肝火夹痰湿循经上越致小儿化脓性扁桃体炎最为多见，一般治以清肝解热化痰，利咽消肿排脓施治。

【案例】方某，男，6岁，2012年12月18日初诊。

患儿平素喜食辛燥，双侧扁桃体常见Ⅱ°肿大，自幼娇惯，所欲不遂则大哭大闹。5岁上幼儿园后极不适应园中生活作息，午睡常翻滚不眠，或频频入厕，因此反复感冒，感冒一般先喷嚏几声，旋即咽充血、扁桃体红肿，发热，体温常达39℃以上，每次治疗均为输液一周以上。本次输液已4天，

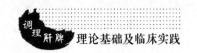

体温仍38.5℃，中医诊见：患儿精神欠佳，口唇樱红，张口气浊，双侧扁桃体Ⅲ⁰肿大，色深红，其上可见表浅黄白色溃疡面3个，最大的见于右侧，约2mm×2mm大小。舌红苔黄厚腻，脉滑数。家长代诉患儿纳少，脾气怪，尿黄便难。辨证为肝热脾湿，痰热循经上行，气血壅滞致乳蛾肿大且化脓作腐。治以清肝热利湿化痰，利咽消肿祛腐。处验方乳蛾消炎汤加减：柴胡8g，赤芍9g，黄芩8g，荆芥6g，桔梗6g，薄荷4g，僵蚕6g，茵陈8g，滑石9g，连翘8g，浙贝母6g，竹叶6g，射干5g，白芷6g，枳实6g，槟榔7g，厚朴8g。2剂（免煎颗粒）。每剂配5袋，每日3次。嘱多喝水，忌食酸冷、辛辣香燥、鱼虾。

12月21日二诊：患儿精神明显好转，体温正常。双侧乳蛾脓点已消大半，乳蛾色仍较红。舌红苔白少津，脉细滑。家长代述患儿纳食好转，大便仍难解，此湿气渐化，热邪未清，稍有阴伤之象。治宜清肝泄热，导滞畅中，延一诊方去茵陈、滑石，加夏枯草6g，元参8g。2剂。

12月25日三诊：双侧乳蛾微红，肿胀已减，脓点消失，吃饭可，脾气也好些。舌尖红苔薄白，脉细滑。治以调肝理脾，利咽消肿。处方如下：苏条参9g，柴胡6g，赤芍8g，黄芩6g，薄荷4g，僵蚕6g，桔梗6g，枳壳6g，射干5g，连翘8g，白芷6g，元参8g，浙贝母6g，莪术6g，甘草3g。3剂。嘱多喝水，忌香燥、鱼虾。

【按语】 小儿为稚阴稚阳之体，肝常有余，脾常不足。若湿热蕴于内，循经上越则乳蛾易化脓作腐，虽有外邪侵袭，肝经风热，脾弱痰结是其根本。本例患儿素体肝旺，脾气乖张，饮食不节，脾失健运，痰浊内生。加之寒温失调，外邪引动内热，湿热交蒸，循经上越，滞于咽喉，以致乳蛾化脓作腐。口中气浊，唇红，舌红苔黄腻，脉滑数均为湿热之象。故予清肝解热化痰，利咽散结消肿为治。方中另用白芷一味，因其能疏风散结排脓生肌，用莪术者，取其行气活血消肿散结之力，二药均为临床所惯用。

四、小儿叹息样综合征

【概说】 小儿心绪不畅，除可见纳少、脾气暴躁外，临床还可见患儿吸气时头抬微摇后低头呈叹气样深呼气，每日数次，伴睡眠不实，或可合并胸胁疼痛。此为肝气郁滞，气机失畅，内郁不得伸展，以口鼻出气代舒之。本症应属中医郁症，治当理气解郁，疏肝健脾。

【案例】张某，男，10岁，2011年6月7日初诊。

患儿父母离异，其母获抚养权，与外婆三人一同生活，1年前其母远嫁国外，孩子遂由外婆独自带领。此后，患儿饮食逐渐减少，挑嘴，喜辛辣厚味，且睡眠不实。半年来反复感冒咳嗽，外婆常带来看中医。一周前发现患儿有叹气现象，因觉不是病，来看感冒时没提及，现感冒已好还有咳嗽且叹气加重来诊，诊时见患儿头微抬时深吸气一口，随之低头缓慢呼出大气一口。辨证肺失宣肃，气机不利，处患儿常用于外感后咳嗽效果尚好之柴荆止咳汤。2剂。

6月10日二诊：患儿咳嗽明显好转但叹息似有加重。为明确诊断，建议拍片、肺功能测定等相关检查。

6月13日三诊：为慎重起见，外婆10日即将患儿带至儿童医院就诊，经多项相关检查未见异常。诊断叹息样综合征。患儿诊时又有两次叹息样呼吸，程度似重于前，询之要深吸深呼胸部才好过，且吃饭睡眠均不好和偶咳。舌淡滞尖红苔薄白，脉细弦无力。辨证：肝脾失调、气机不利。治以舒肝健脾，调畅气机。处方：柴胡10g，白术15g，桔梗10g，枳壳10g，川芎10g，当归10g，郁金10g，延胡索10g，佛手10g，炒麦芽20g，合欢皮12g，神曲15g，栀子10g，甘草5g。3剂。

6月19日四诊。患儿外婆来取药。说孙子已上学，叹气证状基本消失，咳嗽已止，唯饮食还稍差，处柴芍六君汤加桔梗、枳壳2剂善后。

【按语】患儿失父，尔后离母，心情不快，肝气郁滞，不得伸展，加之反复外感，肺失宣肃，胸中觉痞，自觉要深吸深呼方解胸中不适，此肝郁日久，气机失畅之症，治以疏肝解郁，调畅气机。方选逍遥散、四逆散、越鞠丸加减化裁，肝郁得舒，气机和畅，肝脾肺升降有系，不仅叹气症消失，咳嗽也得以痊愈。最后以柴芍六君子汤调肝健脾，再加桔梗、枳壳一升一降，调畅胸中气机善后。

五、小儿脾弱肝旺综合征

【概说】小儿脾弱肝旺（肝旺脾弱）综合征是以脾弱（食欲不振，偏食，腹痛腹泻，或便秘，小便浑浊等消化功能紊乱）和肝旺（烦躁易怒，或哭闹不安，或低热，或手足心热等）两组症候表现轻重不一为特点的病证，属儿科临床常见病。病有因脾病及肝，也有因肝病及脾。究其原因，《幼科发挥》云：

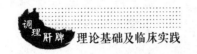

"肝常有余，脾常不足，此都是五脏气也。盖肝乃少阳之气，儿之初生，如木方萌，乃少阳生长之气，以渐而壮，故有余也，肠胃脆薄，谷气未充，此脾所以不足也"。

我们认为：小儿稚阴稚阳之体，一旦护理不周或喂养不当，极易损伤脾胃，脾病及肝可导致脾弱肝旺，正如王旭高所言"土不荣木，脾土运化失司，水谷精微日损，是以无以养肝，重在脾气不足，故用六君子以培之，不可同泄木扶土法同日而语"。故多见脾常不足而致肝常有余之证。治宜补脾调肝（培土泄木）治疗，方用柴芍六君汤加减。再者，临床所见小儿因调教不当，自小任性，随意咨食，或脾气乖张，吃食多少不均致肝旺脾弱的情况也较为常见。如《幼科发挥》指出："儿性执拗，平时亲爱之人，玩弄之物，不可失也，失则心思则伤脾，昏睡不食，求人不得则怒，怒则伤肝，啼哭不已，此怵其心也"。临床实践也证明，小儿遇有惊吓或不快之事，可使小儿气血郁滞，肝病及脾，致使脾虚不足，是为肝有余而致脾不足之证。治宜泄木扶土，调肝理脾，方用自拟疏肝健脾肥儿汤（柴胡、白芍、青皮、乌梅、胡黄连、白术、茯苓、槟榔、焦神曲、炒麦芽）加减。

【案例1】金某，男，4岁，2004年7月21日初诊。

其母代诉：患儿腹泻每日4～5次已有一星期。偶有腹痛，腹泻有时为水样，有时泄下不爽且见黏液及未消化食物，饮食减少，常哭闹不休，小便时如米泔，西医针药未见效果。诊见其面色萎黄，消瘦，精神不佳。舌红，苔腻，脉细数。诊为脾弱肝旺综合征，治以补脾平肝消食健胃，给柴芍六君汤加减。处方：柴胡6g，白芍8g，苏条参10g，白术9g，茯苓9g，陈皮6g，青皮6g，防风6g，槟榔6g，焦楂10g，炒麦芽10g，胡黄连6g，黄芩6g，木香6g，神曲6g，甘草3g。3剂。

7月26日二诊：患儿腹泻明显好转，大便每日减少为2次，饮食有所增加。舌淡红，苔薄白。处原方去黄芩，3剂。服完后饮食大增，二便正常，病告痊愈。

【案例2】余某，女，4岁半，2003年5月12日由其奶奶带来诊治。

患儿父母离异已三年，由奶奶带养。患儿自小任性，挑食，爱发脾气，动辄哭闹不休。近半年来挑食更甚，不爱活动，稍活动时则汗出。诊时见其体型瘦弱，面色萎黄，触之脘腹胀满，诉口干，大便干，小便黄。舌尖红，苔白稍厚，脉弦细。诊为肝旺脾弱综合征。治宜调肝理脾，处以疏肝健脾肥儿汤加减。处方：柴胡8g，白芍9g，乌梅6g，青皮6g，茯苓9g，白术12g，淮药12g，炒麦芽15g，厚朴9g，枳壳8g，莱菔子10g，槟榔10g，胡黄连6g。3剂。

5月27日二诊：哭闹明显减少，食欲好转，仍多汗。延一诊方加黄芪、防风。3剂。以后以本方出入调治20余天，临床症状消失，饮食二便均正常，活动时汗出减少，精神渐好，停药观察。后经随访，一切正常。

【按语】我们根据小儿具有"肝常有余，脾常不足"的生理特点，又根据临床中小儿常见的烦躁不安，或无故哭闹，手足心热之肝旺表现及食欲不振，偏食挑食，腹泻或便秘，小便浑浊的脾弱的一组症候群，通过调理肝脾佐以消导治疗后可减轻或消除。因此就把这些症状纳为以脾运不足为主的脾弱肝旺综合征或以肝失疏泄为主的肝旺脾弱综合征。

小儿脾弱肝旺综合征治以健脾为主，佐以平肝消食，如案例1，主方柴芍六君汤加味，使其脾运得健，肝木得疏，胃肠积滞得以清理，从而缓解一系列脾弱肝旺的临床症候。小儿肝旺脾弱综合征则治以调肝为主，佐以健脾消导，如案例2，处方疏肝肥儿汤，其中柴胡、白芍、青皮、胡黄连、乌梅调肝，白术、茯苓、淮药健脾，枳壳、厚朴、槟榔、莱菔子、麦芽等消导以助脾胃运化。使其肝木得舒，脾土得健，胃肠积滞得以清理，则一系列肝旺脾弱的临床症状可逐步消除。

六、肠系膜淋巴结炎

【概说】肠系膜淋巴结炎多见于学龄前儿童。反复外感、咳嗽之儿童多发。其临床症状主要表现为腹痛阵作，疼痛时或伴恶心、呕吐，常见便秘。B超检查显示脐周和回结肠区淋巴结增大。其证属中医腹痛范畴。小儿稚阴稚阳之体，脏腑娇嫩，易受外邪之扰、易被饮食所伤。临床中本病以反复感冒，纳食欠佳、挑食瘦弱儿童为多见。其病机为气机不畅，积食停痰，脉络受阻致肠系膜淋巴结肿大、腹痛阵作。以此病机，我们常选用柴胡疏肝散、香苏散合方加白芷、重楼、浙贝治疗，疼痛较甚者加延胡索，腹胀便难者加莱菔子、槟榔，兼咽红者加桔梗、连翘。效果较好。

【案例】朱某，女，7岁，2014年12月13日初诊。

患儿自4岁上幼儿园后，经常感冒咳嗽，食量较同龄孩子少，瘦弱，爱发脾气。1月前感冒发热，针药治疗痊愈后纳食更差，且常有腹痛，时疼时止，偶有恶心，大便偏干。舌淡红，苔白腻，脉弦滑。B超检查提示肠系膜淋巴结炎。中医诊断：腹痛。辨证：肝郁脾虚，痰湿宿食郁结中焦，气机不畅，脉络瘀滞。治宜疏肝健脾，消食化痰，通络止痛，用柴胡疏肝散合香苏散加味。处

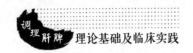

方：柴胡6g，白芍12g，苏条参10g，枳壳6g，川芎6g，香附7g，苏叶6g，陈皮6g，浙贝母6g，延胡索6g，槟榔6g，莱菔子9g，重楼6g，白芷6g，甘草3g。　3剂（免煎颗粒），每剂配5袋，每日3次，每次1袋。

忌酸冷及薯类、豆类产气食物。

12月20日二诊：服药3天开始腹痛减轻，以后食量有所增加，大便正常。舌淡红苔薄白少津、脉细滑。延一诊方去延胡索、川芎、槟榔加生牡蛎15g，元参8g。5剂。

2015年1月3日三诊：药已服完，腹痛一直未作，只是仍挑食，纳食不香。复查B超未见异常。此气机已畅、痰湿已消但脾气未复，处柴芍六君汤加焦三仙、炮姜3剂善后。

【按语】小儿肠系膜淋巴结炎，临床以阵发性腹痛为主症，B超可以确诊，中医按腹痛治疗。综合病史及临床表现，其证当辨肝脾失调，气机不利，痰湿积滞。治以疏肝理气、健脾化痰、消积止痛为主。方中柴胡、枳壳、香附疏肝行气止痛；川芎、延胡索活血止痛；白芍、甘草缓急止痛。苏条参、苏叶、陈皮益气健脾、行气宽中止痛；浙贝、重楼、白芷、莱菔子、槟榔化痰散结止痛。二诊方加生牡蛎、元参合原方中浙贝为消瘰丸，以消腹中结节。诸药相合，使肝舒脾健，气血调和，痰积得消，腹痛得止，肠系膜淋巴结肿大得以消除。

七、小儿眨目症

【概说】儿科临床中，常见小儿双眼快速地一闭一开阵发性发作即频频眨眼之症，排除炎症、倒睫等一系列眼科情况，属中医眨目症。本病中医治疗有一定优势。根据中医对眼睛的五轮分部，眼胞肉轮属脾。肝开窍于目，又动则为风，肝旺血虚，风邪流于肉轮则见眼胞频频眨动。故我们在治疗本病时以健脾养肝、祛风解痉为主，常可收满意疗效。

【案例】陈某，男，6岁，2015年1月24日初诊。

患儿前天午睡起床后打喷嚏两个，晚饭前外婆发现患儿双眼快速眨动不似平常，时作时止。昨天早上起床后眨眼阵作又开始，随即到眼科诊治，经检查未发现异常，点过眼药水，但症状有增无减，由其外婆带来看中医。诊见患儿偏瘦，面色淡白，双眼频频眨动，观其白睛不红，眼睑颜色正常。脉细弦，舌红苔薄白稍干。询之此儿平素挑食，喜食香燥，小便常黄，大便正常。中医辨证：脾虚肝旺，风邪上窜，流于肉轮。治以祛风止痉、健脾清肝。处方：桑叶9g，荆芥6g，连翘8g，黄芩8g，白芍12g，木瓜8g，蝉蜕5g，僵蚕8g，白术10g，石斛8g，白芷6g，甘草3g。3剂（免煎颗粒），每剂配6袋，每次1袋，每日3次。忌辛辣香燥、鱼虾。

　　20余天后，患儿外婆因感冒来诊，说其孙儿上次眨眼服药效果好，药中眨眼次数逐渐减少至正常，脸色也稍有改善。

　　【按语】小儿眨目，非痛非痒，但其家长看着心急，一般都会及时带来诊治。案中患儿挑嘴瘦弱，舌红脉弦，此提示素有脾弱肝旺。外邪引动，肝火化风上窜流于肉轮。风者动也，故见眼轮频频眨动。方中桑叶、荆芥祛外风，连翘、黄芩平肝火，白芍、木瓜养血柔肝，蝉蜕、僵蚕祛风解痉，白术健脾，石斛养胃，白芷为阳明胃经之引经药。脾胃和调，眼之肉轮得养，肝火得平，风邪得清，眨目则可止也。